医学のあゆみBOOKS

エビデンス漢方診療

渡辺 賢治 編

医歯薬出版株式会社

漢方医学をめぐる最近の動向
——序にかえて

● 日本の9割の医師が使う漢方

　2008年の日本漢方生薬製剤協会の調査では医師の83.5%が漢方を使うという数字に驚かされたが[1]，2011年の調査では89%に上昇しており，まさに医療現場にはなくてはならない存在となってきた．この傾向は日本特有のものではない．世界中で伝統医学の見直しが行われ，しかも経済発展している国ほど伝統医学を使用するという実態がWHOの調査でも示されている[2]．

　近年の遺伝子治療薬の発達に代表されるように，標的を明らかにした治療と，複合物で作用機序もすべてが明らかになっていない漢方薬という一見矛盾するような医学が並立して，しかも両者が同時に発展している，というこの事実を，どう解釈すべきであろうか？

● ダイナミックシステムとしての生体

　疾病の発症機序そのものの解明が進み，それに対してピンポイントの治療を行うという医療の方向性は今後ますます発展するであろう．しかしここ数十年の経験から，ピンポイントの標的を有する医薬品が，かならずしも標的だけを攻撃するものではない，ということが明らかになってきた．たとえば，酵素阻害薬である抗高脂血症薬のスタチンが筋肉に影響を与えるなど，まったく標的とは関係のない体の部分に副作用が出現する．当たり前のことであるが，池にひとつ石を投げ入れてもその波紋が広がるように，生体はシステムであるので，標的はひとつであってもその影響は全身に及ぶ．

　学生に漢方と化合物の西洋薬との違いを尋ねると，漢方は複合物であるから複数の標的があり，化合物は標的がひとつで影響が限定されている，という単純化した答えをするが，根本的に誤りであることは容易におわかりいただけると思う．分子標的薬のようにたとえ標的はひとつであったとしても，その影響は全身に及ぶのである．

　このように薬の開発において，要素還元論的発想のみでは予想できないことが起こりうることを，研究の最前線でも感じはじめている．ましてや医療現場においては，臨床医の多くが，「部分の集合が全体ではない」ことを実感しながら日常の診療を行っているのである．

　さらに漢方の特徴として，時間軸を重んじることである．時々刻々と変化する生体をダイナミックに捉える．朝と夕では外見はそう変わらないが，違った"証"（漢方における診断）になっていることもある．急性熱性疾患であるインフルエンザなどは西洋医学でも時間経過を重んじるが，処方が変わることはない．漢方治療においては，病に対する生体応

答が変化するたびに処方選択も変わる．慢性疾患においても然りである．たとえば性周期によって"証"は変化するので，低温期と高温期で治療を変化させるサイクル療法などがこれに相当する．

こうした生体をダイナミックシステムとして捉える見方は，ゲノム医学と共通する．DNAは朝と夕では変化がないかもしれないが，転写されたRNA，翻訳されたタンパクレベルでは朝夕では当然異なる．生体をダイナミックシステムとしてみて治療する方法も徐々に広がりを見せていくであろう．

共通保健統計プラットフォーム

このように医療現場で伝統医学が見直されて同時に用いられるようになると，西洋医学との連携が必要となる．そのひとつの動きが，WHOのICD改訂作業であろう．ICDは，正式にはInternational Statistical Classification of Diseases and Related Health Problems（疾病および関連保健問題の国際統計分類）とよばれ，異なる国や地域から，異なる時点で集計された死亡や疾病のデータの体系的な記録，分析，解釈および比較を行うため，世界保健機関憲章に基づき，世界保健機関（WHO）が作成した分類である．前回の分類はICDの第10回目の修正版として，1990年の第43回世界保健総会において採択されたものであり，ICD-10とよばれている．

1900年にはじまったICDは当初死因統計のためのものであったが，近年では疾病分類にまで広がりつつあり，わが国でも診断群分類包括制度（DPC）がICD-10に準拠している．

2007年にICDの改訂作業が開始し，改訂作業の過程で，2010年に伝統医学分類を開発し，ICD-11のなかに入れる計画が発表された[3-5]．2018年6月にはICD-11がいよいよスタートし，伝統医学分類はその中のひとつの独立した章として世界保健統計のプラットフォームにデビューを果たした．

世界に広がる伝統医学は，いままで保健統計上ほとんど正確なデータは取られてこなかったが，ICD-11に入り西洋医学と共通の統計プラットフォームができることで，どのような疾病に対して用いられているか，西洋医学の病名とどのような対応関係があるかなどのデータが表れてくることが期待される．

作用機序の解明

もうひとつ西洋医学と伝統医学を結ぶ共通プラットフォームが，作用機序の解明であろう．漢方が臨床的に有用であることは認められつつあるが，多くの医師が作用機序が明らかでないので，使いにくいという[1]．漢方が医療用として大々的に収載されたのは1976年であり，その間に数多くの質の高い基礎研究がなされている．残念ながらほとんどが日本語であるために世界に知られていないが，研究のレベルはけっして低くない．近年，漢方薬のような複合物の研究が世界の一流紙に掲載されるようになったことは喜ばしいことである．たとえば，CPT-11に対する遅発性の重篤な下痢に対して半夏瀉心湯が有効である

ことは診療でもよく知られている．これはCPT-11の活性物質であるSN-38が肝臓でグルクロン酸抱合して胆汁中に排泄され，腸管に達した後，そのまま便中に排泄されれば問題ないのであるが，腸内細菌によりグルクロン酸がはずれるために，ふたたび吸収され腸管循環することによって起こる．半夏瀉心湯は黄芩という生薬が含まれるが，黄芩に含まれるバイカリンが，このグルクロン酸抱合がはずれるのを競合阻害するために再吸収を妨げ，腸管循環しないために下痢を抑制する，という作用機序は1997年にすでにわが国で報告している[6]．しかし，2010年にはエール大学のグループが，黄芩湯という黄芩を含む漢方薬で同様の結果を示しており，このときは『Science』誌に掲載されたのである[7]．同グループはその後もつぎつぎに新しいデータを発表している．

最近，インパクトファクターの高い英文誌に，伝統医学関連の論文が掲載されることが多い．しかし，世界的にみると中国，韓国，香港などが盛んに一流の英文誌に投稿しているのに対し，わが国の掲載数はそれほど伸びていない．中国などの友人からは，日本の生薬学の存在感が最近とみに薄いという指摘を受ける．薬学部6年制移行に伴い，日本での生薬研究者が減少しているせいであろうか．伝統医学が見直されている現代において，懸念される点である．

● 臨床研究

1990年代にevidence based medicine（EBM）の必要性が叫ばれはじめてから，臨床研究で効果の根拠を示すことが求められるようになった．漢方に関しては，和文・英文合わせて400以上のRCTが日本東洋医学会によって集積されており，構造化抄録も和文・英文で利用可能である[8]．

しかしオリジナルの論文の多くが和文であり，世界の臨床医に読まれているかというと，残念ながらかならずしもそうではない．前述の基礎研究同様，最近では伝統医学の臨床研究が一流の英文誌に掲載される時代となりつつあるが，やはり中国からは数多くの臨床研究が投稿されるのに比べ，わが国ではまだまだ数が少ない．

2009年に流行した新型インフルエンザに対する麻杏甘石湯と銀翹散を合わせた蓮花清瘟カプセルのオセルタミビルとの比較試験が記憶に新しい．『Annals of Internal Medicine』誌に掲載されたが[9]，国が主導して新型インフルエンザに対する漢方薬の効果を示したものである．研究費や支援体制など，わが国が学ぶべきものも多い．

一方で，漢方の臨床研究に関しては，西洋医学と同じ研究デザインで行うことに対して多くの議論がある．すなわち，漢方の診断である"証"を基盤として，①個別化医療であり，②患者主観を重視している漢方に対して，果たして西洋医学的ゴールデンスタンダードである無作為比較試験がふさわしいかどうかという点である．

ICT（情報通信技術）の発達により，システムズバイオロジーで臨床的エビデンスを示せる時代に入りつつあり，すでにいくつかのマルチディメンジョナルな解析法が示されつつある．今後の解析技術の開発により，漢方のエビデンスも深化することを期待したい[10-12]．

本書の特徴

本書は，週刊「医学のあゆみ」で2012年3月から10月に連載された「漢方医学の進歩と最新エビデンス」とその後まとめられた別冊（2013年）をベースとしている．連載では，漢方の最新知見を各領域における第一人者の先生方に紹介してもらうことを目的に企画され，おもに臨床的エビデンスを示してもらいながら，その作用機序がどこまでわかっているかという解説をお願いした．今回，その書籍化に際して執筆者の方々に全面的な改訂をお願いし，各疾患における最新のエビデンスをご紹介いただいた．漢方がはじめて医療用として薬価収載されてから50年になるが，漢方がここまで解明されてきている，ということを読者の皆様に認識いただき，明日の臨床に役立てていただければ幸いである．

2018年7月

渡辺賢治（慶應義塾大学環境情報学部，同医学部漢方医学センター）

文献/URL

1) Moschik, E. C. et al.: Usage and attitudes of physicians in Japan concerning traditional Japanese medicine (kampo medicine): a descriptive evaluation of a representative questionnaire-based survey. Evid. Based Complement. Alternat. Med., 2012: 139818, 2012.
2) Ong, C. K. et al.: WHO Global Atlas of Traditional, Complementary and Alternative Medicine. World Health Organization, Kobe, 2005.
3) Normile, D.: WHO Shines a Light on Traditional Medicine. Science Insider Dec. 6: 2010. http://news.sciencemag.org/scienceinsider/2010/12/who-shines-a-light-on-traditional.html
4) Watanabe, K. et al.: Asian medicine: A way to compare data. Nature, 482(7384): 162, 2012.
5) Cameron, S. et al.: Asian medicine: Japan's paradigm. Nature, 482(7383): 35, 2012.
6) Kase, Y. et al.: Preventive effects of Hange-shashin-to on irinotecan hydrochloride-caused diarrhea and its relevance to the colonic prostaglandin E2 and water absorption in the rat. Jpn. J. Pharmacol., 75(4): 407-413, 1997.
7) Lam, W. et al.: The four-herb Chinese medicine PHY906 reduces chemotherapy-induced gastrointestinal toxicity. Sci. Transl. Med., 2(45): 45ra59, 2010.
8) 漢方治療エビデンスレポート 2010，日本東洋医学会．http://www.jsom.or.jp/medical/ebm/er/index.html
9) Wang, C. et al.: Oseltamivir compared with the Chinese traditional therapy maxingshigan-yinqiaosan in the treatment of H1N1 influenza: a randomized trial. Ann. Intern. Med., 155(4): 217-225, 2011.
10) Watanabe, K. et al.: Traditional Japanese Kampo Medicine: Clinical Research between Modernity and Traditional Medicine—The State of Research and Methodological Suggestions for the Future. Evid. Based Complement. Alternat. Med., 2011: 513842, 2011.
11) Katayama K, Yamaguchi R, Imoto S, Watanabe K, and Miyano S.: Analysis of questionnaire for traditional medicine and development of decision support system. Evid Based Complement Alternat Med., Article ID 974139, 2014.
12) Yoshino T, Katayama K, Horiba Y, Munakata K, Yamaguchi R, Imoto S, Miyano S, Mima H, Watanabe K. Predicting Japanese Kampo formulas by analyzing database of medical records: a preliminary observational Study. BMC Med Inform., 16: 118, 2016.

医学のあゆみBOOKS

エビデンス 漢方診療

CONTENTS

漢方医学をめぐる最近の動向──序にかえて..渡辺賢治 ● 1
- 日本の9割の医師が使う漢方
- ダイナミックシステムとしての生体
- 共通保健統計プラットフォーム
- 作用機序の解明
- 臨床研究
- 本書の特徴

Chapter 1　総　論

エビデンスに基づく漢方の活用法..渡辺賢治 ● 12
- "病名"と"証"
- 基礎的作用機序も考慮に入れて使用
- 生薬レベルまで踏み込んでみる
- 病名治療で十分な効果が得られなかった場合には漢方的見方を
- 個々の漢方薬の特徴をよく知る
- エビデンスを越えた漢方の使い方
- 新時代のエビデンス創出に向けて
- 西洋医学の治療の進歩に応じて変化する漢方のエビデンス

topics

グローバル化時代の漢方
1. 伝統医学国際化の潮流..● 17
2. ICD-11 での国際伝統医学分類...● 20
3. 漢方医学をめぐる国際的諸問題...● 23

Chapter 2 疾患別：最新のエビデンス

1. 上部消化管疾患の漢方治療 ……………………………………………川原央好 ● 28
- ●六君子湯
- ●茯苓飲
- ●半夏厚朴湯・茯苓飲合半夏厚朴湯
- ●半夏瀉心湯
- ●人参湯
- ●安中散
- ●生薬に含まれる配糖体と腸内細菌叢

2. 下部消化管疾患の漢方治療 ……………………………………………河野　透・他 ● 38
- ●大建中湯がアメリカ FDA 臨床治験薬 TU-100 となるまで
- ●腸管粘膜血流の消化器領域への関与
- ●腸管粘膜血流改善機序
- ●カルシトニン・ファミリー・ペプチド
- ●有効成分の同定と薬物動態
- ●トランジェントレセプター・ポテンシャル・チャネル（TRP チャネル）
- ●カルシトニン・ファミリー・ペプチドと Crohn 病
- ●漢方薬である必要性，漢方薬の相互作用

3. 慢性肝疾患の漢方治療 ……………………………………………堀江義則 ● 45
- ●脂肪肝，アルコール性肝障害，非アルコール性脂肪肝炎
- ●慢性肝炎
- ●肝線維症，肝硬変
- ●肝細胞癌

4. 糖尿病の漢方治療 ……………………………………………宇野智子・佐藤祐造 ● 52
- ●糖尿病と漢方薬
- ●清心蓮子飲
- ●紫苓湯
- ●牛車腎気丸
- ●防風通聖散

CONTENTS

5. メタボリック症候群の漢方治療 ……………………………………………… 坂根直樹 ● 58
- ●防風通聖散の基礎的エビデンス
- ●防風通聖散のヒトでのエビデンス

6. インフルエンザの漢方治療 ……………………………………………………… 鍋島茂樹 ● 65
- ●インフルエンザ
- ●インフルエンザと漢方
- ●臨床試験
- ●基礎的研究
- ●漢方薬の使い方

7. 慢性閉塞性肺疾患（COPD）の漢方治療 …………………………………… 杉山幸比古 ● 69
- ● COPD の注目される病態
- ● COPD と漢方薬

8. 関節リウマチの漢方治療 ………………………………………………………… 引網宏彰 ● 73
- ●基礎的エビデンス
- ●ヒトでのエビデンス
- ● RA 患者の血管内皮障害に対する桂枝茯苓丸のエビデンス
- ●標準的な RA 治療を遂行するための漢方薬の役割

9. アレルギー性鼻炎の漢方治療 …………………………………………………… 内藤健晴 ● 79
- ●基礎的エビデンス
- ●ヒトでのエビデンス
- ●著者らのエビデンス

10. 認知症およびその周辺症状の漢方治療 ……………………………………… 堀口 淳 ● 84
- ●抑肝散の基礎医学的研究の急速な進展
- ●認知症に対する抑肝散の臨床応用
- ●各種漢方薬の適応症状と抑肝散の投与実態
- ●著者らの抑肝散研究

11. うつの漢方治療 .... 山田和男 ● 93
- ●漢方医学と精神科臨床
- ●"うつ（抑うつ）"とは？
- ●精神科領域における漢方治療
- ●漢方薬単独での治療
- ●向精神薬の補助薬としての漢方薬併用治療
- ●向精神薬の有害作用に対する漢方薬併用治療

12. 頭痛の漢方治療 .... 上野眞二・村松慎一 ● 99
- ●頭痛の漢方治療
- ●頭痛の西洋薬治療
- ●頭痛に対する漢方薬の頻用処方
- ●基礎研究のエビデンス：五苓散の利水作用とアクアポリン
- ●臨床研究のエビデンス

13. 耳鳴り・めまいの漢方治療 .... 齋藤 晶・宮川昌久 ● 105
- ●メニエール病と水毒
- ●前庭性片頭痛
- ●耳管開放症
- ●耳鳴りと半夏厚朴湯
- ●西洋薬と漢方薬の併用による効果
- ●めまいリハと漢方薬の併用

14. 不眠症の漢方治療 .... 小曽根基裕 ● 110
- ●不眠症と治療の現状
- ●漢方薬・抑肝散
- ●精神生理性不眠：周期性脳波活動・CAP法による抑肝散の薬効評価
- ● Alzheimer 病と睡眠
- ●レム睡眠行動障害に対する抑肝散の効果
- ●レストレスレッグス症候群に対する抑肝散の効果
- ●不眠に対する抑肝散の作用メカニズム

CONTENTS

15. 月経周期異常の漢方治療 ……………………………………………… 後山尚久 ●117
- ●漢方医学における月経周期異常の考え方
- ●月経異常に対する漢方医学理論による漢方方剤の選択
- ●排卵性月経周期異常の漢方治療
- ●排卵障害性月経周期異常の漢方治療
- ●不妊症を念頭においた月経周期異常の治療
- ●月経周期異常の治療におけるエビデンスの応用

16. 更年期障害の漢方治療 …………………………………………………… 髙松 潔 ●124
- ●更年期障害とは
- ●更年期障害治療における漢方療法の位置づけ
- ●更年期障害治療における漢方療法のエビデンス

17. 末梢神経障害の漢方治療 ……………………………………………… 大平征宏 ●132
- ●糖尿病性末梢神経障害
- ●抗がん剤による末梢神経障害
- ●胸郭出口症候群
- ●帯状疱疹および帯状疱疹後神経痛（PHN）

18. 整形外科における漢方治療 …………………………………………… 吉田祐文 ●138
- ●腰痛・膝痛の漢方治療
- ●難治性の疼痛に対する新規の西洋薬と漢方薬の位置づけ
- ●最新のエビデンス

19. 癌治療における漢方治療 ……………………………………………… 掛地吉弘・他 ●146
- ●術前・術後の一般状態の改善
- ●化学療法および放射線療法の副作用の軽減
- ●免疫増強作用
- ●抗腫瘍効果

Chapter 1
総論

総論

エビデンスに基づく漢方の活用法

Keyword
漢方
エビデンス
証
個別化医療
AI

渡辺賢治

◎いまや漢方を日常診療に活用している医師は9割に及ぶ．こうした漢方の普及の背景には，臨床エビデンスの蓄積がある．さらに，わが国が誇ってきた生薬の薬理作用の解明は，漢方の基礎医学的作用機序を明らかにしてきた．しかし最近，エビデンスに振り回される傾向がみられ，本来のEBMのあり方を再認識すべきである．また，漢方は"証"に基づいて実践されるべき医学であり，西洋医学病名のみのエビデンスで使用するものではない．そうした功罪を考慮して漢方のエビデンスを活用すべきである．漢方の個別化医療の特質を生かすためには，ビッグデータのマイニングによる次世代情報システムにより活用が必要である．この動きはAIの進歩とともに，エビデンスレベルがより粒度の小さい精緻な医療になるのと同期した形で進むと予想される．そうした意味でも伝統医学である漢方医学も日々進化を遂げており，西洋医学の進歩とともにつねにあらたなエビデンスの創出が求められる．これらの事項を考慮したうえで賢く漢方のエビデンスを活用してほしい．

　本企画にあたり各領域の第一人者の先生方に執筆をお願いしたが，どれも力作揃いで頭が下がる思いであるとともに漢方のエビデンスもここまできたかと感無量である．著者は医学部時代から漢方を学びはじめたが，そのころの漢方の一般的なイメージはうさんくさい，あやしいといったもので，多くの医師が漢方などは単なるまじないにすぎないと思っていた．それが今では本当に多くの医師が漢方を日常診療に使うようになった．漢方が市民権を得てきた背景には，多くの臨床的エビデンスの集積に加え，作用機序解明が進んできたからにほかならない．

　日本東洋医学会では2001年にEBM特別委員会を設け，2013年には集積した402のランダム化比較試験（RCT）の構造化抄録を公開している[1]．これらの構造化抄録は英訳され，コクランライブラリーに収録されている．日本の強みは臨床的エビデンスとともに，漢方薬の作用機序解明のための基礎研究が豊富なことである．本書にも数多くの基礎医学的根拠が引用されているが，漢方薬がどのように生体に作用するのかを理解するためにはその作用機序を知ることは非常に重要であり，かつ患者に説明する際に役に立つので，ぜひとも活用してほしい．

　本稿ではエビデンスを活用した漢方の使い方のコツ，およびその先へのステップについて私見を述べてみたい．

● "病名"と"証"

　本書でとりあげられる多くのエビデンスは，西洋医学の病名に対してデザインされたものである．漢方の診断は"証"といって宿主側の抗病反応を基準に判断するものであるが，まずはこの西洋医学病名と"証"との関係について整理しよう．

　現在の医療用漢方製剤をすべて決定したのは，昭和漢方復興の泰斗，大塚敬節である．その大塚敬節らが昭和16（1941）年に『症候による漢方治療の実際』を世に出したときに，疾患・症候別に漢方の使い方を解説したところ，当時の漢方界からおおいに批判された．すなわち，漢方医学は"証"によって使い分けられるべきものであって西洋医学的視点である病名別の漢方の解説をするとは何事か，という批判である．この批判には一理

Kenji WATANABE
慶應義塾大学環境情報学部，同医学部漢方医学センター

あるが，伝統医学では病名は使わないかというとそうではない[3]．

1800年前に書かれたとされる金匱要略は病名別に構成されている．病名は伝統医学にも立派に存在する．ただし，現代西洋医学とは表現が異なる．たとえば，"消渇（しょうかち　または　しょうかつ）"は糖尿病とほぼ同義である．"瘧（ぎゃく）"はマラリアとほぼ同義であり，"霍乱（かくらん）"は吐き下しで昔はコレラなどが含まれていた．このように伝統医学でも病態そのものを認識，命名していた．もちろんマラリア原虫によるものであることが証明されなければマラリアとは確定診断できないとの観点からは，伝統医学病名と現代病名がまったく一致することはないものの，相当近い疾病概念を指していた．

それに対して"証"は同じ病にかかっても人によって反応が異なることを表している．たとえば，虫垂炎に罹患しても子供であれば高熱がでて腹痛が激しいが，高齢者であれば無熱で腹痛も微弱であることがある．同じ病気に罹患しても患者が異なると抗病反応が異なる．これが"証"である．

ここで理解しなくてはいけないのは"病名"と"証"との関係である．病名と証とはたがいに独立した因子であり，漢方治療にはその両方が必要なことである．たとえば，"インフルエンザ"という病名だけでは漢方治療は決定できない．その患者の体力があり，汗もかかずに高熱を出していて関節や腰が痛む，という反応を診て"麻黄湯"という処方が決定されるのである．一方，体力が弱く，寒気だけが強いが，発熱しないような高齢の方であれば真武湯の方がよい．

江戸時代までは現代病名の代りに伝統医学病名を用いて患者の反応を合わせて治療方針を決定していたのであるが，大塚敬節はじめとした昭和期の漢方の医家らが，西洋医学を学んだうえで漢方を行うようになり，伝統医学病名の代りに西洋病名を用いるようになってきた．すなわち，西洋病名は現代漢方にとっては処方決定のためのひとつの重要な因子なのである．その意味において"病名"に基づく漢方でもある程度の効果が期待できるが，実臨床の場では，証を考慮することにより，さらに精緻なファインチューニングができるのである．

● 基礎的作用機序も考慮に入れて使用

さらに本書でも触れられているように，漢方の作用機序を解明してきた論文は数多く存在する．薬学における日本の生薬研究は伝統があり，長井長義が麻黄からエフェドリンを抽出したのは明治18(1885)年に遡る．以来，朝比奈泰彦（文化勲章受章者）など日本の生薬学は世界でも冠たるものであった．その流れで漢方・生薬の薬理作用はかなりの数の論文がわが国からでている．さらに，医療用漢方エキス製剤が出たあとは医師の間でも基礎研究が盛んになってきた．最近では質の高いジャーナルに掲載される研究も増えてきている[4]．これらは品質の安定している漢方製剤が入手可能ならではのことである．臨床エビデンスも然りであるが，基礎研究においては漢方薬の品質が一定していなければ再現性のある研究結果は得られない．

漢方の作用機序を知ることは使い手である医師も自信をもって処方できると同時に患者に作用を説明するときに説得力をもつ．とくに，最近では分子レベルまで解析した成果も数多くあり，日常診療に活用するためにも，ぜひとも目を通しておいてほしい．

● 生薬レベルまで踏み込んでみる

漢方の作用機序を研究した論文では多くの場合，相乗・相加作用など漢方の複合効果でその作用が説明されるものもあり，その場合にはひとつの生薬や成分に帰納することはできない．しかし，なかにはある生薬によってその作用が説明可能なものもある．

花粉症や気管支喘息に用いる小青竜湯は麻黄に含まれるエフェドリンによる気道の拡張で説明可能である．麻黄が含まれる漢方薬には麻黄湯，葛根湯などがあり，気道炎症を治め呼吸を楽にする．そのほか大黄のセンノシドA，附子のアコニチンなど作用機序が解明されているものも多々あり，漢方の作用を考える場合，生薬レベルで考えることができると応用が利く．

また副作用である偽アルドステロン症は甘草で説明できる．漢方薬を複数処方した場合は甘草の合計が重要になる．目安としては1日2.5gまでであるが，甘草のグリチルリチンは腸内細菌のもつ酵素によってグリチルレチン酸となって吸収されるために，腸内細菌の個体差によって吸収にかなりの差がある．よって甘草2.5gはあくまでも目安であって定期的な血清カリウム値のチェックが必要である．

このように作用・副作用を考える場合，漢方薬中の生薬を確認することが重要である．とくに複数の漢方薬を処方する場合には甘草，麻黄，附子などの生薬が重なるかどうかをチェックすることが重要となる．

病名治療で十分な効果が得られなかった場合には漢方的見方を

前述したように，漢方の専門家といえども治療方針決定には病名が非常に重要な意味をもつ．しかし，"病名"と"証"の2つがあればさらに精緻な治療ができる．たとえば，婦人科三大処方である当帰芍薬散，加味逍遥散，桂枝茯苓丸のうちの一つを選択して治療したとする．効果がなかった場合に，そのなかでの使い分けを考える．これが"証"である．病名が"病気"を分類したのに対し，証は"宿主である患者の生体反応"を分類したものである．婦人科三大処方を例に取ると，当帰芍薬散は"水毒""血虚"の証であり，桂枝茯苓丸であれば"瘀血"と"気逆"の証である．加味逍遥散は"気うつ"の強い人に用いる，というように証に応じて使い分ける必要がある．

"証"というと身構えてしまう人も多いと思うがそれほど難しいものではない．一度は成書を開いて読んでみることをお勧めする[5,6]．多くの医師が食わず嫌いで敬遠しているが，実際は一度慣れてしまえばそれほど難しくない．とくにこれからICDに入ろうとしている時代である[7]．漢方の証が日常診療で当然のように使われるときもやがてくるであろう．

個々の漢方薬の特徴をよく知る

漢方を極めるのはそのさきにある．薬の特徴をつかむことである．日本漢方は"方証相対（ほうしょうそうたい）"といわれており，患者の証と治療法が一体となっている．実地の臨床では患者の証を診断し，それに合致した薬を選択する作業が求められる．いわば患者の証と治療法のマッチングを行うのである．専門家は生薬ひとつひとつの性質を知った上で煎じ薬を調合するのであるが，まずは同じ病名に対して用いられる3〜4の漢方薬を勉強すれば治療の幅は相当に広がる．

エビデンスを越えた漢方の使い方

1992年にGuyattらによって提言されたEBMは"文献的エビデンスを把握したうえで，個々の患者に特有の臨床状況と価値観に配慮した医療を行うための行動指針"であったはずである[8]．ところが近年，メタアナリシスや構造化抄録などの結果が診療ガイドラインや研修医用ポケット・マニュアルに反映されるにしたがって，生きた患者を目の前にして悩まない"マニュアル化した医師"が増えている．EBMの実践においてもっとも重要なのは個々の患者の特性を見極め，医療環境や医療チームの技術水準を評価し，さらに患者の価値観を適切に把握することである．患者や他の医療者との対話・状況判断・統合力など引き続き人間である治療者として高度な経験と技術が求められる．

とくに漢方医学は全人医療であるから日常生活のパターンや家族背景，働き方など，社会的要素も考慮に入れて治療戦略を立てる[9]．

漢方の臨床エビデンスはまだそれほど多くなく，あらたな臨床研究によって覆されることもありうる．また，基礎研究もなるべく個体差のない動物を用いた研究結果がかならずしも目の前の患者にそのまま当てはまらないことも多い．

その意味において，漢方の臨床研究・基礎研究の知見を賢く活用してほしい．

新時代のエビデンス創出に向けて

EBMのエビデンスはRCTやメタアナリシスだけではない．その2つがあまりにも強調されるあまり軽視される傾向にあるが，ランダム割付を伴わないコホート研究や治療前後の比較，症例報

表 1 エビデンスレベルの分類

エビデンスのレベル	内容
I	システマティック・レビュー/メタ・アナリシス
II	1つ以上のランダム化比較試験による
III	非ランダム化比較試験による
IV	分析疫学的研究（コホート研究や症例対照研究）による
V	記述研究（症例報告やケースシリーズ）による
VI	患者データに基づかない，専門委員会や専門家個人の意見

（福井次矢：診療ガイドラインの作成の手順 ver. 4.3 より）

告・ケースシリーズ，専門家個人の意見なども立派なエビデンスである（**表1**）[10]．症例報告について丁寧に文献を当たることで，日常診療に役立つヒントがかならず得られるはずである[11]．西洋病名で行ったRCTは漢方の特質である"個別化医療"に馴染まない．RCTは人間が立てた仮説が正しいかどうかを，多数の症例に対して行った，いわば集団のエビデンスであり，臨床現場で個別の患者にそのまま当てはめることはできない．臨床現場ではあくまでも個別化医療を行っているのであり，漢方はその最たるものである．

いままではこうした個別化医療のエビデンスを解析する手法がなかったために，数を集めれば人間はある程度均一化するであろうという仮定で，集団どうしを比較してきた．しかし，医療から一歩離れてみれば，コンビニなどの流通業界，交通機関の乗車カードなどはデータマイニング（大量のデータから意味のあるものを掘り起こす）により，あらたなサービスの創出や産業化につながっている．これまでは大量データを扱うことができなかったが，クラウドコンピュータの出現によりビッグデータが扱えるようになった．

このICT技術の変革は，医療といえども聖域ではなくなる．なにより遺伝子情報が安価に解析できる時代になったら，一人ひとりのDNA，RNA，エピゲノムの情報まで医療現場に入ってくる．それに合わせて個別化医療を提供する時代ももうすぐそこである．遺伝子以外にも今すでに病院に眠っている大量の検査データの解析から病気進行の発症予測をするなど，複数の研究が着手されている．いままではデータを集めることに重点がおかれていたが，これからはそれらの埋もれた知財をいかに掘り起こして活用するかに注力されていくであろう．とくにいまのRCTのように集団のエビデンスを個人にあてはめる点に多くの現場医師が疑問を感じていたのが，個別化医療で本当に日常診療の目の前の患者に役立つ情報が得られる時代に入ってきたという期待がある[12]．

漢方に関していうと，同じ西洋病名であっても"証"が異なれば治療が異なる．これを一般的に"同病異治"という．逆に西洋病名が異なっても同じ薬が処方されることがある．これを"異病同治"という．**表2**にその例を載せる．

ゲノムの世界ではすでに個別化医療に向けて大きく舵を切っているが，漢方のエビデンスもあらたな時代に入ることが予想される．経験知であった証はAI時代にコンピュータ予測が可能になるかもしれない．慶應義塾大学医学部漢方医学センターのデータでは，虚実，寒熱の比較的単純な証診断においては90％以上の確率で医師の診断の予測が可能である[13]．今後は処方の予測ができるように進化させる計画である[14]．

西洋医学の治療の進歩に応じて変化する漢方のエビデンス

西洋医学の進歩とともに漢方治療の適応が大きく変化してきている．たとえば，気管支喘息の発作を抑えるために，麻杏甘石湯や小青竜湯が多用された．しかし，ステロイドの吸入が普及してからしょっちゅう発作を起こして夜中に救急外来を受診しなくてはならない患者が減っている．これに対応して，漢方治療も発作を抑える治療よりもアレルギー体質そのものを改善する治療に変化している．

表 2 漢方の個別化医療を表す言葉 "同病異治" と "異病同治"

(A) 同病異治の例(風邪の治療)		(B) 異病異治の例(八味地黄丸の適応疾患)
風邪の初期	麻黄湯	糖尿病
	葛根湯	高血圧
	桂枝湯	前立腺肥大
	麻黄附子細辛湯	腰痛
	香蘇散	耳鳴
風邪の中期	小柴胡湯	白内障
	柴胡桂枝湯	陰萎
咳が抜けない	麻杏甘石湯	など
	麦門冬湯	
下痢	真武湯	
風邪治り際	補中益気湯	

また，1990年頃までは慢性肝炎の治療薬として小柴胡湯や補中益気湯など漢方薬が多用された．しかし，抗ウイルス薬の進歩によって慢性肝炎患者に漢方薬が用いられる機会は極端に減少した．

このように西洋医学の治療の進歩とともに漢方の役割・意義・適応も変化している．日進月歩の医療のなかで，漢方に限らず時代遅れとなるエビデンスも多々ある．その時代に合ったあらたなエビデンスの創生がつねに求められているのである．術後イレウスの予防のための大建中湯は20年前には想像すらできなかった．いまではロボット手術の後にも大建中湯が用いられている．最先端医療と漢方の併用は今後もますますありうる分野であり，たとえばiPS細胞を用いた治療と漢方の併用の可能性も十分考えられる．あらたな漢方の適応拡大，これこそがわが国がなすべき課題と考える．

以上，漢方のエビデンスの活用，課題，そして将来に対する期待を述べさせていただいた．西洋医学の教育を受けた医師が行うわが国の漢方治療は臨床・基礎とも，どのようなエビデンスの形であろうと科学的根拠がしっかりとした医療であり続ける必要がある．

本書を活用していただくとともに，あらたなエビデンス創出に向けて読者の皆様もご尽力いただければ幸いである．

文献/URL

1) 日本東洋医学会EBM特別委員会. http://www.jsom.or.jp/medical/ebm/
2) 大塚敬節：症候による漢方治療の実際(第5版). 南山堂, 2000.
3) 渡辺賢治：漢方の証を考える. 漢方の臨床, 59：2181-2190, 2012.
4) Fujitsuka, N. et. al.：Increased ghrelin signaling prolongs survival in mouse models of human aging through activation of sirtuin1. Mol Psychiatry, 21：1613-1623, 2016.
5) 大塚敬節：漢方医学. 創元社, 1956.
6) 渡辺賢治：漢方薬使い分けの極意. 南江堂, 2013.
7) Watanabe, K. et. al.：Asian medicine：a way to compare data. Nature, 482：162, 2012.
8) Guyatt, G. et. al.：Evidence-based medicine. A new approach to teaching the practice of medicine. JAMA, 268：2420-2425, 1992.
9) Baars, E. W. and Hamre, H. J.：Whole Medical Systems versus the System of Conventional Biomedicine：A Critical, Narrative Review of Similarities, Differences, and Factors That Promote the Integration Process. Evidence-Based Complementary and Alternative Medicine Evid. Based Complement. Alternat. Med., 13：Article ID 4904930, 2017.
10) 福井次矢：EBM実践ガイド. 医学書院, 1999.
11) 大塚敬節：漢方診療30年. 創元社, 1959.
12) Watanabe, K. et al.：Traditional Japanese Kampo Medicine：Clinical research between modernity and traditional medicine-the state of research and methodological suggestions for the future. Evid. Based Complement. Alternat. Med., Article ID 513842, 2011.
13) Katayama K, Yamaguchi R, Imoto S, Watanabe K, and Miyano S.：Analysis of questionnaire for traditional medicine and development of decision support system. Evid Based Complement Alternat Med., Article ID 974139, 2014.
14) Yoshino T, Katayama K, Horiba Y, Munakata K, Yamaguchi R, Imoto S, Miyano S, Mima H, Watanabe K.：Predicting Japanese Kampo formulas by analyzing database of medical records：a preliminary observational Study. BMC Med Inform., 16：118, 2016.

topics

グローバル化時代の漢方①
伝統医学国際化の潮流

　わが国では明治以降衰退していた漢方治療が昭和に入って少しずつ復興を遂げ，1967年に医療用漢方製剤が登場する．1976年に医療用漢方製剤の数が大々的に増加し，現在では医師の9割が漢方を日常診療に用いるほど普及している．このように漢方医学は江戸時代に日本化が確立され，西洋医学と統合された形で発展を遂げた．2001年にはコアカリキュラムとして医学教育に取り入れられるまでになり，82の医学部・医科大学すべてに漢方教育が取り入れられるに至っている．

　国内を見ていると一見順調な発展を遂げているように見えるが，グローバルな視点で日本の漢方を眺めた場合，国際化の潮流から大きく遅れていることを懸念する[1-3]．著者は2003年よりWHOの会議に参加し始め，2005年からWHOの国際疾病分類改訂における伝統医学分類の作成にかかわってきた．また，国際代替医療研究学会の理事を務めている立場から，漢方のグローバルな立ち位置について論じ，今後の課題を整理したい．

● 地域ごとに独自の発展を遂げてきた伝統医学

　まずは漢方医学の歴史から紐解きたい．世界四大伝統医学といえば，古代中国を起源とする東アジア伝統医学，インドを中心とするアーユルヴェーダ，それら2つから影響を受けながら独自の発達を遂げたチベット医学，アラブ諸国に伝承されるユナニが伝統医学の代表としてよくあげられる．共通点としては自然のなかに立脚した包括的な人間観をもっている点で，西洋医学とはまったく異なる医学体系を形成している．未病の治療を最善とするのも伝統医学共通である．

　このなかで，漢方は古代中国を起源とする東アジア伝統医学に属する．東アジア伝統医学は中国はいうまでもなく，韓国，日本，シンガポール，ベトナムなどで，地域によってはアーユルヴェーダやチベット医学と影響しあいながら，それぞれの地域で独自の医学体系として発展している．それとは別に欧州には16〜18世紀に早くも鍼灸が伝わったという記録もあるが[4]，本格的に欧州で鍼灸治療が広まったのは20世紀に入ってからで，今ではEU各国で鍼灸治療が行われており，一部は生薬療法も行われている．この欧州における東アジア伝統医学も一種独自の発展を遂げてきている．

　このなかで，古代中国から直接影響を受けてきて長い歴史を有する韓国の韓医学，日本の漢方医学も中国で現在行われている中医学とは共通点も多いが，細かい点はかなり異なっている．たとえば，韓医学には四象（ししょう）医学があり，体質を重んじた医学体系が発達している．漢方医学は江戸時代に実学を重んじる医学として発達し，余計な理論を排除し，患者観察を重視する医学として今日まで継承されている．そもそも"漢方"という言葉自体が江戸時代に"蘭方"に相対する語として日本で造語されたのであるから英語で"Kampo Medicine"と表記したものは日本の伝統医学である．アメリカ国立図書館のシソーラスにもKampoが入っている．

　さらに日本の場合は，伝統医学の医師ライセンスが明治の医制で認められなかったことから，ひとつの医師ライセンスで西洋医学と伝統医学を行ってきたという歴史があり，医療制度の違いからも日中韓それぞれ異なるあり方になっている．

● 補完・代替医療のなかでの伝統医学

　こうした伝統医学に対する注目は，欧米における補完・代替医療への関心の高まりと軌を一にしている．1990年にハーバード大学医学部のEisenbergらは1990年に全米的な調査を行い，1993年New England Journal of Medicineにその結果を発表した[5]．Eisenbergらは1997年にその後の調査を行い，JAMAに発表している[6]．その結果は，

- 1990年にはアメリカ民の成人の33.8%が補完・代替医療を利用していたが，1997年には42.1%になった．この間生薬療法の利用者は3.8倍に増加した．
- 補完・代替医療を受診する延べ回数は1990年の4億2,700万回から1997年の6億2,900万回

に増加し，これはプライマリケア医の延べ受診回数3億8,600万回を上まわった.

などといったものであった.

このような動きを受けてアメリカの国立衛生研究所(NIH)に1992年代替医療局が設置され，200万ドルの国家予算を割り当てられた．1998年には，国立補完・代替医療センター(NCCAM)と名称を変え，予算も2,000万ドルと増額され，その後も順調に増え続け，2017年度の予算は1億3,000万ドルとなっている[7]．しかし，NIH全体の予算はこれにとどまらず，米国国立がんセンター(NCI)のOffice of Cancer Complementary and Alternative Medicineなど，他のNIH部門の予算を合計すると2014年には総計約3億6,000ドルがこの領域に使われている[8]．

● 国立補完・代替医療センターの方向転換

国立補完・代替医療センターは国立センターに格上げされてから，あいついで3つの大きな方向転換を行った．ひとつは複数生薬の研究をも認めたことである．ひとつの生薬ですら品質の担保が困難であるのに，複数生薬であるとさらに品質管理が困難となる．しかし，東アジア伝統医学は複数生薬を基本としているので，そうしたことを勘案して複数生薬の研究をも認めた．

2つ目は，国際協力関係を強めるために2001年，国際保健研究局を設置した．2002年には国外との国際共同研究を推進するためのPlanning Grantをリリースし，積極的に海外との共同研究を推進している．ハーバード大学が中心となった研究チームで，中国中医科学院と香港中文大学とともに慶應義塾大学でも助成を受けた[9]．

3つ目の大きな転換はwhole medical systemsという概念を打ち出したことである．補完・代替医療の定義は"現在の正規医療の一部と考えられていない種々の医療，保健，診療，ならびに機器のグループ"と定義されている．NCCAMでは補完・代替医療を4つのカテゴリーに分けていたが，2007年NCCAMは5番目のカテゴリーとしてwhole medical systemsを設けた．そしてこのwhole medical systemsを，西洋医学と並び立つ医学体系と位置づけた．代表的なものとして中医学，インドのアーユルヴェーダがあげられている．Whole medical systemsが設定された意義は，西洋医学が主流で補完・代替医療が傍流だという考え方を覆すもので，西洋医学と同等の扱いをすべき体系としてはじめて認識したところにある.

● 補完代替医療から統合医療へ

世界的にみると，伝統医療は補完代替医療から統合医療へと大きく変わりつつある．そもそも補完医療は英国はじめ欧州発でできた用語であり，代替医療は米国発の用語である．その2つが合わさった造語として，補完代替医療という用語が長らく使われてきた.

米国NIHにおける国立補完・代替医療センター(NCCAM)が象徴的であった．ところが2015年にこの国立補完・代替医療センターが国立補完統合衛生センター(NCCIH)に改名した.

これは伝統医学を始めとする西洋医学を補完する医療は西洋医学の代替ではなく，西洋医学と統合することによってこそ患者のためになる，という観点からの改名である.

北米の主要な医学部・医学センターにおける補完医療の教育を行う大学連合はAcademic Consortium for Integrative Medicine and Healthであり[10]，ここでも「統合医療と保健」という用語である．その学会の主催する国際会議はInternational Congress for Integrative Medicine and Healthである.

米国の主要ながんセンターには鍼灸はもちろん，伝統的な生薬療法をも行う施設が増えている.

わが国では，西洋と東洋が融合した統合医療を実践しているが，世界の潮流も大きく，統合医療へと動いているのである.

● 中国における統合医療の推進

中国においては1958年に毛沢東が「中医学と西洋医学がたがいに学びあう」ことについて重要な指示を行い，以来中西医結合が推進されている．これはとくに薬の分野で進んでいて，血糖降下薬のスルフォニルウレア剤やFK506などの免疫抑制剤が入った生薬製剤はよくみられる．この発想は日本でも葛根湯に解熱鎮痛剤が配合されるの

と同様であり，生薬のみの製剤なのか，生薬が配合された薬剤なのかはきちんと成分を見極める必要がある．こうした中西結合薬は中医師よりも西洋医でよく用いられている．中国では医師ライセンス自体はいまだに西洋医学と中医学がわかれているが，中医師の免許を持っていれば西洋薬の処方も可能である[11]．

虫垂炎程度の手術であれば中医院で行う．日本では西洋医が伝統医学を行うのとは逆に中国では中医師が西洋医学を実践している．こうした傾向には弊害もある．伝統的な中医学をしっかりと実践する医師が減っていることだ．慶應義塾大学に留学していたある中医師は内蒙古医科大学中医学院の出身であるが，38名の同級生のうち，純粋に中医学を実践しているのは5名しかない，というのに衝撃を受けた．中医学の習得には時間がかかるので，それを嫌い，すぐに生計が立つように西洋医学を実践するか，中央および地方政府の職員になる者が多いという．中国の中西医結合は中医学の衰退という皮肉な一面をも包含しているため，中国では，伝統中医学を保護し，発展させる努力も行われている．

漢方医学のアイデンティティーの確立

一方わが国を振り返ると，医師ライセンスひとつの下で，西洋医学を学んだ医師が急速に漢方薬を日常診療で使い始めており，今や9割以上の医師が漢方薬を使っている．一方で，漢方薬は普及したけれども漢方医学は衰退した，という批判も耳にする．多くの医師が西洋薬の代替として漢方エキス製剤を用いているが，「エビデンスに基づく漢方の活用法」の項で述べたとおり，新しい西洋薬がでると容易に漢方薬に置き換わってしまう．慢性肝炎がよい例であろう．

漢方の本来の使い方は，whole medical system として，全人的に診療する医療である．診断も西洋医学的病名とは異なり，生体反応としての"証"を見きわめて治療方針を決定する．

2008年12月のWHO発行 Traditional Medicine Fact Sheet には伝統医学の挑戦として以下の5つがあげられている[12]．①国際的多様性，②各国の医療政策と規制の相違，③安全性，効果と品質，④生薬の知識と持続性，⑤患者安全性，である．

このなかで国際的多様性は，伝統医学のグローバル化のなかでつねに議論される点である．世界的な東西医療融合の統合医療進展のなかで，日本漢方が地域の医療としてのみならず，グローバルな存在を示すためには多くの課題がある．

たとえば最先端の医療と統合されて用いられるなどというのはわが国の大きな特徴であろう．術後イレウス予防における大建中湯は内視鏡やロボット手術とともに使われる[13]．医療用として30年以上用いられているので，安全性に関しても確立しているといえる．こうした点からも漢方の存在を世界に向けて発信していくことが重要である．日本漢方にしかできないことを世界にアピールすることで，漢方医学のアイデンティティーの確立をはかるべきであろう．

文献

1) 渡辺賢治：伝統医学国際化の潮流．医学のあゆみ，231：169-170，2009．
2) 渡辺賢治：ICD-11への改訂に向けての東アジア伝統医学分類作成．医学のあゆみ，231：243-246，2009．
3) 渡辺賢治：漢方医学をめぐる国際的諸問題．医学のあゆみ，231：311-312，2009．
4) ヴォルフガング・ミヒェル：16〜18世紀のヨーロッパへ伝わった日本の鍼灸．全日本鍼灸学会雑誌，61：150-163．
5) Eisenberg, D. M. et al.：Unconventional medicine in the United States. Prebalence, costs, and patterns of use. N. Engl. J. Med., 328：246-252, 1993.
6) Eisenberg, D. M. et. al：Trends alternative medicine use in the United States, 1990-1997：results of followup national survey. JAMA, 280：1569-1575, 1998.
7) 米国立補完統合衛生センター HP．https://nccih.nih.gov/about/budget/appropriations.htm．
8) 米国立衛生研究所の補完代替医療の予算．https://nccih.nih.gov/about/budget/institute-center.htm
9) 渡辺賢治．日本人が知らない漢方の力．祥伝社，2012．
10) 統合医療と保健の北米学術連合 http://www.imconsortium.org/
11) 郝暁卿：中西医結合医学の歴史と現状を顧みて．福岡県立大学人間社会学部紀要 17：13-27，2008．
12) WHO Traditional Medicine Fact Sheet Number 134 December 2008. http://www.who.int/mediacentre/factsheets/fs134/en/index.html
13) 渡辺賢治：今こそ日本型医療の創生を．日本医事新報，4468：1，2010．

（執筆：渡辺賢治）

グローバル化時代の漢方②
ICD-11での国際伝統医学分類

2018年，WHOの国際疾病分類(international classification of diseases：ICD)が28年ぶりに改訂される．ICDの改訂は1900年の第1版以来，ほぼ10年ごとに改訂されてきたが，ICD第10版(ICD-10)からじつに28年の時を経て，改訂されることになった．

改訂に長い時間を要したのには理由がある．まずは，電子化時代を迎え，紙媒体から電子媒体に変わったことである．二番目にそれまでは単に分類だけだったのが，説明がつくようになったことである．それにより，オントロジー検索で，説明からも分類が検索可能になった．さらに，糖尿病性網膜症など，内科領域と眼科領域にまたがるものも容易に検索できるようになった．

そしてもうひとつ，新しい章として伝統医療が入ったことである．ICD-11ではまずは東アジア伝統医学分類が入ることになった．

ICDとは

国際疾病分類(ICD)とは死因統計の国際比較をするために1900年にはじまった国際的分類である[1]．本分類はWHOの管理下にあり，実際にはWHO国際分類ファミリー(WHO-FIC)ネットワークという諮問機関が管理・運営している[2]．

国際分類ファミリーのなかでICDは中心分類に属すが，そのほか派生分類，関連分類が存在する(図1)[3]．派生分類は中心分類に入っているのだが，それでは足りない分類について詳細な分類を作成したもので，関連分類はファミリーの一員であるが，中心分類とは直接の関係のないものである．わが国の施策としても中心分類，派生分類までは政府が関与する．

ICD-10からICD-11への改訂にはわが国は深くかかわっていて，2007年に日本でICD-11改訂に向けたキックオフ会議が開催された．そして2016年のWHO-FICネットワーク年次会議とともにWHO加盟国へのお披露目のための会議が日本で開催されたのである．

ICD-11の特徴

ICD-10は1990年に改訂されたが，病理学的視点に基づいて分類がなされていた．もともとICDは死因統計の国際情報を得るためのものであり，そうした観点では病理学的分類であって然るべきなのであるが，最近でICDは死因統計のみならず，疾病分類にも用いられている．わが国の包括診療もICD準拠となっている．

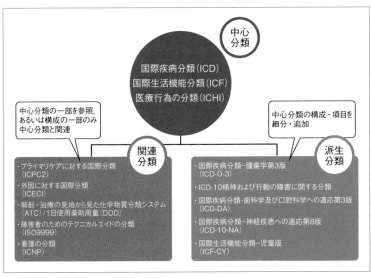

図1 世界保健機関国際分類ファミリー(WHO-FIC)

ICD-10からICD-11への改訂は，分類の専門家だけでなく，多くの臨床家の意見を聞きながら進められた．その意味において，ICD-11は臨床的にも使い勝手のよい分類となっている．しかも電子媒体で分類の説明もあるので，検索も容易である．

国際伝統医学分類の開発

国際伝統医学分類は，WHO西太平洋地域事務局の会議として2005年に開始された[4-7]．2009年からはWHOジュネーブ本部のプロジェクトとなり，2009年5月11～13日に伝統医学に関する国際会議が香港で開催され，その席で伝統医学分類をICD-11に入れることが方向性として合意された．2010年1月にはプロジェクトチームが立ち上がり，世界保健の本流の仕組みのなかに伝統医学が入る大きな一歩が踏み出された．

2010年9月にジュネーブで行われたICD改訂運営会議の席で，伝統医学をそのなかに入れる計画が正式に承認された．2010年12月6日に東京にてジュネーブ・東京同時記者発表を行った[8-12]．

WHOにおける伝統医学分類プロジェクトチームでは伝統医学分類案およびそれに付随する情報モデル案を作成し，2011年にはICD-11のアルファ版に組み込まれたが，2012年5月にはICD-11ベータ版（一般公開）にあらたな章が設けられ，Traditional Medicine Conditionsとして反映された[13]．

2011年WHO-FIC年次総会で，伝統医学を組み込んだ日本のWHO協力センター（センター長は厚生労働省国際分類情報管理室長）が承認されたことで，本作業については日本政府が牽引する形で進められてきた．

そして，2018年6月にICD-11が公表され，ICD-11がスタートする．1年間の実践を経て，2019年5月のWHO総会にて正式に承認される予定である．このなかで伝統医学分類は第26章として位置づけられている．

伝統医学分類の意味づけ

ICD-11に伝統医学が入る目的は，ユニバーサルヘルスカバレッジの問題である．ユニバーサルヘルスカバレッジは，「すべての人が適切な予防，治療，リハビリ等の保健医療サービスを，必要な時に支払い可能な費用で受けられる状態」をさす．

世界には西洋医学が高額で受けられずに地域の伝統医療を受けている人が数多くいる．一方で，伝統医学は先進国でも広がりを見せている．

ICDは国際保健の統計の基礎であるべきだが，伝統医学を実践する多くの国の保健統計が取れていない．WHOとしてはこの情報格差を埋めたいという希望を2006年から有していた．

ICD統計を真の保健統計として拡大するために，伝統医学の章が設けられたのである．しかし，感染症の報告などは西洋医学の病名で行われないと保健統計から漏れる恐れがある．その意味においては伝統医学の章単独ではなく，他の西洋医学の診断名とともに統合されて用いられることが期待されている．

伝統医学分類の構成

伝統医学分類の構成は，「伝統医学疾病」，「証」の2章からなる．このうち伝統医学疾病は西洋医学的病名と似ているところもあるが，"頭痛""痢疾（下痢）"など，症状で表すものが多い．

一方で証は，多くの伝統医学にみられる，病に対する人間の反応を表現するものである．英語ではパターンと翻訳される．漢方において実証，虚証などと表現するが，これは病因側を表現するというよりも宿主側の表現である．

これらの①伝統医学疾病，②証とともに西洋医学の病名も併記されて記録されていくことになるが，一部の国では伝統医学の医師が西洋医学的病名を診断することが許可されていないため，「原則として」西洋医学病名と伝統医学疾病および証のコードをつけるというルールになっている．

伝統医学分類の意義

ICD-11のコーディングルールにも明記されているが，伝統医学の章がICD-11に入ったからといって，WHOが伝統医学そのものに科学的なお墨付きを与えた訳ではない．むしろ科学的に解明するツールとして，伝統医学の考えに基づいた研究，統計を発展させるためのものである．そのほか，教育，医療経済統計などさまざまな方面に用

途がある．

ICD-11の伝統医学の章は国内統計のみならず，世界に広がる伝統医学の国際統計をとる基礎になるものと期待されている．

文献

1) 秋山光浩，渡辺賢治・他：疾病及び関連保健問題の国際統計分類について．日本東洋医学雑誌，62：17-28，2011．
2) WHO-FIC　http://www.who.int/classifications/network/en/
3) WHO-FIC 国際統計分類協力センター　http://www.who-fic-japan.jp/about.html
4) 渡辺賢治：伝統医学が国際疾病分類（ICD）に入る意義その1．漢方の臨床，64：613-621，2017．
5) 渡辺賢治：伝統医学が国際疾病分類（ICD）に入る意義その2．漢方の臨床，64：733-742，2017．
6) 渡辺賢治：伝統医学が国際疾病分類（ICD）に入る意義その3．漢方の臨床，64：849-858，2017．
7) 渡辺賢治：伝統医学が国際疾病分類（ICD）に入る意義その4．漢方の臨床，64：959-969，2017．
8) Watanabe, K. et al.：Asian medicine：a way to compare data. Nature, 482（7384）：162, 2012.
9) Gao, P. F. and Watanabe, K.：Introduction of the World Health Organization project of the International Classification of Traditional Medicine. J. Chin. Integ. Med., 9：1161-1164, 2011.
10) World Health Organization：Geneva, Switzerland. WHO to define information standards for traditional medicine［press release］. December. 7：2010. Available at：www. who. int/mediacentre/news/notes/2010/trad_medicine_20101207/en/
11) Dennis Normile：WHO Shines a Light on Traditional Medicine 6 December 2010. http://news.sciencemag.org/scienceinsider/2010/12/who-shines-a-light-on-traditional.html
12) Lindsay Stafford：HerbalEGram：Volume 8, Number 1, January 2011 WHO Developing New Traditional Medicine Classification. http://cms.herbalgram.org/heg/volume8/01January/WHOClassifiesTM.html?t=1294841964
13) WHO ICD-11　http://apps. who. int/classifications/icd11/release/l-m/en

（執筆：渡辺賢治）

＊　　＊　　＊

topics

グローバル化時代の漢方③
漢方医学をめぐる国際的諸問題

● 国際化の潮流のなかでアイデンティティーを失いつつある漢方医学

本来地域の医療として成立してきた伝統医学がグローバル化の潮流のなかで，そのアイデンティティーを保つ困難さに直面している．一方で，WHOは伝統医学の多様性を重んじることを認めている．

日本漢方も中医学ほどではないが，欧州や米国に伝わり，それぞれの医療制度のなかで独自の発展を遂げつつある．しかし世界をみると，1988年に伝統医学推進のための中国政府組織である"国家中医薬管理局"が創設されて以来，政府主導で中医学の国際化の推進を行ってきた結果，欧米の多くの医師・患者が中医学(Traditional Chinese Medicine：TCM)を認識しているのに対し漢方医学(Kampo Medicine)を認識する人はほとんどいない．

中国はTCMという言葉をブランドとして広めたい意向があり，世界各国にネットワークを張っている．そのもっとも大きなものが世界中医薬学会連合会(WFCMS)であろう[1]．2003年に中国政府の援助によって創設され，いまや60以上の国と地域の300以上の中医学の学術団体から構成される，一大学術コンソーシアムである．当然のことながらこの組織は中医学の国際化を推進するための大きな機動力を担っている．

● 中国のISOへの提案

中国は2008年4月にISO(国際標準化機構)のTC(technical committee)215(保健医療情報)[2]に中国国内の医療情報を国際標準にすることを提案した．この要求は受け入れられなかったが，2009年10月のダーラムの会議では伝統医学のワーキンググループ(WG)をつくることが決定した．取りまとめは韓国代表が行い，中国の主張したTCM(伝統中医学)のWGではなく，TM(伝統医学)のWGとなった[2]．

それとはまったく別の動きが2009年，中国から既存のISO専門委員会ではなく，新しい専門委員会をつくる，という提案がなされ，TC249として承認された[3]．委員会名は"伝統中医学"(仮称)であったが，2015年の第6回全体会で投票の結果，正式名称が伝統中医学に決定した．

● ISOの活動

ISOに関する会議は2010年1月に上海で開かれた準備委員会に加え，第1回会議を2010年6月に北京で，第2回会議は2011年5月にオランダ・ハーグで，第3回会議は2012年5月に韓国・大田で開催された．年1回開催で，2018年で9回を数える．

具体的な作業は5つのWGに分かれて進められている．議長国は，**表1**のように中国，韓国，ドイツで分け合っている．このISO TC249は，産業との関連が強いため，標準化の指揮を誰がとるのかが問題となることがある．

たとえば，WG1で議論している生薬の品質としては，同じ生薬名でも日中韓で使用植物が異なる場合があるが，それをどうすべきか？　また，WG2で議論されている伝統医薬製剤の議論では日中韓で同じ製剤名でも生薬の配合比が異なる．その場合に日本の配合比が否定されないか？　また製造方法が日本と異なるものに標準化されないか？　WG3では鍼灸の規格が議論されているが，質のよい日本の鍼灸の規格がはずされないか？　WG4では鍼灸以外の機器の標準化であるが，舌診や脈診の機器は各国で開発が進められており，日本の規格が入るかどうか？　WG5は情報について議論しているが，電子化時代において情報の標準化はもっとも重要な課題であり，日本漢方独特の診療情報が考慮されるかどうか？　などである．

国際標準で否定されてしまうと，国際取引ではカウントされなくなってしまうので，今後も注意深く日本漢方の存在をアピールしていく必要がある．

● 世界遺産をめぐる競争

知財をめぐっても国際的競争は激化している．

表1 ISOの5つのワーキンググループ

ワーキンググループ	課題	議長国
WG1	Quality and safety of raw materials used in TCM	中国
WG2	Quality and safety of manufactured TCM products	ドイツ
WG3	Quality and safety of acupuncture needles	中国
WG4	Quality and safety of TCM medical devices other than acupuncture needles	韓国
WG5	Informatics of TCM	韓国

発端は2005年"端午の節句"（旧暦5月5日）が韓国によって"江陵端午祭"の名前でユネスコ（国連教育科学文化機関）の"文化遺産"に承認されたことがきっかけである．中国は当然のことながら"端午の節句"は中国の文化であると反論した．さらに翌年，"韓医学"を申請準備していたが，中国がこれに対抗して"中医学"を無形文化遺産に申請した．しかし，ユネスコも前年の"端午の節句"のことがあり，これを認めなかった．2009年韓国は韓流ドラマにもなった許浚（ホ・ジュン）の"東医寶鑑（とういほうかん）"を文化遺産に申請し，これが認められた．2010年，今度は，中国が"中医学"のなかの鍼灸だけ切り離して"中医鍼灸"としてユネスコに申請したところ，これが文化遺産として認められた．こうした伝統医学の世界遺産をめぐる争いには，国際展開の主導権争いという側面がある

わが国も杉山和一が発明した鍼管や，現存する日本最古の書である医心方などは世界遺産に値する貴重なものであるが，これらを世界遺産にしようという動きはまったくない．

生物多様性条約をめぐる伝統医学の競争

生物多様性条約と聞いてピンとくる人は少ないが，2010年に名古屋で開催されたCOP10と聞いてピンとくる人はいるかもしれない．生物多様性条約とは，①生物多様性の保全，②生物多様性の構成要素の持続可能な利用，③遺伝資源の利用から生じる利益の公正かつ衡平な配分を目的とする国際条約であり，1993年に発効し，196の国と地域が条約を締結している[4]．日本も1993年から参加しているが，漢方薬の原料である生薬はほとんどが中国に依存しており，なかには砂漠化などにより資源の枯渇が心配されているものもある．いまでも甘草・麻黄といった多くの漢方薬に配合される生薬が中国からの輸出規制品になっているが，さらに拡大する可能性もある．それとともに，伝統的知識をも議論の対象にしようという動きがある．日本は大陸から海を隔てた地で独自の発展を遂げてきた結果，中韓とはかなり異質の医学体系となっている．しかし，こうした各国の主張をどこまで認めるかは注視していかなくてはならない．

情報発信の欠如による漢方医学の存在の希薄化

こうした自国の伝統医学を海外にアピールする動きは中韓ともに政府主導で行っている．2006年7月には科学技術部・衛生部・国家中医薬管理局が共同で，中医薬の現代化と国際化のための"中医薬国際科技合作企画綱要（2006-2020）"[3]を公布し，国家戦略として行っている．国家中医薬管理局[5]には国際合作部も存在し，中医学の国際化をはかっている．韓国も政府には伝統医学専門の部局があり，専従職員がいる．

このように国家戦略として伝統医学の国際化を推進している中韓に比べ，わが国には専従部門が存在しない．2012年4月，中国の商務部，外交部，国家中医薬管理局など14部門が中医薬のサービス貿易の発展に関する意見を公表した．これによると中医学の輸出のために，貿易の発展を重視し，その後押しを国家をあげて行うことを鮮明にしたものである．日本ではとうていありえないが，中国においても14もの政府部門が揃って意見を提出することはきわめて異例であり，中医学の国際振興がいかに産業として大きいかを物語っている．そのなかには中医学を担う人材の育

成や海外進出を明記してある．

こうした伝統医学の国際化のなかで，日本はその存在感を示せていない．もちろん政府組織がないことはその理由のひとつであるが，専門家たちも十分な国際発信をしていない．

● 日本からの情報発信を積極的に

著者は統合医療や伝統医療の領域の編集委員を数誌務めているが，驚くのは最近の中国からの投稿数である．英文誌の投稿数はものすごい勢いで伸びている．また，韓国からの投稿も散見されるが，日本からの投稿数は極端に少ない．

PubMedで検索しても，最近の中国からの論文数がとても多く，この領域における日本の存在感は非常に薄い．

国際学会に行っても日本の存在は薄い．International Congress of Integrative Medicine and Healthはこの領域における最大の国際学会である．ここでも中国からの発表は多数あるのに比べ，日本の存在は薄い．日本からきた研究者は自分の発表だけ終えるとそれで安心してしまうのか，情報収集を行ったり，人的ネットワークを構築しようとしない．

せっかく高い交通費と参加費をかけて会議に行って，自分の発表だけで会場にいないのはなんとももったいないかぎりである．

以前よく聞いたのは「日本の漢方は補完医療でも代替医療でもないから，そうした会議に参加しない」という発言であった．しかし今や世界の潮流は「統合医療」である．日本は世界にも類のない統合医療を実践している，という自負があるのであれば，もっと国際的な土俵できちんと情報発信し，学術的な交流をすべきである．

● 国際的な学術協力の推進を

WHOで日中韓の取りまとめを過去8年にわたり行ってきた経験から最後に述べたい[6-10]．このプロジェクトは「グローバル化時代の漢方②」に書いたとおり，2005年から13年にわたり長年かけて行ってきた．

日中韓豪欧米のメンバーにより，時には意見が食い違い，長時間の議論になることもあったが，類いまれにうまく機能した国際プロジェクトであった．成功の秘訣は3つあると思っている．ひとつは固定したメンバーにより，たがいを深く理解し，強い連帯感が生まれたこと．2つ目はつねに原則は何かを決め，些末なことで時間をとるのを避けたこと，3つ目は一度決めたことは後戻りしないこと，であった．

なかでも一番最初のたがいの信頼感がもっとも重要である．真の国際人とは英語のできるできないではない．人間性だと思っている．国際的な人的ネットワークを構築し，国際共同研究を推進することこそが，日本漢方が国際的に認められていく早道と考える．

● おわりに

伝統医学のグローバル化，補完代替医療から統合医療への移行，という大きな国際的な潮流のなかで，日本漢方もこの波に乗らないとその存在すら忘れ去られてしまう．2018年にはWHOのICD-11にいよいよ伝統医学が入り，共通の国際的プラットフォームができる．今後は伝統医学の多様性を認めつつ，共通のプラットフォームで国際共同研究を推進していくことこそが，日本漢方のアイデンティティーを確立する道と考える．

文献

1) 世界中医薬学会連合会 HP．http://www.wfcms.org/
2) ISO TC215 HP．https://www.iso.org/committee/54960.html
3) ISO TC249 HP．https://www.iso.org/committee/598435.html
4) 生物多様性条約 HP https://www.cbd.int/
5) 中華人民共和国国家中医薬管理局 HP．http://www.satcm.gov.cn/.
6) Cameron, S. et al.：Asian medicine：Japan's paradigm. Nature, 482：35, 2012.
7) 渡辺賢治：伝統医学が国際疾病分類（ICD）に入る意義その1．漢方の臨床, 64：613-621, 2017.
8) 渡辺賢治：伝統医学が国際疾病分類（ICD）に入る意義その2．漢方の臨床, 64：733-742, 2017.
9) 渡辺賢治：伝統医学が国際疾病分類（ICD）に入る意義その3．漢方の臨床, 64：849-858, 2017.
10) 渡辺賢治：伝統医学が国際疾病分類（ICD）に入る意義その4．漢方の臨床, 64：959-969, 2017.
11) 漢方・鍼灸を活用した日本型医療創生のための調査研究 http://kampo.tr-networks.org/sr2009/index.html

（執筆：渡辺賢治）

Chapter 2

疾患別：最新のエビデンス

疾患別：最新のエビデンス

1. 上部消化管疾患の漢方治療

川原央好

Keyword
六君子湯
胃受容性弛緩
胃排出遅延
胃食道逆流症(GERD)
機能性ディスペプシア(FD)
腸内細菌叢

◎上部消化管疾患に用いられる漢方薬として六君子湯，茯苓飲，半夏厚朴湯，茯苓飲合半夏厚朴湯，半夏瀉心湯，人参湯，安中散などがあげられるが，六君子湯がもっともエビデンスが豊富な漢方薬である．六君子湯は上部消化管に対する生理学的作用の解明が進むとともに胃食道逆流症(GERD)，機能性ディスペプシア(FD)，咽喉頭逆流症への有効性が示され，内外の GERD や FD のガイドラインでも推奨されている．六君子湯のグレリンへのさまざまな関与が解明され，化学療法誘発性嘔気・嘔吐に対する有効性も報告されている．半夏厚朴湯は嚥下機能改善効果や FD に対する有効性が示されたが，さらなるエビデンスの構築が必要である．漢方薬には配糖体が多く含まれ，吸収には腸内細菌による資化が必要となるため，水様性食物繊維やオリゴ糖などの prebiotics や生菌製剤などの probiotics による腸内細菌叢の安定化が漢方薬の効果を高める可能性が考えられる．

世界的な補完代替医療の普及と基礎および臨床データの蓄積から，漢方薬はさまざまな医療分野で注目を集めている．とくに消化器領域の漢方薬研究の高まりには目をみはるものがあり[1]，アメリカ DDW で多数の演題が発表されるとともに，欧米の有名雑誌に漢方薬の論文が掲載されるようになってきた．上部消化管疾患に用いられる漢方薬として六君子湯，茯苓飲，半夏厚朴湯，茯苓飲合半夏厚朴湯，半夏瀉心湯，人参湯，安中散などがあげられる．PubMed で検索するとタイトルに大建中湯を含む英文論文は 92 件であるが，六君子湯は 85 件で，大建中湯とともに六君子湯に関するエビデンスの構築が急速に進んでいる．漢方薬の動物実験による報告も多数みられるが，ヒトに比べて投与量が非常に多いことと，漢方薬は消化が必要であるため，動物実験で認められた効果がヒトに反映できるとは限らない．本稿ではヒトでのエビデンスを中心に上部消化管疾患の漢方治療について概説する．

六君子湯

六君子湯の原典は，最近の学説では万病回春ではなく西暦 1300 年代に中国で出版された永類鈐方とされている．構成生薬は補気補脾胃の人参，蒼朮(白朮)，茯苓，甘草，大棗，生姜(四君子湯)に制吐の半夏，陳皮を加えた八味で，東洋医学的には気虚と水滞(痰飲)に用いられる．八味であるにもかかわらず六君子湯という名称は，六味が主要な生薬で，大棗と生姜は味付け程度の意味しかないからとされている．適応は東洋医学の虚証，やせ型で，顔色が悪く，冷え症の人の食欲不振，全身倦怠感，胃部停滞感，げっぷ，胸やけ，嘔吐，下痢である．六君子湯は製造会社によって朮(蒼朮，白朮)が異なるため，製造会社名が明記されていない論文の引用では単に六君子湯と記載した．

1. 生理学的エビデンス
① 食道

著者は 24 時間食道 pH モニタリング[2]及びインピーダンス pH モニタリング[3]で胃食道逆流(Gastroesophageal reflux：GER)に対する六君子湯の効果を分析した．胃食道逆流症(Gastroesophageal reflux disease：GERD)患者 8 例(中央値 4 歳，2 カ月〜15 歳，酸逆流時間率 4.7〜23.7％)

Hisayoshi KAWAHARA
浜松医科大学医学部附属病院小児外科

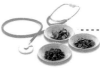

処方実例　六君子湯

【症状】 62歳男性．身長163 cm，体重56 kgでやややせ気味．最近，ゲップが増えて，時々夜間に胸骨付近に疼痛を感じるようになった．過食した時には苦い液体が込み上がることがある．排便は毎日あり，強い腹痛はない．

【診断・処方】 循環器疾患は否定された．胃食道逆流症が疑われ，脂質の多い食事を控えめにすることとツムラ六君子湯(TJ-43) 5 g分2朝夕食前を開始すると，数日で症状は消失した．

【経過】 TJ-43を中止後も野菜を多く摂り脂質の摂取量を控えることで症状の再発はみられていない．六君子湯のGERDに対する効果発現までの日数は一定していないが，嘔吐を主訴とする小児では，投与数日以内に嘔吐がほぼ消失することもある．

にツムラ六君子湯(TJ-43) 0.3 g/kg/dayを7日間投与し，24時間食道pHモニタリングを用いて投与前後のGERを比較したところ，酸逆流回数は変化しなかったが，平均酸逆流時間(酸クリアランス時間)が減少してGERの標準的評価指標である酸逆流時間率が低下した[2]．食道の酸クリアランスが改善した原因を解明するため，TJ-43の食道運動への影響について検討した．前記8例中7例の無鎮静下持続的食道内圧検査では，食道運動収縮波高，食道運動収縮パターン，下部食道括約筋(lower esophageal sphincter：LES)圧などの食道運動機能についてはTJ-43投与による有意な変化を認めなかった．24時間食道インピーダンスpHモニタリング(multichannel intraluminal impedance pH monitoring：MII-pH)を用いて7例(中央値6歳，1カ月〜19歳，酸逆流時間率6.6〜43.9%)で同様の検討をした．pH評価では酸逆流時間率の低下は有意に達しなかったが($p=0.06$)，平均酸逆流時間と5分以上の酸逆流回数は有意な低下を示した．インピーダンスpH評価では，acid refluxの回数と時間率が有意に低下したが，総逆流回数，近位側逆流回数，bolus clearance timeは変化しなかった(図1)．両検査結果から，六君子湯は酸性逆流を減少させるが，非酸性逆流には影響しないと考えられた．インピーダンスによるbolus clearance timeが変化しなかったことから(図1)，六君子湯が酸クリアランス時間を短縮させるメカニズムは，食道運動への作用ではなく，酸性逆流量の低下によると考えられた．

Moritaらは健常男性10例(22.8±2.0歳)を対象に，7日間のTJ-43投与とプラセボ投与の交差試験でhigh resolution manometoryによる食道運動とMII-pHによる食後3時間のGERを比較した[4]．TJ-43は食道蠕動運動収縮圧に影響せず，仰臥位の静止LES圧を増加させただけであった．TJ-43は食後3時間のGERやbolus clearance timeにも影響しなかった．本研究の対象が若年健常男性であるので食道運動障害はない，すなわちすでに中庸であり，漢方薬による修正の必要がなかったために食道運動に変化がなかった可能性が考えられる．Odakaらは非びらん性胃食道逆流症(non-erosive reflux disease：NERD) 30例(38〜80歳)を対象とし，食道内圧・インピーダンス同時測定検査を用いてTJ-43投与8週間前後の食道運動について比較した[5]．TJ-43投与によ

---

column1　GSRS(消化器疾患症状尺度)

GSRS(gastrointestinal symptom rating scale)は消化器症状を評価するための尺度．15項目(腹痛，胸やけ，胃酸逆流，空腹痛，悪心，嘔吐，腹鳴，腹部膨満，おくび，放屁増加，便通の減少，ゆるい便，かたい便，便意切迫，不完全な排泄感覚)からなり，7段階のLikertスケール(1：著明改善，2：改善，3：わずかに改善，4：不変，5：わずかに悪化，6：悪化，7：著明悪化)でスコア化して評価する．各項目は5つの下位尺度(酸逆流：2項目，腹痛：3項目，便秘：3項目，消化不良：4項目，下痢：3項目)に分類される．

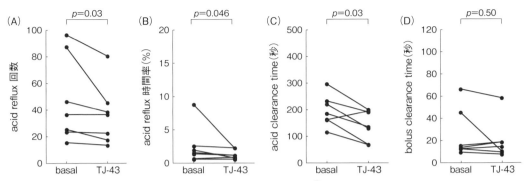

図1　六君子湯投与による食道pHインピーダンスパラメータの変化[3]
A：acid reflux 回数，B：acid reflux 時間率，C：acid clearance time，D：bolus clearance time.

り complete bolus transit 率と一次蠕動出現率が上昇し，嚥下時LES弛緩残存圧が低下した．消化管症状評価スケール(Gastrointestinal Symptom Rating Scale：GSRS)の全体スコアと症状スコアの酸逆流，腹痛，消化不良が改善した．TJ-43投与により嚥下に伴う食道蠕動運動が増加するとともに嚥下時に噴門が開きやすくなったために食道内への逆流内容が胃内に円滑に押し戻されてNERD症状の改善につながった可能性が推測される．食道は迷走神経によって確実に制御されているにもかかわらず，TJ-43が上部消化管の知覚と運動にどのように作用して食道運動障害が改善したのかは未解明である．

② 胃

著者は胃排出遅延を呈した重症心身障害児者9例(中央値4歳，1〜19歳)で^{13}C呼気試験による胃排出機能評価法を用いて六君子湯の効果を検討した[6]．胃排出パラメータのT lagとT 1/2は低下し，TJ-43投与による胃排出遅延改善効果が認められた(図2)．Kusunokiらは機能性ディスペプシア(functional dyspepsia：FD)16例(男10例，女6例，中央値45歳，28〜78歳)にTJ-43を14日間投与して，投与前後のGSRSと超音波検査による胃十二指腸運動を比較した[7]．TJ-43投与によってGSRSのうち心窩部痛，胸やけ，膨満感は改善し，胃拡張率，胃排出率および胃前庭部運動指数が改善した．TJ-43はFD患者にみられる近位胃拡張，胃排出，胃前庭部運動などの障害を改善すると考えられた．Shiratoriらはストレスによる胃底部の感覚運動機能に対するTJ-43の作用を報告した[8]．対象は健常人9例(男5例，女4例，平均20歳，19〜22歳)で，TJ-43の2週間投与群と非投与群で三次元映像による視覚ストレス負荷による近位胃の変化をバロスタット法で比較検討した．ストレスは感覚閾値での胃容量を減少させ，不快感閾値での不安を増大させたが，これらの反応はTJ-43によって有意に抑制された．TJ-43は近位胃の低圧伸展刺激によるストレス誘発性胃壁緊張を低下させ，近位胃受容(accom-

---

column2　GPA(患者全般改善度)

GPA(global patient assessment)では，1週間前と比較した自覚症状の改善度を，7段階のLikertスケール(1：著明改善，2：改善，3：わずかに改善，4：不変，5：わずかに悪化，6：悪化，7：著明悪化)でスコア化して評価する．

---

column3　Frequency scale for the symptoms of GERD (FSSG)

FSSGは通称Fスケールとよばれ，群馬大学の草野らが日本人のGERD専用問診票として作成した重症度を示す尺度である．GERDに関連する12の症状に対して，各症状の頻度をスコア付けし(ない=0，まれに=1，時々=2，しばしば=3，いつも=4)，8点以上をGERDと診断する．PPIなどによるGERD治療効果の判定にも使用される．FDに対応するために，FSSGに"食後の心窩部痛"と"空腹時の心窩部痛"を追加した改訂Fスケールも発表されている．

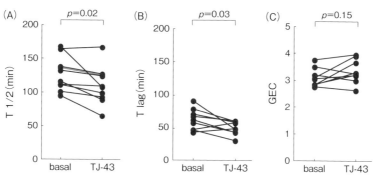

図2 六君子湯投与による胃排出パラメータの変化[6]
A：T 1/2, B：T lag, C：GEC.

modation)障害を改善する可能性が示唆された．

六君子湯の胃の知覚・運動障害に対する作用についてのエビデンスは十分ではないが，Tatsutaらの報告[9]も含めて食後の近位胃拡張不全の改善により胃底部での食物の accommodation を改善するとともに，胃酸で酸性化された食事内容の胃から十二指腸への排出を促進する結果，酸性胃内容物の食道内への逆流を減らすと考えられる（図3）．

2．臨床的効果

① 胃食道逆流症（GERD）

成人では GERD 治療の第一選択薬が proton pump inhibitor（PPI）であるため，六君子湯単独での GERD に対する治療効果を検討した報告はない．Tominaga らは2件の前方視的多施設協同研究によって PPI 抵抗性 GERD[10] と NERD[11] に対する TJ-43 の有効性を報告した．最初の前向き多施設無作為比較試験では，4施設の PPI 抵抗性 GERD 患者を TJ-43＋ラベプラゾール（RPZ）標準量群（50例，平均63.6歳，25〜86歳）と RPZ 倍量群（51例，平均64.5歳，25〜90歳）に分け比較した[10]．両群ともに Frequency scale for the symptoms of GERD（FSSG）の改善が認められた．NERD 患者の FSSG 改善率は，男性では TJ-43 投与群が RPZ 倍量投与群よりも高く，TJ-43 投与群では BMI≧22 よりも BMI＜22 の患者で高かった．男性の BMI 理想値が22であるからといって22未満を虚証とすることはできないが，やせ気味の男性 PPI 抵抗性 NERD に対して PPI に六君子湯併用投与の有効性が考えられる．本研究で六君子湯と PPI の併用療法が PPI 抵抗性 GERD に対する治療の選択肢となることが明らかにされ，『胃食道逆流症診療ガイドライン2015』に有効な薬剤として明記された．Tominaga らは PPI 治療抵抗性 NERD 患者における TJ-43 の無作為プラセボ対照二重盲検比較試験（G-PRIDE study）を行い，TJ-43 群（109例，平均62.1歳，25〜85歳）とプラセボ群（108例，平均59.4歳，22〜83歳）を比較した[11]．FSSG および GSRS スコアの改善は，4週後，8週後ともに両群間に差を認めなかった．4週後の SF-8 の精神的健康度スコア（mental health component summary：MCS）は TJ-43 群の方がプラセボ群より改善しており，TJ-43 の精神症状に対する直接的効果か，消化器症状の軽減による二次的効果が考えられた．8週間後には BMI＜22 患者の MCS スコアと女性および高齢（≧65歳）患者の FSSG 酸関連運動不全症状（acid-related dysmotility symptoms：ARD）でプラセボ群に比べて TJ-43 群が高い改善度を示した．Sakata らは G-PRIDE study の対象中の高齢（≧65歳）ARD の TJ-43 群（52例，平均72.1歳，65〜85歳）とプラセボ群（43例，平均73.4歳，65〜83歳）の治療効果についてのサブ解析を行った[12]．8週間後には FSSG 総スコア，ARD スコア，ARD サブスケールスコアの腹部膨満感・食後の胃もたれ感・食後の嘔気，酸逆流関連症状サブスケールスコアの食後の胸やけが，TJ-43 群の方がプラセボ群より高い改善度を示した．これら3件の報告によって，PPI 抵抗性 GERD に対する PPI と六君子湯の併用投与につ

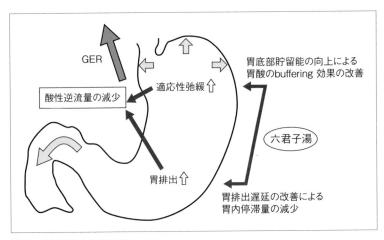

図3 六君子湯の作用機序

いて確実性の高いエビデンスが示された．Kawaiらは8週間のPPI治療後に症状が残存したGERD 47例(65.4歳±9.2歳)の消化器症状とQOLに対する六君子湯の有効性を報告した[13]．六君子湯の追加投与により，胸焼け，腹部膨満感，腹部不快感，腹痛が改善するとともに日常活動，食事量及び種類の制限，睡眠時途中覚醒についても改善がみられた．

OtakeらはGERDと診断され成長障害が認められた乳児45例をTJ-43群(29例，3.4月±2.9月)とモサプリド群(16例，4.0月±2.4月)に分けて後方視的に比較した[14]．投与3カ月後の嘔吐回数と体重Zスコアはモサプリド群に比べてTJ-43群が良好であった．著者が六君子湯のGERに対する生理学的効果を報告して以来，小児のGERDに対する治療ではPPIよりも六君子湯が先に選択されることが多く，本報告は小児のGERDでは六君子湯がファーストラインの治療薬となりうるエビデンスを示した．

② 咽喉頭逆流症(Laryngopharyngeal reflux disease：LPRD)

Tokashikiらが2週間のランソプラゾール(LPZ)治療に抵抗性LPRDに対するTJ-43の4週間投与の効果を，TJ-43単独群(11例，平均55.9歳，39〜76歳)とTJ-43+LPZ群(11例，平均56.6歳，25〜76歳)で比較した[15]．LPRD症状総VAS値は両群で改善したが両群間で有意差はなかった．咽頭痛のVAS値と胃排出遅延はTJ-43単独群では改善せず，TJ-43+LPZ群で改善した．LPRDの咽喉頭症状に対してPPIとTJ-43の併用は有効で，咽頭知覚の改善は胃排出改善と関連していた．NakanoらはLPRDに対するPPI併用六君子湯の有効性を報告した[16]．器質的異常のないLPRD患者106例(男41例，女65例，平均62.5歳，21〜87歳)にRPZを4〜8週間投与し，65例では症状の改善が得られた．残る41例中22例のPPI抵抗性LPRD患者に六君子湯を4週間併用して14例(64%)で症状の改善が得られた．治療前の症状や咽喉頭内視鏡所見は六君子湯の治療反応性と関連しなかった．

③ 機能性ディスペプシア(FD)

AraiらはRomeIII基準のFD患者で前向き無作為比較試験をTJ-43投与群(13例，56.5歳±15.0歳)とドンペリドン投与群(14例，59.0歳±14.0歳)で行い，GSRS評価による腹部症状および血中グレリン濃度を比較した[17]．両群ともFD症状は有意に改善したが，血中アシルグレリン濃度はTJ-43投与2週間後に上昇した．TJ-43投与群での酸逆流スコアと消化不良スコアの改善は，血中アシルグレリン濃度の増加と正の相関を示した．TakedaらがTJ-43の食欲不振改善効果のメカニズムとしてアシルグレリン分泌促進作用をラットで報告して以来注目を集め[18]，六君子湯とグレリンに関する研究が進んでいる．Araiらの研究はFD患者でTJ-43によるアシルグレリン分泌促進が症状の改善と関連している可能性を示唆した．

Suzukiらは多施設共同プラセボ対照二重盲検無作為比較試験で，FD患者を六君子湯群(125例，平均54.5歳，22〜85歳)とプラセボ群(122例，平均53.6歳，21〜85歳)に分け，8週間投与前後の比較を行った[19]．GPA(global patient assessment)スコアの改善率は六君子湯群(33.6％)がプラセボ群(23.8％)より高かったが，両群間に有意差はなかった．GPAスコアの週間改善率は3週間では両群はほぼ同じであったが，4週から違いがみられ(図4)，FDに対する六君子湯の効果発現には4週間を要すると考えられた．プラセボ群に比べて六君子湯群で心窩部痛が改善したが，食後膨満感は改善傾向で($p=0.06$)，心窩部灼熱感と早期膨満感には有意差を認めなかった．心窩部痛の週間消失率の推移はプラセボ群に比べて六君子湯群の方が早かった．六君子湯8週間投与によりFD症状の改善，とくに心窩部痛および食後膨満感の改善が得られることが示された．血中アシルグレリンおよびデスアシルグレリン濃度はH. pylori陽性・除菌群でベースライン値が低く，この群のみで六君子湯投与によってアシルグレリン値の増加傾向($p=0.054$)がみられた．TogawaらはSuzukiらの試験[19]における六君子湯レスポンダー42例とノンレスポンダー83例を比較検討した[20]．禁酒とデスアシルグレリンの低値(<177 fmol/mL)が六君子湯の有効性と関連した．サブ解析では*H. pylori*陽性患者では禁酒，*H. pylori*陰性患者ではデスアシルグレリン低値が六君子湯の有効性と関連した．これらの研究成果に基づき，日本消化器病学会『機能性消化管疾患診療ガイドライン2014-機能性ディスペプシア(FD)』で，六君子湯と半夏厚朴湯などの漢方薬が推奨の強さ2，エビデンスレベルAのFDの治療薬として推奨された．RomeIV(2016年)でもrikkunshitoがacotiamideやドイツのハーブ抽出物製剤のSTW 5(Iberogast®)とともにFDの治療薬として明記された．

④ **化学療法誘発性嘔気・嘔吐(Chemotherapy-induced nausea and vomiting：CINV)**

OhnoらはS-1+シスプラチンによる化学療法を施行する切除不能または再発性の胃がん患者10例(20〜75歳)でTJ-43投与と非投与の交差試

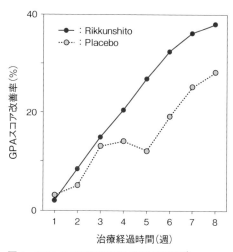

図4 GPAスコアの週間改善率の推移[19]

験を行った[21]．TJ-43投与期間中では非投与期間より平均経口摂取量は多く，食欲不振のグレードは低かった．TJ-43投与期間中はシスプラチンによって誘発される血漿アシルグレリン濃度低下は観察されなかった．SeikeらはDocetaxel/5-FU/CDDP治療を行う進行性食道がん患者をTJ-43投与群(9例，63歳±6.2歳)と非投与群(10例，68.1歳±7.3歳)に無作為に分け比較した[22]．TJ-43投与群は非投与群よりも症状発生率と嘔気スコアが低く，QOLスコアは非投与群では低下したがTJ-43投与群では低下しなかった．Otekiらは切除不能肺癌患者48例(中央値67歳，41〜88歳)の化学療法140コースをTJ-43投与群と非投与群に無作為に分け比較した[23]．カルボプラチンを含む化学療法ではTJ-43群が非投与群に比べて有意に高い食事摂取量であったが，シスプラチン及び非プラチナ製剤による化学療法では両群で有意差を認めなかった．Ohnishiらは子宮頸癌・体癌患者におけるシスプラチン/パクリタキセル併用化学療法による嘔気・嘔吐に対する六君子湯の効果について北海道4施設で無作為第Ⅱ相比較試験を行った(JORTC-KMP02)[24]．子宮頸癌または体癌で初回化学療法としてCDDP/PTX併用療法を受ける患者を無作為に14日間の六君子湯投与群(20例，51.5歳±14.0歳)と非投与群(20例，43.1歳±11.1歳)に分け比較した．全期間の嘔吐完全制御率は投与群57.9%，非投与群

35.3％で投与群が高く，遅発期の嘔吐完全制御率，全期間および遅発期嘔吐完全抑制率も投与群で高かった．嘔吐なし，または追加の制吐薬なしの患者の割合は投与群で高く推移し，食欲および悪心のVAS値も投与後2〜6日では投与群でより改善した．血清アシルグレリン濃度は非投与群も投与群でも変化は認めなかった．がん患者のQOLの指標であるEORTC QLQ-C30スコアは投与群で低く，悪心・嘔吐が抑制された．胃がん，食道がん，肺がん，子宮がんの化学療法によって誘発される嘔気・嘔吐（CINV）に対する六君子湯の有効性が報告されており，5HT$_3$受容体拮抗薬，NK-1受容体拮抗型制吐薬，副腎皮質ホルモンを併用した標準制吐療法に六君子湯の併用はCINVの改善につながると考えられる．

茯苓飲

茯苓飲は金匱要略に収載された方剤で，江戸時代の有持桂里によると茯苓飲から四君子湯や六君子湯が創薬されたとされている．構成生薬は，利水の茯苓，蒼朮（白朮），理気の陳皮，枳実，生姜，補気の人参の六味で，東洋医学的には水滞に用いられる．適応は体力中等度あるいはやや低下した人で，胃内水分停滞（胃内停水）による胸やけ，悪心，食欲不振，尿量減少である．茯苓飲の構成生薬は六君子湯と類似しているが，六君子湯に含まれていない枳実（ダイダイ・ナツミカンの未熟果実）が含まれ，陳皮も増量されているが，甘草，大棗，半夏は含まれていない．枳実は動物実験で腸管の蠕動運動を高めるとの報告があり，茯苓飲は六君子湯よりも食道や胃の蠕動運動促進作用が強いとの考えもあるが，茯苓飲の作用や有効性について多数例での検討はされていない．

半夏厚朴湯・茯苓飲合半夏厚朴湯

半夏厚朴湯は金匱要略に収載された方剤で，妊娠悪阻に用いられる小半夏加茯苓湯に厚朴と蘇葉を加えた構成である．構成生薬は，理気の半夏，厚朴，蘇葉，生姜と利水の茯苓の五味で，代表的な気剤である．適応は体力中等度以下の人で，気分が塞ぎ，咽喉頭異常感・閉塞感があり（ヒステリー球），ときに動悸，めまい，嘔気などがみられる不安神経症，神経性胃炎，妊娠悪阻，咳嗽，嗄声，神経性食道狭窄症，不眠症である．東洋医学的には水滞があり，気鬱や気滞という精神症状や腹部にガスが貯留した腹部膨満に有効とされている．Iwasakiらは，脳血管性障害を有し，誤嚥性肺炎の既往のある20例（76.4±3.1歳）にツムラ半夏厚朴湯（TJ-16）を投与し，唾液中のサブスタンスPの増加と嚥下反射の潜時短縮を報告した[25]．Iwasakiらは同様の研究をParkinson病23例（66.0±9.3歳）で行い，TJ-16により嚥下反射の潜時は短縮したが，唾液中のサブスタンスPの増加は認めなかった[26]．さらに，Iwasakiらは2件の無作為比較試験で，TJ-16による脳血管性障害患者16例（平均78歳）での咳反射低下の改善効果[27]と脳神経障害高齢者104例（83.5±7.8歳）での肺炎発症リスクの低下及び自力経口摂取量の維持を報告した[28]．高齢者が増加の一途をたどっている現代で，誤嚥性肺炎と経口摂取不良に対する半夏厚朴湯の有効性に関してさらなるエビデンスが求められる．

Oikawaらは，FD患者15例（平均58歳，32〜75歳）に対するTJ-16の臨床的効果と超音波検査による胃排出遅延への作用を報告した[29]．FD患者は健常人より遅延していた胃排出がTJ-16の2週間投与で改善し，胃排出50％以上改善例でGSRS総スコアが改善した．GSRS症状スコアでは，腹痛，消化不良，便秘スコアは改善したが，酸逆流と下痢スコアは変化しなかった．Oikawaらは健常人（22例，平均35.4歳，26〜49歳）とFD患者（30例，平均55歳，25〜85歳）にTJ-16を2週間投与して単純X線写真評価による腸管ガス貯留量への影響を検討した[30]．TJ-16投与により健常人では腸管ガス量は変化しなかったが，FD患者では健常人より多かった腸管ガス量が減少し，総GSRSと酸逆流，腹痛，消化不良，便秘スコアが減少した．Oikawaらのデータをもとに半夏厚朴湯も日本消化器病学会FDガイドラインにFDの治療薬として明記されているが，Oikawaらの報告以外にFDに対する半夏厚朴湯の研究がなく，さらなるエビデンスの蓄積が必要である．

茯苓飲合半夏厚朴湯は，昭和初期に大塚敬節が半夏厚朴湯に茯苓飲を合方して創薬した．構成生

> **処方実例** **安中散**
>
> 【症状】14歳女性．身長153 cm，体重44 kg．半年前から不定期に強い腹痛を臍付近に訴え，不登校や授業が受けられないことがあった．排便は週に数回あり，硬便や軟便になることはほとんどなく，腹痛は排便をしても改善しない．
>
> 【診断・処方】腹痛と月経との関連性はない．他院小児科や内科でさまざまな検査を受けたが消化管に異常を認めず，精神疾患も疑われたが明確な診断に至っていない．過去に小建中湯，桂枝加芍薬湯，芍薬甘草湯，ブスコパンなどを処方されたが症状のコントロールは不良で，腹痛時には非ステロイド性抗炎症薬（NSAIDs）を反復して内服していた．腹部は軟で膨満もなく，胸脇苦満，圧痛点，腹直筋の緊張もみられない．ツムラ安中散（TJ-5）7.5 g分3食前を開始したところ腹痛発作は軽減し，その後TJ-5を漸減して3カ月で廃薬した．
>
> 【経過】腹痛時や患児が心配な時にはTJ-5の頓服を指示したが，症状の再発はない．医療用漢方製剤129処方中安中散のみに含まれる延胡索の強い鎮痛作用が有効であったと考えられた．患児は思春期の女性で，腹痛とNSAIDsを繰り返し内服することへの不安感があったが，TJ-5で対応できることによる安心感と桂皮による精神的安寧が症状消失に至った可能性も考えられた．

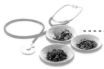

薬は，理気の陳皮，枳実，生姜，半夏，厚朴，蘇葉，利水の蒼朮（白朮），茯苓，補気の人参の九味で，東洋医学的には気鬱や気虚に水滞を兼ねた病態に用いられる[31]．不安神経症のような精神症状があって，食道だけではなく胃部停滞感が強い場合に，半夏厚朴湯よりも有効と考えられる．本方剤が術後に随伴するさまざまな症状を改善し，経口・経管栄養を進めるうえで有効であったとの報告がある[32]．

● 半夏瀉心湯

半夏瀉心湯は傷寒論・金匱要略に収載された方剤で，代表的な瀉心湯類である．瀉心湯類は黄芩と黄連を主薬とし，心窩部の停滞をとる（心火を瀉す）方剤群で，他に三黄瀉心湯，黄連解毒湯などがある．構成生薬は，理気の半夏，清熱の黄芩，黄連，散寒の乾姜，補気の大棗，甘草，人参の七味で，東洋医学的には脾（消化管）胃不和に用いられ，胃腸運動を調和させる．適応は体力中等度で心窩部停滞感があり，ときに悪心，嘔吐，食欲不振，腹鳴があって軟便または下痢になりやすい人の急性・慢性胃腸炎，下痢，神経性胃炎，2日酔い，げっぷ，胸やけ，口内炎，神経症である．半夏瀉心湯は腹鳴のある下痢に用いられるが，抗悪性腫瘍剤のイリノテカン誘発性下痢に対する有効性[33]もよく知られている．黄芩に含有されるバイカリンが腸内細菌のβ-glucuronidaseを抑制することによってイリノテカンの代謝産物のSN-38 glucuronideの脱抱合を抑制して腸管粘膜障害を抑止する．化学療法中の口内炎に対して有効で，grade 2以上の口腔粘膜障害への有効性[34]や，進行頭頸部がん患者の栄養改善[35]などの報告がある．

● 人参湯

人参湯は傷寒論・金匱要略に収載された方剤で，急に胃が痛くなって嘔吐してしまう（吐利霍乱）場合に用いられる．構成生薬は，補気の人参，甘草，散寒の乾姜，利水の蒼朮（白朮）の四味で，冷えをとる代表的な温中散寒剤である．適応は比較的体力の低下した冷え症の人の食欲不振，急性・慢性胃腸炎，胃部停滞感，妊娠悪阻，下痢である．金匱要略に熱が高く水を欲しがる下痢には五苓散，寒がって水を欲しがらない下痢には人参湯と記載されている．嘔吐や下痢に用いる方剤であるが，口のなかに薄い唾液がたまったり，生唾やよだれが多い時に唾液分泌を減少させるとされている．人参湯は食後における胃腸の生理的周期性運動亢進サイクルを増大させ，ペプシン産生を刺激するモチリンとソマトスタチンの分泌亢進作

用があるとの報告がある[36].

安中散

安中散は1200年頃の宋の太平恵民和剤局方に収載され，中（消化器）を安んじる方剤で，脾疼（胃痛）と醗胃（胃痙攣）に用いられる．構成生薬は，温める作用のある茴香（健胃・鎮痛），良姜（鎮痛・制吐），縮砂（制吐・止瀉），桂皮（理気）の四味と延胡索（鎮痛・鎮痙），甘草（調和），牡蠣（制酸）の計七味で，延胡索の鎮痛作用が強く，消化管以外の疼痛にも効果を示す．適応はやせ型で比較的体力が低下している人で，胃痛や腹痛があって，ときに胸やけ，げっぷ，食欲不振，嘔吐，悪心などのある神経性胃炎，慢性胃炎，胃部停滞感である．安中散に関する研究データは少ないが，タケダ漢方胃腸薬A®，太田漢方胃腸薬II®（＋茯苓），大正漢方胃腸薬®（＋芍薬甘草湯），大正漢方胃腸薬「爽和」（＋四逆散）などのOTC医薬品によく含まれており，胃痛だけではなく冷えのある月経関連痛にも有効とされている．

生薬に含まれる配糖体と腸内細菌叢

大黄甘草湯は便秘症が適応とされているが，原典である金匱要略には食べ終わって食物を吐く時に用いるとされており，食物が胃に納まるようにすることを目的とする方剤である．中国では二千年以上前から便の貯留（fecal impaction）が嘔吐につながることが経験的に知られていたようである．便秘によって結腸を中心とする腸内細菌叢が乱れるdysbiosisは下部だけではなく上部消化管症状の原因ともなる．漢方薬の重要な生薬成分，とくに配糖体はそのままでは吸収されないプロドラッグで，腸内細菌による資化を受けて吸収される．腸内細菌によって甘草のグリチルリチンはグリチルレチン酸，大黄のセンノシドはレインアンスロン，黄芩のバイカリンはバイカレインとして吸収され，バイカレインは小腸上皮細胞で抱合をうけてバイカリンとして血中に放出される．腸内細菌叢は漢方薬有効成分の吸収に影響するとともに，漢方薬は資化菌とクロストークすることが報告されている[37]．腸内細菌叢が東洋医学の"証"に関連しているとの意見もあるが，配糖体成分の吸収にはそれぞれの資化菌が必要であるため，腸内細菌叢が漢方薬の効果を左右していると言っても過言ではない[38]．水様性食物繊維やオリゴ糖などのprebioticsやビフィズス菌を増やし腐敗菌を抑制する生菌製剤は資化菌を増やして漢方薬成分の吸収を高めるとともに，dysbiosisを改善してさまざまな腹部症状に効果を示す．抗菌薬はdysbiosisの原因となるとともに，漢方薬の資化菌を減少させて効果を損ねる可能性がある．著者は漢方薬を投与するとき，とくに腹部症状を呈する患者では，腸内細菌叢に対する効果のエビデンスが豊富な宮入菌製剤（ミヤBM®）を症状に合わせて1日3〜9g程度併用している[39]．

文献

1) Suzuki, H. et al.: Japanese herbal medicine in functional gastrointestinal disorders. Neurogastroenterol. Motil., 21: 688-696, 2009.
2) Kawahara, H. et al.: Effects of rikkunshito on the clinical symptoms and esophageal acid exposure in children with symptomatic gastroesophageal reflux. Pediatr. Surg. Int., 23: 1001-1005, 2007.
3) Kawahara, H. et al.: Physiological analysis of the effects of rikkunshito on acid and non-acid gastroesophageal reflux using pH-multichannel intraluminal impedance monitoring. Pediatr. Surg. Int., 30: 927-931, 2014.
4) Morita, T. et al.: Effects of rikkunshito (TJ-43) on esophageal motor function and gastroesophageal reflux. J. Neurogastroenterol. Motil., 18: 181-186, 2012.
5) Odaka, T. et al.: Esophageal motility and rikkunshito treatment for proton pump inhibitor-refractory nonerosive reflux disease: a prospective, uncontrolled, open-label pilot study trial. Curr. Ther. Res. Clin. Exp., 84: 37-41, 2017.
6) Kawahara, H., et al.: Impact of rikkunshito, an herbal medicine, on delayed gastric emptying in profoundly handicapped patients. Pediatr. Surg. Int., 25: 987-990, 2009.
7) Kusunoki, H., et al.: Efficacy of Rikkunshito, a traditional Japanese medicine (Kampo), in treating functional dyspepsia. Intern. Med., 49: 2195-2202, 2010.
8) Shiratori, M. et al.: Effect of rikkunshito on gastric sensorimotor function under distention. Neurogastroenterol. Motil., 23: 323-329, 2011.
9) Tatsuta, M. and Iishi, H.: Effect of treatment with liu-jun-zi-tang (TJ-43) on gastric emptying and gastrointestinal symptoms in dyspeptic patients. Aliment. Pharmacol. Ther., 7: 459-462, 1993.
10) Tominaga, K. et al.: Rikkunshito improves symptoms in

11) Tominaga, K. et al. : A randomized, placebo-controlled, double-blind clinical trial of rikkunshito for patients with non-erosive reflux disease refractory to proton-pump inhibitor : the G-PRIDE study. J. Gastroenterol., 49 : 1392-1405, 2014.

12) Sakata, Y. et al. : Clinical characteristics of elderly patients with proton pump inhibitor-refractory non-erosive reflux disease from the G-PRIDE study who responded to rikkunshito. BMC. Gastroenterol., 14 : 116, 2014. doi : 10.1186/1471-230X-14-116.

13) Kawai, T. et al. : Effects of rikkunshito on quality of life in patients with gastroesophageal reflux disease refractory to proton pump inhibitor therapy. J. Clin. Biochem. Nutr., 60 : 143-145, 2017.

14) Otake, K. et al. : Efficacy of the Japanese herbal medicine rikkunshito in infants with gastroesophageal reflux disease. Pediatr. Int., 57 : 673-676, 2015.

15) Tokashiki, R. et al. : Rikkunshito improves globus sensation in patients with proton-pump inhibitor-refractory laryngopharyngeal reflux. World J. Gastroenterol., 19 : 5118-5124, 2013.

16) Nakano, S. et al. : Efficacy of proton pump inhibitor in combination with rikkunshito in patients complaining of globus pharyngeus. J. Med. Invest., 63 : 227-229, 2016.

17) Arai, M. et al. : Rikkunshito improves the symptoms in patients with functional dyspepsia, accompanied by an increase in the level of plasma ghrelin. Hepatogastroenterology, 59 : 62-66, 2012.

18) Takeda, H., et al. : Rikkunshito, an herbal medicine, suppresses cisplatin-induced anorexia in rats via 5-HT2 receptor antagonism. Gastroenterology, 134 : 2004-2013, 2008.

19) Suzuki, H. et al. : Randomized clinical trial : rikkunshito in the treatment of functional dyspepsia--a multicenter, double-blind, randomized, placebo-controlled study. Neurogastroenterol. Motil., 26 : 950-961, 2014.

20) Togawa, K. et al. : Association of baseline plasma des-acyl ghrelin level with the response to rikkunshito in patients with functional dyspepsia. J. Gastroenterol. Hepatol., 31 : 334-341, 2016.

21) Ohno, T. et al. : Rikkunshito, a traditional Japanese medicine, suppresses cisplatin-induced anorexia in humans. Clin. Exp. Gastroenterol., 4 : 291-296, 2011.

22) Seike, J. et al. : A new candidate supporting drug, rikkunshito, for the QOL in advanced esophageal cancer patients with chemotherapy using docetaxel/5-FU/CDDP. Int. J. Surg. Oncol., 2011, 2011. doi : 10.1155/2011/715623.

23) Oteki, T. et al. : Effect of rikkunshi-to treatment on chemotherapy-induced appetite loss in patients with lung cancer : a prospective study. Exp. Ther. Med., 11 : 243-246, 2016.

24) Ohnishi, S. et al. : Additive effect of rikkunshito, an herbal medicine, on chemotherapy-induced nausea, vomiting, and anorexia in uterine cervical or corpus cancer patients treated with cisplatin and paclitaxel : results of a randomized phase II study (JORTC KMP-02). J. Gynecol. Oncol., 28 : e44, 2017.

25) Iwasaki, K. et al. : The traditional Chinese medicine banxia houpo tang improves swallowing reflex. Phytomedicine., 6 : 103-106, 1999.

26) Iwasaki, K. et al. : The effects of the traditional chinese medicine, "Banxia Houpo Tang (Hange-Koboku To)" on the swallowing reflex in Parkinson's disease. Phytomedicine, 7 : 259-263, 2000.

27) Iwasaki, K. et al. : A traditional Chinese herbal medicine, banxia houpo tang, improves cough reflex of patients with aspiration pneumonia. J. Am. Geriatr. Soc., 50 : 1751-1752, 2002.

28) Iwasaki, K. et al. : A pilot study of banxia houpu tang, a traditional Chinese medicine, for reducing pneumonia risk in older adults with dementia. J. Am. Geriatr. Soc., 55 : 2035-2040, 2007.

29) Oikawa, T. et al. : Prokinetic effect of a Kampo medicine, Hange-koboku-to (Banxia-houpo-tang), on patients with functional dyspepsia. Phytomedicine, 12 : 730-734, 2005.

30) Oikawa, T. et al. : Hangekobokuto (Banxia-houpo-tang), a kampo medicine that treats functional dyspepsia. Evid. Based. Complement. Alternat. Med., 6 : 375-378, 2009.

31) 関矢信康・他：茯苓飲合半夏厚朴湯治験．日本東洋医学雑誌, 60：145-150, 2009.

32) 小川恵子・他：茯苓飲合半夏厚朴湯の術後栄養管理に対する効果．日本静脈経腸栄養学会雑誌, 32：1514-1517, 2017.

33) Mori, K. et al. : Preventive effect of Kampo medicine (Hangeshashin-to) against irinotecan-induced diarrhea in advanced non-small-cell lung cancer. Cancer. Chemother. Pharmacol., 51 : 403-406, 2003.

34) Matsuda, C. et al. : Double-blind, placebo-controlled, randomized phase II study of TJ-14 (Hangeshashinto) for infusional fluorinated-pyrimidine-based colorectal cancer chemotherapy-induced oral mucositis. Cancer. Chemother. Pharmacol., 76 : 97-103, 2015.

35) Hatakeyama, H. et al. : Hangeshashinto improves the completion rate of chemoradiotherapy and the nutritional status in patients with head and neck cancer. ORL J. Otorhinolaryngol. Relat. Spec., 77 : 100-108, 2015.

36) Naito, T. et al. : Effects of Ninjin-to on levels of brain-gut peptides (motilin, vasoactive intestinal peptide, gastrin, and somatostatin) in human plasma. Biol. Pharm. Bull., 24 : 194-196, 2001.

37) Hasebe, T. et al. : Daikenchuto (TU-100) shapes gut microbiota architecture and increases the production of ginsenoside metabolite compound K. Pharmacol. Res. Perspect., 4 : e00215, 2016.

38) 服部征雄：漢方薬の薬効には腸内細菌が関与する．腸内細菌学雑誌, 26：159-169, 2012.

39) Isa, K. et al. : Safety assessment of the Clostridium butyricum MIYAIRI 588® probiotic strain including evaluation of antimicrobial sensitivity and presence of Clostridium toxin genes in vitro and teratogenicity in vivo. Hum. Exp. Toxicol. 35 : 818-832, 2016.

* * *

疾患別：最新のエビデンス

2. 下部消化管疾患の漢方治療

Keyword
大建中湯
カルシトニン遺伝子関連ペプチド
アドレノメデュリン
トランジェントレセプター・
　ポテンシャル・チャネル
相互作用
腸管血流

河野　透　島田光生　上園保仁

◎漢方薬は日本の伝統的医学であり，1986年に保険収載された大建中湯は消化器領域を中心に，もっとも多く処方されている．さらに大建中湯は基礎的・臨床的エビデンスの集積がもっとも進んでいる漢方薬のひとつでもある．大建中湯は3つの熱水抽出生薬(山椒，乾姜，人参)が8％入っている．大建中湯の腸管血流改善作用を分子レベルで検討してきた結果，山椒の主成分HAS，乾姜の主成分6Sを中心に，腸管神経終末からのカルシトニン遺伝子関連ペプチド(CGRP)，腸管上皮細胞からアドレノメデュリン(ADM)という2つの強力な血管拡張作用を有するカルシトニン・ファミリー・ペプチドを動員し，その受容体にも作用する．その作用機序として標的細胞膜上にあるTRPチャネルを介している．腸管血流増加による大建中湯の期待される役割は腸管だけでなく，門脈血流を介して肝にも及んでいることが最近の研究で明らかとなってきた．さらに大建中湯の多成分ならではの相互作用も最近明らかとなってきた．

● 大建中湯がアメリカFDA臨床治験薬TU-100となるまで

　伝統医学が世界中で汎用されていることが世界保健機構(WHO)から報告され，さらに確固たるものにするように提言までなされている．最近では日本の厚生労働省から"がん対策加速化プラン"のなかで，がん治療に伴う副作用対策など支持療法に漢方薬を積極的に使用することが提言されている．漢方医学は日本で独自に発展してきた伝統的医学であり，漢方薬はハーバルメディシンとして漢方医学の根幹をなしている[1]．しかし，ハーバルメディシンは西洋医学中心である欧米では代替補完医療の域をでていないのが現状である．日本でも，漢方に対して懐疑的であり，その作用機序に関心がもたれなかった．その大きな原因は，医師が納得できる基礎的・臨床的エビデンスを得ていないことであった．その突破口となったのが大建中湯の消化管血流増加作用機序に関する成分レベル，分子レベルでの研究成果であり，その後，最難関であった薬物動態試験も行われ，多くのエビデンスが登場してきた[2]．大建中湯は1986年に保険収載となり，現在もっとも処方数が多い漢方薬である．臨床的エビデンスのため消化器外科領域を中心としたプラセボ対照二重盲検多施設臨床試験が全国大学病院を中心に行われている[3-5]．海外では，アメリカ食品衛生局(FDA)は大建中湯をTU-100治験薬として許可し，2010年，メイヨークリニックで大建中湯の二重盲検臨床試験が開始され大建中湯の有効性が実証されたことは特筆すべき点である[6]．

● 腸管粘膜血流の消化器領域への関与(図1)

1. 腸管

　消化管粘膜のエネルギー消費量は高く，大腸では細菌によってつくられる短鎖脂肪酸を栄養素として，血流からのブドウ糖だけでは不足する栄養素を補っている．そのような絶妙なバランスで保たれている腸管粘膜にいったん虚血状態が発生すれば，腸管バリア機能障害，バクテリアトランスロケーションを経て全身炎症反応に至る．バクテリアトランスロケーション発症に関して，大建中

Toru KONO[1,2], Mitsuo SHIMADA[3] and Yasuhito UEZONO[4]
札幌東徳洲会病院先端外科センター[1]，同医学研究所[2]，
徳島大学消化器移植外科学[3]，
国立がん研究センター研究所がん患者病態生理研究分野[4]

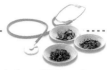

> **処方実例** 大建中湯
>
> 【症状】繰り返す腹部膨満感，腹部の冷えがある20代女性小腸大腸型Crohn病患者．病歴10年で難治性直腸病変による骨盤底部膿瘍形成にてS状結腸双孔式人工肛門造設．小腸狭窄病変にて複数回開腹手術の既往あり．抗TNF抗体の副作用で使用不可．
>
> 【処方】大建中湯15 g(6包)
>
> 【経過】投与後1週間ほどで膨満感軽減，腹部の冷えも改善した．その間，腹部症状の改善だけでなく，人工肛門の色調がよくなり，腸管血流の改善が起こっていることが想定された．そこで，人工肛門に直接，大建中湯溶液をかけたところサーモグラフィで腸管血流増加を確認できた．Crohn病患者の腸管は繰り返す全層性の炎症によって神経組織がダメージを受け，粘膜再生に比べて神経再生は遙かに遅く，CGRPなど血管拡張作用をもつ神経ペプチド産生が低下しており，腸管血流は半分程度まで低下している[19,20]．

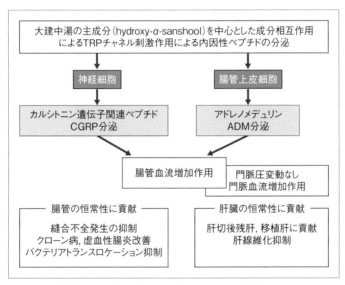

図1 大建中湯による腸管血流増加と期待される臨床応用

湯が抑制的に働く可能性が報告されており[7]，あらたな臨床応用として注目されている．高齢者では動脈硬化による虚血性腸疾患を発症しやすく，若年者に多い炎症性腸疾患では血液凝固系が亢進している状態であり，腸間粘膜血流の血栓などによる血流不全が病因論的に関与していることが指摘され，抗凝固剤の併用が高いエビデンスレベルで推奨されている．また，腸間膜側に縦走潰瘍を形成するCrohn病の発症原因としても，腸間膜側の血流維持の解剖学的脆弱性から説明できるという報告もある．このように腸管粘膜血流は，多くの腸疾患に病因論的に関与している．消化器外科領域でいまだに解決できない問題点の一つが縫合不全である．縫合不全の原因は多因子であるが，吻合部血流はきわめて重要な因子であることは疑問の余地はない．大建中湯による腸管血流増加作用が縫合不全発生率を軽減する可能性が報告され[8]，あらたな臨床応用として注目されている．

2. 肝臓

大建中湯による腸間膜血流増加による門脈血流が投与後，一過性に起こるが，門脈圧を上昇させないことは臨床的検討でも報告されている[9]．しかも，移植肝においても同様の結果であったことは，肝移植における大建中湯に役割がある可能性

を示唆した．肝移植におけるプラセボ対照二重盲検試験において門脈血流が有意に増加していることが明らかとなっている[10]．これまでの基礎的検討から門脈血流が増加するだけでなく，門脈中に腸管粘膜上皮細胞から放出された血管拡張ペプチドが増加し，肝内で類洞を含めた血管拡張が起こり，門脈圧を上昇させることなく血流増加が起こることが推定されている．ヒトでの検討でも，同様の結果であった．この血管拡張ペプチドのバインディングサイトは肝臓に高集積していることが知られており，肝臓における大建中湯の役割は今後さらに解明されるものと期待される．動物実験レベルだが，大建中湯による肝線維化抑制効果も報告されており，臨床応用が期待される[11]．

腸管粘膜血流改善機序

保険収載された大建中湯の適応は"腹が冷えて痛み，腹部膨満感のあるもの"とある．つまり腸管運動改善効果は腹部膨満感の改善につながると考えられるが，適応の最初にある"腹が冷えて痛む"という点に関しての機序にはつながらない．実際，患者に大建中湯服用後の様子を尋ねると，しばしばお腹が温かくなるという経験談を聞くことができる．そこで，腹の冷えを改善することは消化管の血流改善と置き換えることができると著者らは考え，腸管血流増加機序解明を目的に実験を行い，大建中湯の腸管血流改善機序を薬理学的・分子生物学的レベルで明らかにしてきた[2]（「column 1」参照）．

カルシトニン・ファミリー・ペプチド

大建中湯の腸管血流改善機序に関して最初に注目したのは，カルシトニン遺伝子関連ペプチド（calcitonin gene related peptide：CGRP）である．すでに大建中湯の腸管運動亢進作用にCGRPが関与することは報告されていた．このCGRPは微小血管拡張作用が最強の神経ペプチドであり，神経終末から放出され，血管平滑筋に作用し血管拡張を起こすことが知られていた．小動物を用いた実験で腸管血流増加を大建中湯が起こし，その血流増加がCGRP拮抗薬によってほぼ完全に抑制され，その他の血流に関連する神経ペプチド（サブスタンスP，VIPなど）の拮抗薬では抑制されないことから，CGRPが重要な機序因子であることが示唆された[12]．

つぎに受容体レベルでの検討の結果，CGRPの受容体だけでなく，同じカルシトニン・ファミリー・ペプチドであるアドレノメデュリン（adrenomedullin：ADM）が大建中湯の血流改善機序に関与していることが示唆された．ADMはCGRPほど強い微小血管拡張作用はないが，相応の微小血管拡張作用がある．産生部位は，CGRPとは大きく異なり非神経組織，上皮細胞や平滑筋などである．さらにCGRPとADMはともに抗炎症性作用，抗炎症性サイトカイン作用があり，大建中湯の多彩な作用を理解するうえできわめて重要な鍵となると考えられた[13]．

有効成分の同定と薬物動態

有効成分同定のためin vitro研究を進めた結果，大建中湯の山椒と乾姜がADMとCGRPを動員することが観察された．山椒，乾姜の主だった成分をランダム試験で解析を進めると，山椒のhydroxy-α-sanshool（HAS）と乾姜の6-shogaol（6S）がその有効主成分であることが判明した[2]．

しかし，ここで大きな疑問点が生じた．大建中

---

column 1　大建中湯はカプサイシン？　炎症腸管を増悪？

大建中湯の腸管血流改善効果を海外の学会や講演会で話していると，「大建中湯はカプサイシン，唐辛子と同じか」という質問が飛んでくる．答えはNOである．カプサイシンは確かに腸管血流を増加させるが，その選択的阻害薬を併用すると，血流増加は完全に消失する．一方，この選択的阻害薬を大建中湯と併用しても腸管血流は増加する．つまり，大建中湯はカプサイシンとはまったく異なる機序で腸管血流を増加させている．さらに炎症によって真っ赤になっている腸管は大建中湯でさらに増悪するのではという疑問が起こる．その答えもNOである．血流の低い腸管では大建中湯が血流を増加させるが，血流が多い炎症腸管では大建中湯による血流増加作用はまったく観察されない．その理由は，大建中湯が標的とする内因性血管拡張ペプチド（CGRP，ADM）がすでに炎症部位で動員されているためである．大建中湯の成分自体が血管拡張ペプチドではないからである．

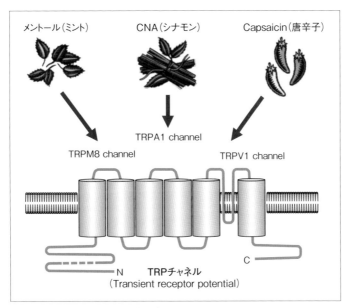

図2 TRPチャネルとその刺激物
多くの自然物はTRPチャネルの刺激物を含む．

湯の成分は吸収されるのか，それともされないのかという西洋薬では開発時点で明らかとなっているべき点が，大建中湯では不明であった．そこで，臨床試験と動物試験で薬物動態を検討することにした．その結果，驚くべきことにHASなど山椒成分は5分以内に血中に大量に吸収されることが判明，乾姜の6Sは吸収されるが緩徐であり，低レベルであることが判明した[14]．つまり，大建中湯の血流改善効果は直接的だけでなく，血中を介しても起こることが示唆されたのである．薬物動態を詳細に検討されたハーブルメディシンは，大建中湯が世界初である．さらに，アメリカでも同様の薬物動態試験を行った結果，人種差はなく，肥満指数（body mass index：BMI）が増加すると，血中成分が減少し，年齢でも同様の結果であった（「column 2」参照）．便を採集して，各成分がどの程度大腸に到達するのか検討した結果，人参成分はほとんど吸収されずに大腸に到達し，腸内細菌で代謝され，コンパウンドKなどさまざまな生理活性を有する代謝産物として血中に吸収されることが明らかとなった[15,16]．また，門脈血中への各種成分，代謝産物についても詳細に検討された[16]．

トランジェントレセプター・ポテンシャル・チャネル（TRPチャネル）

大建中湯の有効成分が，どのようにして細胞を刺激してADMやCGRPを動員するのであろうか，というやっかいな問題を解決するため，transient receptor potential（TRP）チャネルに着目した．TRPチャネルは生体における温度などを感受

> **column2　大建中湯の処方とBMI，年齢**
>
> 大建中湯の薬物動態から血中の有効成分濃度がBMIと年齢によって大きな影響を受けることが判明した．BMI 20のやせ型と比べてBMI 30の肥満型では，山椒成分濃度は約半分程度まで低下していた．年齢も同様の傾向にあった[14]．東洋医学的な立場から大建中湯はやせ型に効果があると言われてきたことに合致したことはたいへん興味深い．大建中湯の術後イレウスに対するプラセボ対照二重盲検試験を複数プールド解析した結果でもBMIと年齢の関与が支持された．大建中湯を3包（7.5 g）処方が，その簡便さから安易に頻用されるが，BMI高値，高齢者には6包（15 g）処方が，薬物動態的にも推奨される．すくなくとも4包（10 g）以上でないと大建中湯の効果は出にくいというデータもプールド解析から示唆されている．

する生体センサーで，Ca^{2+}イオンを通すチャネルであり，おもに神経組織に発現しているが，最近では腸管上皮細胞にも存在することが報告されている．ミントを含むガムをかむと口のなかが冷たく感じるのは，ミントが冷たいということを感受するTRPチャネル（TRPM8チャネル）を特異的に刺激する分子だからである[17]．そのほかにも多くの自然物が，TRPチャネルの刺激分子となっている（図2）．漢方薬はおもに植物からできており，多くのTRPチャネルの刺激分子を含んでいることが容易に想像される．そこで，大建中湯の有効成分である山椒のHASと乾姜の6SがTRPチャネルの刺激分子となっていないか調べたところ，多くの論文ですでに検討されており，TRPA1とTRPV1の刺激分子であることがわかっていた．そこで，大建中湯のターゲット細胞のひとつである腸管粘膜上皮細胞に両TRPチャネルが発現しているか調べたところTRPA1が強発現しており，山椒のHASと乾姜の6SによるADMの分泌がTRPA1拮抗薬剤でブロックされ，TRPA1遺伝子を抑制するとADMの分泌が抑制されることが観察された[18]．さらに，TRPV1アゴニストで刺激してもADMの分泌は観察されなかった．これらのことから，大建中湯は山椒のHASと乾姜の6Sによって，ターゲット細胞のTRPA1チャネルを介してADMを分泌させていることが明らかとなった[18]．また，CGRPにおいても神経終末TRPA1チャネルを刺激することで放出されることが明らかとなっている．

● カルシトニン・ファミリー・ペプチドとCrohn病

大建中湯が神経終末からCGRP，粘膜上皮細胞からADMという2つのカルシトニン・ファミリー・ペプチドを放出させる機序を述べてきたが，以前よりCGRPおよびADMに関して，消化器分野ではCrohn病と強く関連づける報告が臨床的にも実験的にもなされている．とくに，繰り返す炎症による神経組織へのダメージも大きく，神経組織で産生されるCGRPの特異的な減少が起こり，Crohn病腸管の50％近い血流低下に関与していることが示唆され[19,20]，動物モデルで外来性CGRPに治療的効果があると報告されている．また，ADMに関しても動物モデルで外来性に投与することで治療的効果があることが報告されており[21]，CGRPとADMのCrohn病治療薬としての可能性が示唆される結果となっている．ところが，外来性にこれらのペプチドを投与することは，全身の循環動態への影響，デリバリーの問題などから不可能であるとも考えられている．しかし，CGRPやADMが腸管粘膜血流維持に重要であることは疑いのないことである．

そこで著者らは大建中湯が，CGRPがうまく働かない状態のCrohn病腸管において腸管粘膜上皮からADMを放出させ，CGRP減少を補う形で腸管血流を正常化させる可能性があるという仮説を得た（「処方実例」参照）．さらに，ADMは炎症性サイトカインTNF-αの産生を抑制する作用が報告されており，現在のCrohn病治療におけるもっとも有効な治療薬である抗TNF-α抗体（インフリキシマブやアダリムマブ）とまったく同じ治療ターゲットであることから，Crohn病に対して治療効果があるのではないかと考え，Crohn病動物モデルでこれらのことを検証した結果，大建中湯の治療効果は明らかで，Crohn病腸管血流改善効果，抗炎症性サイトカイン，とくにTNF-αの抑制効果，さらにC反応性蛋白CRPを抑制することが観察された[20,22]．258名のCrohn病腸管切除例の再手術率を大建中湯が軽減することが報告されている[23]．

● 漢方薬である必要性，漢方薬の相互作用[2]

ここまでの大建中湯の成分レベルでの研究成果から，かならず起こる質問は，「大建中湯の成分だけで薬として使用できないの？ つまり，大建中湯ではなくて，少量で単一成分ではだめなの？」という質問である．血流を上げる山椒成分のHASも，ごく少量なら血流は上げない．人参は単独では血流に関与しない．しかし，2つあわせて投与すると顕著な血流増加が起こる相乗効果が観察された．腸管運動についても検討したところ，低用量HASだけでは運動亢進は認められないが，乾姜の2つの成分をあわせると，強い腸管運動亢進が起こる相乗効果が観察される．この相乗効果こ

そが漢方薬たるゆえんである．それを理解するために，神経細胞で説明する．薬物動態試験からHASは大建中湯の経口投与により，きわめて迅速にかつ大量に吸収され，体中の細胞に到達する[14]．神経細胞は細胞内電位に依存したCaやNaチャネルが簡単に開かないように細胞膜電位をたえず低下させるためのKチャネルが存在する．その代表的なチャネルがKCNKチャネルであり，いつもオープンになっており，細胞外にK^+イオンが流出している．このKCNKチャネルをブロックするのが山椒の成分であり，それによって神経細胞内の電位は上昇し，刺激を受けやすくなってくる[24]．つまり，少量の成分でも効果を出すことに成功する．漢方薬は多成分から構成されており，一つひとつの成分は少量でも相乗効果で本来目的とされた作用が発現でき，さらに，各成分が少量のため副作用発現も抑制される．この相互作用に興味を示したのがイギリスオックスフォード大学デニス・ノーブル教授である．教授はスーパーコンピュータによる仮想臓器，仮想組織，仮想細胞を構築し，薬物の作用を解析するというシステムズバイオロジーの創設者の1人である．今後，大きな発展がこのシステムズバイオロジーから生まれてくるかもしれない．

文献

1) Motoo, Y. et al.: Traditional Japanese medicine, Kampo : its history and current status. Chin. J. Integr. Med., 17 : 85-87, 2011.
2) Kono, T. et al.: Complementary and synergistic therapeutic effects of compounds found in Kampo medicine : analysis of daikenchuto. Front. Pharmacol., 6 : 159, 2015.
3) Katsuno, H. et al.: Clinical pharmacology of daikenchuto assessed by transit analysis using radiopaque markers in patients with colon cancer undergoing open surgery : a multicenter double-blind randomized placebo-controlled study(JFMC39-0902 additional study). J. Gastroenterol., 51 : 222-229, 2016.
4) Yoshikawa, K. et al.: Effect of daikenchuto, a traditional Japanese herbal medicine, after total gastrectomy for gastric cancer : a multicenter, randomized, double-blind, placebo-controlled, phase II trial. J. Am. Coll. Surg., 221 : 571-578, 2015.
5) Shimada, M. et al.: Effect of TU-100, a traditional Japanese medicine, administered after hepatic resection in patients with liver cancer : a multi-center, phase III trial (JFMC40-1001). Int. J. Clin. Oncol., 20 : 95-104, 2015.
6) Manabe, N. et al.: Effect of daikenchuto(TU-100)on gastrointestinal and colonic transit in humans. Am. J. Physiol. Gastrointest. Liver. Physiol., 298 : G970-975, 2010.
7) Takasu, C. et al.: TU-100 exerts a protective effect against bacterial translocation by maintaining the tight junction. Surg. Today., 2017. doi : 10.1007/s00595-017-1518-6.[Epub ahead of print]
8) Wada, T. et al.: Enhanced anastomotic healing by Daikenchuto(TJ-100)in rats. Sci. Rep., 8 : 1091, 2018.
9) Ogasawara, T. et al.: Influence of Dai-kenchu-to(DKT) on human portal blood flow. Hepatogastroenterology., 55 : 574-577, 2008.
10) Kaido, T. et al.: Multicentre, randomised, placebo-controlled trial of extract of Japanese herbal medicine Daikenchuto to prevent bowel dysfunction after adult liver transplantation(DKB 14 Study). BMJ. Open., 5 : e008356, 2015.
11) Yada, K. et al.: The Kampo medicine"Daikenchuto(TU-100)"prevents bacterial translocation and hepatic fibrosis in a rat model of biliary atresia. Surgery., 159 : 1600-1611, 2016.
12) Kono, T. et al.: Colonic vascular conductance increased by Daikenchuto via calcitonin gene-related peptide and receptor-activity modifying protein 1. J. Surg. Res., 150 : 78-84, 2008.
13) Kono, T. et al.: Exodus of Kampo, traditional Japanese medicine, from the complementary and alternative medicines : is it time yet? Surgery., 146 : 837-840, 2009.
14) Munekage, M. et al.: Population pharmacokinetic analysis of daikenchuto, a traditional Japanese medicine (Kampo)in Japanese and US health volunteers. Drug. Metab. Dispos., 41 : 1256-1263, 2013.
15) Hasebe, T. et al.: Daikenchuto(TU-100)shapes gut microbiota architecture and increases the production of ginsenoside metabolite compound K. Pharmacol. Res. Perspect., 4 : e00215, 2016.
16) Watanabe, J. et al.: Intestinal, portal, and peripheral profiles of daikenchuto(TU-100)'s active ingredients after oral administration. Pharmacol. Res. Perspect., 3 : e00165, 2015.
17) Kono, T. et al.: Oxaliplatin-induced neurotoxicity involves TRPM8 in the mechanism of acute hypersensitivity to cold sensation. Brain. Behav., 2 : 68-73, 2012.
18) Kono, T. et al.: Epithelial transient receptor potential ankyrin 1(TRPA1)-dependent adrenomedullin upregulates blood flow in rat small intestine. Am. J. Physiol. Gastrointest. Liver. Physiol., 304 : G428-436, 2013.
19) Hulén, L. et al.: Regional intestinal blood flow in ulcerative colitis and Crohn's disease. Gastroenterology, 72 : 388-396, 1977.
20) Kono, T. et al.: Daikenchuto(TU-100)ameliorates colon microvascular dysfunction via endogenous adrenomedullin in Crohn's disease rat model. J. Gastroenterol., 46 : 1187-1196, 2011.
21) Gonzalez-Rey, E. et al.: Therapeutic effect of urocortin and adrenomedullin in a murine model of Crohn's disease. Gut, 55 : 824-832, 2006.

22) Kono, T. et al. : Anti-colitis and-adhesion effects of dai-kenchuto via endogenous adrenomedullin enhancement in Crohn's disease mouse model. J. Crohns colitis., 4 : 161-170, 2010.
23) Kanazawa, A. et al. : Daikenchuto, a traditional Japanese herbal medicine, for the maintenance of surgically induced remission in patients with Crohn's disease : a retrospective analysis of 258 patients. Surg. Today., 44 : 1506-1512, 2014.
24) Kubota K, et al. : Hydroxy-α sanshool induces colonic motor activity in rat proximal colon : a possible involvement of KCNK9. Am. J. Physiol. Gastrointest. Liver. Physiol., 308 : G579-590, 2015.

*　　　*　　　*

疾患別：最新のエビデンス

3. 慢性肝疾患の漢方治療

堀江義則

Keyword
柴胡剤
補剤
抗酸化作用
線維化
発癌

◎小柴胡湯による間質性肺炎の死亡例が報告されると，その使用量は激減し，わが国の慢性肝疾患における漢方治療のあり方が大きく変化した．一方，ウイルス性慢性肝炎の治療における抗ウイルス薬の開発はめざましく，現在B型，C型慢性肝炎では，抗ウイルス療法が標準治療となっている．しかし，ウイルス排除後の肝発癌をしばしば経験する．柴胡剤や十全大補湯などの補剤は，肝線維化抑制作用や発癌抑制作用があることが確認されている．清熱利湿剤である茵蔯蒿湯も，抗炎症作用に加え，抗線維化作用も示唆されている．肝硬変に伴う腹水，肝性脳症，こむら返りなどの合併症の改善に対しても漢方治療の有効性が示されている．また，アルコール性肝障害や非アルコール性脂肪肝炎への効果も報告されている．今後は，随証治療に基づいたエビデンスの蓄積が重要である．

慢性肝疾患には，脂肪肝，慢性肝炎，肝線維症，肝硬変，肝細胞癌などがあげられる．1997年度のアンケート調査では，慢性肝炎は漢方薬を処方する疾患の第1位で，小柴胡湯が処方する漢方薬の第1位であったが，間質性肺炎の死亡例が報告されるとその使用量は激減し，2007年度の調査では処方する漢方薬の第18位で，16.8％の医師がよく使用すると答えるにとどまっている（日経メディカル調査）．こむら返りや急性上気道炎には漢方薬を用いると答えた医師が40％以上いるのに対し，慢性肝炎に対して漢方薬を処方すると答えた医師は4.1％しかいない（日本漢方生薬製剤協会調査，2011年度）．漢方薬を処方する疾患としても慢性肝炎は25位である．この理由としては，ウイルス性慢性肝炎の治療において抗ウイルス薬の開発はめざましく，現在B型，C型慢性肝炎では，抗ウイルス療法が標準治療となっているためと考えられる．しかし，肝硬変に伴うこむら返りなど，臨床症状の改善に対しての使用例はさきほどの処方率には含まれず，実際には慢性肝疾患の多くの例で漢方治療が行われている可能性がある．本稿では慢性肝疾患に対する漢方治療について，最新のエビデンスを踏まえて概説する．

● 脂肪肝，アルコール性肝障害，非アルコール性脂肪肝炎

わが国の肝硬変の成因においては，いぜんとして肝炎ウイルスの関与が過半数を占めるが，最近アルコール性や非アルコール性脂肪肝炎を介した肝硬変も増加してきている．また，アルコール性肝硬変の危険因子として，飲酒量や年齢，性差のほかに，糖尿病や体重過多が関与していることが報告されている．過栄養性，単純性脂肪肝では食事・運動療法が基本であるが，生活習慣病予防の観点から漢方治療を行うことで，慢性肝疾患の予防につながるかもしれない．

肥満に対する補助的療法として実熱証では大柴胡湯，防風通聖散などが応用され，動物実験でもその効果が示されている[1]．茵蔯蒿湯とその主成分のひとつであるGenoposideも，動物実験モデルにおいてperoxisome proliferators-activated receptor(PPAR)-αの発現増強を介し，肝への脂肪沈着や肝細胞の風船化を抑制し，非アルコール性脂肪肝炎の予防効果が報告されている[2-4]．循環器疾患に用いられることが多い丹参も，PPAR-αの発現増強を介してアルコール性肝障害の脂肪化や肝逸脱酵素の上昇を抑制することが報告され

Yoshinori HORIE
湘南慶育病院消化器内科

ている[5]. 防風通聖散も, PPAR-αとγ, sterol regulatory element-binding protein(SREBP)-1cの発現調節を介して, 非アルコール性脂肪肝炎の発症を抑制するも報告されている[6]. 更年期の女性の肥満によく用いる桂枝茯苓丸も, 非アルコール性脂肪肝炎の進展を抑制すると報告されている[7].

慢性肝炎

1. B型慢性肝炎

B型慢性肝炎については, 現在では核酸アナログの投与やIFN治療が中心となっているが, 1989年には多施設二重盲検にて, 小柴胡湯による肝障害抑制効果(ALTの低下)が認められている[8]. B型慢性肝炎におけるe-セロコンバージョンを促進する成績も報告されている[9]. *in vitro*のデータでは, 小柴胡湯がB型肝炎ウイルス(HBV)の抗原発現を抑制することが示されている[10].

2. C型慢性肝炎

C型慢性肝炎については, 小柴胡湯によるAST, ALT値と線維化マーカー(IV型コラーゲン, typeⅢ procollagen-N-peptide：P-Ⅲ-P)の低下を認めている[11,12]. IFN不応C型慢性肝炎でも, 44.5%の症例に効果(AST, ALT値の有意な低下)を認めている[13].

柴胡桂枝湯は, 小柴胡湯よりも清熱作用は少ないが, 慢性肝炎患者では易感冒, 胃腸虚弱体質の傾向があり, 体力中等あるいはそれ以下で, ストレス性の腹痛や抑うつ状態を呈しやすい人に有用である. 著者らも, 慢性ウイルス性肝炎に対する柴胡桂枝湯の効果を報告している[14]. 加味逍遙散も, 虚証でイライラしやすい, 気分が憂うつ, 上半身の灼熱感, 疲労感など多愁訴の人, 女性では更年期障害が加わった人などに適する. 虚証の慢性肝炎, 肝硬変で女性に適応例が多く, 自律神経安定作用にも優れている. これら柴胡剤の抗炎症作用が以前から検討されていたが, 最近はその機序も分子生物学的レベルで解析されはじめている[15].

3. 慢性活動性肝炎

肝炎の活動性が高い場合, 清熱利湿剤(茵蔯蒿湯, 茵蔯五苓散)が併用される. 茵蔯蒿湯は, 抗炎症作用や胆汁分泌作用を有し, 黄疸に有効とされ, 胆囊炎, 急性・慢性肝炎に用いられる. 抗炎症作用の機序としては, 炎症性サイトカインやiNOSの誘導抑制が示されている[16]. アポトーシス抑制を介した機序も示唆されている[17,18]. 胆汁分泌促進作用ももっており, その主成分の代謝産物であるGenipinが, 輸送因子であるMrp2の毛細胆管膜への小胞輸送を促進し, 利胆を惹起する機序が考えられている[19]. アルコール性肝炎などでは高頻度でエンドトキシン血症を認めるが, エンドトキシンによる胆汁うっ滞にも有効である[20]. このようにその作用機序は動物実験で多く示されているが, ヒトにおける有効性は症例報告がほとんどで, 今後大規模な臨床試験が期待される.

肝線維症, 肝硬変

1. 漢方治療による肝線維化抑制

線維化進展予防のために, 線維化がはじまった初期の段階で柴胡剤の適応があり, 実際, 小柴胡湯による線維化マーカーの低下を認めている[10,11]. 線維化マーカーのtissue inhibitor of metalloproteinases(TIMP)の低下を介した線維化抑制作用が示唆されている[21]. 柴胡剤の抗線維化作用の機序としては, transforming growth factor(TGF)-βの産生抑制や伊東細胞の活性化抑制が示唆されている[22-24]. おもに循環器系の冠動脈疾患に対して用いられる丹参の主成分のsalvianolic acidも, TGF-βの転写因子の抑制を介して肝線維化を抑制することが報告されている[25]. 小柴胡湯も, コリン欠乏食による脂肪性肝炎モデルでの肝線維化も抑制し, 非アルコール性脂肪肝炎への有効性も期待される[26].

線維化がすでに進展して, 血小板が10万/mm^{3}以下のような肝硬変の症例では, 補剤を主方とする. さらに少量の駆瘀血剤(当帰芍薬散, 桂枝茯苓丸など)を随証的に加えるのもよい. 十全大補湯は, 貧血や低蛋白・アルブミン血症を伴う各種病態に用いられる. 補中益気湯は, 疲労倦怠の強い気虚の病態や, 内臓下垂などのある人に用いられ, 慢性肝炎, 肝硬変を問わず, 虚証の本治法として広く応用されている.

> **処方実例** 加味逍遙散/六君子湯
>
> 【症状】非アルコール性脂肪肝炎に伴うと考えられる代償性肝硬変(65歳女性)．高血糖と肝機能障害，血小板の減少を指摘され来院．腹部超音波検査にて，肝硬変と軽度脾腫を指摘され，糖尿病も認めることから上記診断となった．糖尿病の治療を開始し，血糖コントロールはついたが，食欲不振と易疲労感が続いた．
>
> 【診断・処方】ガスモチンなど消化管運動改善剤を投与するも有意な改善はなかった．AST，ALTなども正常上限を超えており，肝の炎症による肝気うっ血状態と判断し，加味逍遥散を投与した．易疲労感の改善があったが，食欲不振の改善が不十分ではなかった．上部消化管内視鏡では，粘膜の点状発赤など門脈圧亢進を示唆する所見を認めた．脾腫があることや胸脇苦満は軽度で臍傍圧痛など瘀血の症状を認めるため，脾虚の状態でもあり，六君子湯を追加で投与した．
>
> 【経過】この両剤の処方で食欲不振，易疲労感は消失した．投薬加療による血糖値の改善もあり，肝逸脱酵素は正常範囲内となった．加味逍遥散は，小柴胡湯より虚証で，体質虚弱な人で肩がこり，疲れやすく，イライラや不安などの精神神経症状がある更年期障害などの女性に多く用いる．柴胡，薄荷，芍薬，当帰は肝に作用し，肝の炎症や腫大(肝気鬱結)を改善し，蒼朮，茯苓，甘草，生姜は脾臓に作用して気を補い，肝脾の調和をはかる．1年の経過で加味逍遥散は中止し，現在は経口糖尿病薬と六君子湯のみ継続しているが，症状は改善した状態を保っている．

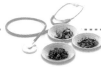

茵蔯蒿湯も肝硬変症例に適応があり，伊東細胞の増殖と線維成分産生の抑制を介し，肝線維化も抑制する．TGF-βを介した肝細胞のアポトーシス抑制や伊東細胞の活性化を抑制する[27-30]．茵蔯蒿湯のおもな有効成分であるemodin[31]や，有効成分のgeniposideの腸内細菌による代謝産物であるgenipin[29,32]が，伊東細胞自体のアポトーシスも誘導することが示されている[33]．茵蔯蒿湯は，臨床的に線維化マーカーの改善も報告されている[34,35]．

駆瘀血剤である桂枝茯苓丸は，Thioacetamideによるラット肝線維化モデルにおいて，TGF-β1，fibronectin，TIMP-1の発現抑制を介して肝線維化を抑制することが報告されている[36]．

2. 合併症への漢方治療の応用

肝硬変の成因としては，近年，アルコール性肝硬変は，肝硬変の成因として微増傾向にあり，アルコール＋ウイルス性を含めると常習飲酒が肝硬変の成因の約30％を占めている[37]．

非代償期の腹水には利尿薬を必要とする場合が多いが，補剤に五苓散などの利水剤を合方した処方が有用である．利尿薬単独の場合に比べて腹水のコントロールが容易となる例，フロセマイドなどの強力な利尿薬の減量が可能となる例が多い．

肝硬変患者の合併症として，こむら返りがしばしばみられるが，芍薬甘草湯が著効する．主成分の芍薬，甘草に含まれる，ペオニフロリン(Paeoniflorin)とグリチルリチン(Glycyrrhizin)による神経筋シナプス遮断，ペオニフロリンによるCa^{2+}の制御とグリチルリチンによるK^+の制御(シナプス後抑制)による共存的な骨格筋弛緩作用による機序が報告されている．ペオニフロリンは，非プリンアデノシン受容体-1(adenosine receptor-1：A_1R)の選択性アゴニストで，鎮静，鎮痛，抗炎症，血圧降下，血管拡張，平滑筋弛緩作用が認められている．A_1R受容体アゴニストがシナプス前のA_1R受容体を活性化させ，グルタミン酸などの興奮性アミノ酸の放出を抑え，細胞の興奮毒性とCa^{2+}の超負荷を緩和する一方，シナプス後のA_1R受容体に作用し，Kチャネルのコンダクタンスを増加させ，細胞膜の脱分極を制限することによりニューロンの興奮を抑える[38]．グリチルリチン酸はCa^{2+}の存在下でPhospholipase A2を介して，最終的にK^+イオンの流失を促進する．その結果，神経筋シナプスのアセチルコリン(ACh)受容体が抑制され，筋弛緩作用を発現する

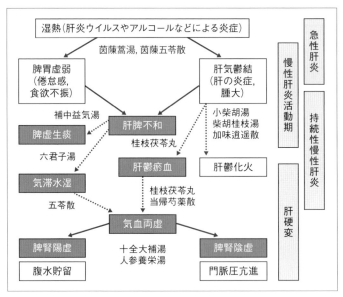

図1 慢性肝炎進展の東洋医学的病理観

ことが解明されている[39]．臨床研究においても，熊田らが，肝硬変症患者のこむら返りを対象に二重盲検群間比較試験を実施し，最終全般改善度では芍薬甘草湯群に明確な有意差が認められた[40]．牛車腎気丸も，肝硬変に伴う筋痙攣に有効である[41]．

> **column　慢性肝炎進展の東洋医学的病理観（図1）**
>
> 　水分の流れである湿は脾に，炎症の熱は肝に属する．炎症により湿熱が形成されると，肝と脾の両臓が関連をもって同時に障害を受けるが，徐々に肝脾不和が起こり始め，その後はどちらかの臓器に偏って障害が進む．気が停滞し，肝気鬱結の状態となると肋骨弓下の抵抗・圧痛である胸脇苦満を認める．臍傍圧痛は瘀血（血液うっ滞）の証である．臍の斜め下2横指あるいは臍下のところに抵抗あるいは圧痛ある状態で，血液循環が低下して，うっ血を呈していることを示す．
>
> 　もともと胃腸虚弱がある症例や肝気鬱結が長く続くと肝脾不和，脾虚から（体液や消化液の停滞である）痰・湿を生じやすく，倦怠感や食欲不振を認める．柴胡剤で症状が取れない場合は，脾虚に対し補剤の追加投与や，湿の進展予防のため六君子湯など胃腸障害の改善に配慮した追加処方が有効なことが多い．

肝細胞癌

　C型慢性肝炎に対する抗ウイルス療法は飛躍的に進歩し，現在では内服治療でほとんどの症例でウイルスの排除が可能となった．しかし，ウイルス排除後の肝発癌に関するデータは十分ではなく，肝に線維化が残るかぎり，ウイルス排除後も肝発癌性が続くことが推察されている．アルコール性肝線維症や肝硬変でも，断酒後も発癌リスクが続くことが報告されている．実際，C型慢性肝炎のウイルス排除後や，アルコール性肝硬変での断酒後の大酒家に肝細胞癌が発症することを少なからず経験する．このような症例に対し肝発癌抑制効果をもつ漢方製剤による漢方治療を行うことは，試してみる価値のある処方である．

　Okaら[42]がprospective studyで，小柴胡湯による肝硬変からの肝細胞癌の発癌抑制と累積生存率の改善を報告している．その機序については，tumor necrosis factor(TNF)産生増加による抗腫瘍効果や，interleukin(IL)-10などの炎症抑制サイトカインの産生増加，活性酸素の産生抑制などが示唆されている．丹参は，肝線維化の抑制のほかに，動物実験モデルではあるが，plasminogen activator inhibitor(PAI)-1，TGF-β/Smadの発現抑制を介して腫瘍の増殖を抑制することが

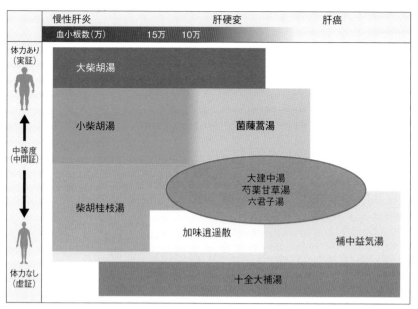

図2 肝疾患の漢方治療

報告されている[43,44]．また，漢方薬単独ではなく，肝細胞癌の抗がん剤治療に漢方治療を併用すると，患者の生存率や腫瘍の縮小率が高まるという報告もある[45]．26件の臨床試験（対象患者総数2,079例）のメタ解析の結果によると，肝細胞癌の抗がん剤治療に漢方治療を併用すると，抗がん剤のみで治療した場合に比べて，12カ月後，24カ月後，36カ月後の生存率はそれぞれ1.55倍，2.15倍，2.76倍に向上し，抗がん剤治療によって腫瘍が縮小する率（奏功率）は1.39倍に上昇する．

十全大補湯は，動物実験においても抗酸化作用を介した肝腫瘍発生抑制効果を認めているが，臨床的にもIL-18の抑制を介してHCV陽性肝細胞癌術後再発を抑制する[46]．肝硬変からの肝細胞癌発現の抑制効果も示されている[47,48]．肝発癌抑制の機序としては，Kupffer細胞による炎症性サイトカインの産生を低下させ，活性酸素やフリーラジカルの産生を抑え，さらに抗酸化作用を発揮し，その結果としてDNAのダメージを防ぎ，発癌過程の進行を抑えることが示唆されている[49]．

おわりに

漢方治療において随証治療を怠り，重大な副作用を招く事例が見受けられる．効果があるというエビデンスが少ないのが事実であるが，多くの漢方治療で，効果がないという"エビデンスがない"のも事実である．今後は，動物実験の結果などを参考にして，随証治療というオーダーメードの処方を行うことと，随証治療に基づいたエビデンスの蓄積が重要である．

本稿の内容に沿った慢性肝疾患における漢方薬の随証治療を図2にまとめた．慢性肝疾患診療の場で，活用していただきたい．

文献

1) Nakayama, T. et al.：Effects of three Chinese herbal medicines on plasma and liver lipids in mice fed a high-fat diet. J. Ethnopharmacol., 109：236-240, 2007.
2) Lee, T. Y. et al.：Alleviation of hepatic oxidative stress by Chinese herbal medicine Yin-Chen-Hao-Tang in obese mice with steatosis. Int. J. Mol. Med., 25：837-844, 2010.
3) Kojima, K. et al.：Preventive effect of geniposide on metabolic disease status in spontaneously obese type 2 diabetic mice and free fatty acid-treated HepG2 cells. Biol. Pharm. Bull., 34：1613-1618, 2011.
4) Ma, T. et al.：Hepatoprotective effects of geniposide in a

rat model of nonalcoholic steatohepatitis. J Pharm Pharmacol. 63：587-593, 2011.
5) Ding, L. et al.：Danshen protects against early-stage alcoholic liver disease in mice via inducing PPARα activation and subsequent 4-HNE degradation. PLoS One, 12：e0186357, 2017.
6) Ono, M. et al.：Bofutsushosan, a Japanese herbal (Kampo) medicine, attenuates progression of nonalcoholic steatohepatitis in mice. J. Gastroenterol. 49：1065-1073, 2014.
7) Fujimoto, M. et al.：Evidence-based efficacy of Kampo formulas in a model of non-alcoholic fatty liver. Exp. Biol. Med., 233：328-337, 2008.
8) Hirayama, C. et al.：Multicenter randomized controlled clinical trial of Shosaiko-to in chronic active hepatitis. Gastroenterol. Jpn., 24：715-719, 1989.
9) 山内 浩, 石井裕正：各論肝疾患の漢方治療. 別冊・医学のあゆみ 各科疾患の漢方治療. 医歯薬出版, 1997, pp.36-43.
10) Chang, J. S. et al.：Sho-saiko-to (Xiao-Chai-Hu-Tang) and crude saikosaponins inhibit hepatitis B virus in a stable HBV-producing cell line. Am. J. Chin. Med., 35, 341-351, 2007.
11) 関塚永一・他：C 型慢性肝炎における小柴胡湯長期投与時の各種線維化マーカーの検討. 診断と治療, 83：579-586, 1995.
12) 中島 修・他：小柴胡湯による C 型慢性肝炎から肝硬変への進展抑制効果. 臨床と研究, 76：1008-1015, 1999.
13) 熊田博光：インターフェロン不応 C 型慢性肝炎に対する小柴胡湯の効果. 臨床成人病, 24：1103-1109, 1994.
14) 堀江義則・他：慢性ウイルス性肝炎に対する柴胡桂枝湯の効果. 漢方医学, 26：170-174, 2002.
15) Lee, C. Y. et al.：Effects of S/B remedy containing Scutellaria baicalensis and Bupleurum scorzonerifolium on hepatic interleukin-6 related signal transducer and activator of transcription 3 activation in mice through cell-cell interaction. Biol. Pharm. Bull., 34：727-733, 2011.
16) Matsuura, T. et al.：Japanese herbal medicine, inchinkoto, inhibits inducible nitric oxide synthase induction in interleukin-1β-stimulated hepatocytes. Hepatol. Res., 42：76-90, 2012.
17) Yamamoto, M. et al.：Genipin, a metabolite derived from the herbal medicine Inchin-ko-to, and suppression of Fas-induced lethal liver apoptosis in mice. Gastroenterology, 118：380-389, 2000.
18) Yamamoto, M. et al.：The herbal medicine Inchin-ko-to inhibits liver cell apoptosis induced by transforming growth factor β1. Hepatology, 23：552-559, 1996.
19) Shoda, J. et al.：Genipin enhances Mrp2 (Abcc2)-mediated bile formation and organic anion transport in rat liver. Hepatology, 39：167-178, 2004.
20) Arab, J. P. et al.：Effects of Japanese herbal medicine Inchin-ko-to on endotoxin-induced cholestasis in the rat. Ann. Hepatol., 8：228-233, 2009.
21) Sakaida, I. et al.：Herbal medicine Sho-saiko-to (TJ-9) increases expression matrix metalloproteinases (MMPs) with reduced expression of tissue inhibitor of metalloproteinases (TIMPs) in rat stellate cell. Life Sci., 74：2251-2263, 2004.
22) Lee, T. F. et al.：Kaerophyllin inhibits hepatic stellate cell activation by apoptotic bodies from hepatocytes. Liver Int., 31：618-629, 2011.
23) Chen, M. H. et al.：The role of TGF-beta 1 and cytokines in the modulation of liver fibrosis by Sho-saiko-to in rat's bile duct ligated model. J. Ethnopharmacol., 97：7-13, 2005.
24) Qu, Y. et al.：Effects of 18α-glycyrrhizin on TGF-β1/Smad signaling pathway in rats with carbon tetrachloride-induced liver fibrosis. Int J Clin Exp Pathol. 8：1292-1301, 2015.
25) Parajuli, D. R. et al.：Anti-fibrotic effect of PF2401-SF, a standardized fraction of Salvia miltiorrhiza, in thioacetamide-induced experimental rats liver fibrosis. Arch. Pharm. Res., 38：549-555, 2014.
26) Yoshiji, H. et al.：Extracellular matrix remodeling may predominate over hepatocyte injury in hepatocellular carcinoma development. Oncol. Rep., 10：957-962, 2003.
27) Yamamoto, M. et al.：The herbal medicine Inchin-ko-to inhibits liver cell apoptosis induced by transforming growth factor β1. Hepatology, 23：552-559, 1996.
28) Asakawa, T. et al.：The herbal medicine Inchinko-to reduces hepatic fibrosis in cholestatic rats. Pediatr. Surg. Int., 28：379-384, 2012.
29) Yamamoto, M. et al.：Genipin, a metabolite derived from the herbal medicine Inchin-ko-to, and suppression of Fas-induced lethal liver apoptosis in mice. Gastroenterology, 118：380-389, 2000.
30) Sakaida, I. et al.：Herbal medicine Inchin-ko-to (TJ-135) prevents liver fibrosis and enzyme-altered lesions in rat liver cirrhosis induced by a choline-deficient L-amino acid-defined diet. J. Hepatol., 38：762-769, 2003.
31) Imanishi, Y. et al.：Herb medicine Inchin-ko-to (TJ-135) regulates PDGF-BB-dependent signaling pathways of hepatic stellate cells in primary culture and attenuates development of liver fibrosis induced by thioacetamide administration in rats. J. Hepatol., 41：242-250, 2004.
32) Inao, M. et al.：Japanese herbal medicine Inchin-ko-to as a therapeutic drug for liver fibrosis. J. Hepatol., 41：584-591, 2004.
33) Ikeda, H. et al.：The herbal medicine inchin-ko-to (TJ-135) induces apoptosis in cultured rat hepatic stellate cells. Life Sci., 78：2226-2233, 2006.
34) Kobayashi, H. et al.：Beneficial effect of a traditional herbal medicine (inchin-ko-to) in postoperative biliary atresia patients. Pediatr. Surg. Int., 17：386-389, 2001.
35) Tamura, T. et al.：Inchin-ko-to prevents medium-term liver fibrosis in postoperative biliary atresia patients. Pediatr. Surg. Int., 23：343-347, 2007.
36) 柴原直利：桂枝茯苓丸の臓器線維化進展抑制効果. 上原記念生命科学財団研究報告集, 24：1-6, 2010.
37) 堀江義則・他：本邦におけるアルコール性肝炎の現状―全国アンケート調査報告 (2012 年度)― 肝臓, 57：171-177, 2016.
38) Héron, A. et al. Effects of an A1 adenosine receptor agonist on the neurochemical, behavioral and histological consequences of ischemia. Brain Res., 641：217-224, 1994.
39) 木村正康, 木村郁子：芍薬甘草湯による骨格筋の弛緩作用. 漢方医学, 35：154-155, 2011.
40) 熊田 卓・他：TJ-68 ツムラ芍薬甘草湯の筋痙攣 (肝硬変に伴うもの) に対するプラセボ対照二重盲検群間比較試験. 臨

床医薬, 15：499-523, 1999.
41) 西澤芳男・他：牛車腎気丸と芍薬甘草湯の肝硬変患者の有痛性こむら返りに対する鎮痛効果と安全性：他施設無作為抽出・比較試験による効果の検討. 痛みと漢方, 10：13-18, 2000.
42) Oka, H. et al.：Prospective study of chemoprevention of hepatocellular carcinoma with Sho-saiko-to(TJ-9). Cancer, 76：743-749, 1995.
43) Rui, W. et al.：Compound Astragalus and Salvia miltiorrhiza extract suppresses hepatocellular carcinoma progression by inhibiting fibrosis and PAI-1 mRNA transcription. J. Ethnopharmacol., 151：198-209, 2014.
44) Hu, X. et al.：Compound Astragalus and Salvia miltiorrhiza extracts suppress hepatocarcinogenesis by modulating transforming growth factor-β/Smad signaling. J. Gastroenterol. Hepatol., 29：1284-1291, 2014.
45) Shu, X. et al.：Chinese herbal medicine and chemotherapy in the treatment of hepatocellular carcinoma：a meta-analysis of randomized controlled trials. Integr. Cancer. Ther., 4：219-229, 2005.
46) 河野 寛：十全大補湯による肝発癌抑制効果. 漢方医学, 34：18-19, 2010.
47) 樋口清博・他：肝硬変症例における十全大補湯による肝がん抑制効果の検討. Methods in Kampo Pharmacology, 5：29-33, 2000.
48) 樋口清博・他：十全大補湯による肝発癌抑制効果の検討. 肝・胆・膵, 44：341-346, 2002.
49) Tsuchiya, M. et al.：Protective effect of Juzen-taiho-to on hepatocarcinogenesis is mediated through the inhibition of Kupffer cell-induced oxidative stress. Int. J. Cancer, 123：2503-2511, 2008.

* * *

疾患別：最新のエビデンス

4. 糖尿病の漢方治療

Keyword
糖尿病
漢方薬
インスリン抵抗性
インスリンクランプ法

宇野智子　佐藤祐造

◎糖尿病では日常の診療に漢方薬を処方する際，まずは西洋医学的手段で行い，合併症治療上の問題点にのみ漢方薬を考慮する．最近では，糖尿病領域においても漢方医学が有用な領域があることも認知されてきており，EBMに基づいた実証的な研究データも広範囲に蓄積されつつある．そのなかでも牛車腎気丸は糖尿病性神経障害の自覚症状を改善させることが明らかになったが，著者らはさらに2型糖尿病患者のインスリン抵抗性を改善させることを明らかにした．また防風通聖散は，2型糖尿病の病態であるインスリン抵抗性を軽減させるという観点から内臓脂肪を減少させ，インスリン抵抗性を改善させることも明らかにした．今後，日本の医療は西洋医学の臨床と基礎研究をもとに，ますます漢方薬の西洋医学的評価，つまりEBMを推し進めて東西医学の融合がはかられていくと考えられる．そして新しい医療の道を開くことができると期待する．今後のさらなる大規模な研究を待ちたい．

　生活習慣病の主要な疾患である糖尿病は2016年国民健康・栄養調査結果の概要において，糖尿病が強く疑われる者約1,000万人，糖尿病の可能性を否定できない，いわゆる糖尿病予備軍は約1,000万人，合わせて約2,000万人に上り，2007年に比べ，糖尿病患者は110万人増加している．さらに，糖尿病は合併症が深刻な問題となる疾患であるが，網膜症による新規の視力障害が年間約1,300人[1]，腎症による人工透析導入が約16,000人以上に達している[2]．神経障害によって下肢のこむら返り，しびれ，違和感，疼痛を訴える患者も日常生活のQOLを著しく低下させている．したがって糖尿病合併症への対策は，糖尿病の臨床上もっとも重要なポイントのひとつである．

　日本では明治以降，日常臨床で行われているのは西洋医学である．医学教育，社会保険診療，EBM（科学的根拠に基づいた医療）をもとにした医療も西洋医学が基盤である．たしかに西洋医学は，感染症が疾患の主流であり抗生物質が使用されるようになる時代前後はおおいに威力を発揮したが，生活習慣病の予防の観点からは西洋医学には限界があり，伝統医学である漢方薬の需要が増加していることは当然の現象と思われる．こうした背景により1976年に健康保険に薬価収載され，今日では漢方専門医以外でも多くの臨床医が漢方薬を処方している．最近では，疾患のなかには漢方医学が有用な領域があることも認知されてきており，EBMに基づいた実証的な研究データも広範囲に蓄積されつつある．

糖尿病と漢方薬

　『金匱要略』のなかで糖尿病は"消渇"という概念に相当し，「男子の消渇，小便反って多く，飲むこと一斗なるをもって小便一斗ならば，腎気丸之を主る」と記載されており，口渇・多飲・多尿の症状があれば，腎気丸（八味地黄丸）の適応であるとしている[3]．

　糖尿病の場合，まず西洋医学的手段で糖尿病の診断を行い，糖尿病治療の基本である食事療法と運動療法など生活習慣の指導を行い，血糖コントロールの改善が十分に得られなければ，経口血糖降下薬またはインスリンを投与することにより血糖値の改善をはかる．また，合併症を中心とした治療上の問題点などに漢方薬の投与を考慮する．漢方薬の投与は可及的に"証"に従い，自覚症状

Tomoko UNO[1] and Yuzo SATO[2]
愛知学院大学心身科学部健康栄養学科[1]，愛知みずほ大学[2]

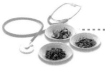

処方実例　牛車腎気丸

【症状】74歳女性．X−1年5月心悸亢進，口渇で受診し，高血圧190/82 mmHg，糖尿病HbA1c 12.4%を指摘され同年6月入院した．食事療法，経口血糖降下薬，降圧薬投与を行い，3週間で空腹時血糖値255 mg/dLから118 mg/dLまで改善し退院した．以後外来通院していたが，X年初頭より，下肢しびれ，冷感，疼痛が出現し，しだいに増強した．当時，両側の膝蓋腱反射，アキレス腱反射とも消失し，振動覚も低下していた．

【診断・処方】しびれ，冷感に対して，メコバラミンは無効で，牛車腎気丸で有効であった．

【経過】血糖コントロールはHbA1c 6〜7%と比較的良好に改善されたが，神経症状は改善傾向を認めず，X年11月よりメコバラミンを投与し，1カ月後疼痛(ピリピリ感)はしだいに消失した．しかし，しびれ，冷感は約3カ月後も改善しなかった．X+2年2月，牛車腎気丸の投与を開始したところ，1カ月後からしびれ，冷感は順次軽減し，ほとんど消失した．

に応じて患者の苦痛を除去し，合併症の発症・進展を阻止することを目的として行う[3]．

以下，糖尿病領域に用いられる漢方薬のうちで，おもな漢方薬について述べていく．

● 清心蓮子飲

『利剤局方』に記載され，胃腸虚弱を常時訴え比較的体力の低下したヒトで，排尿困難，残尿感，頻尿などを訴える症例に用いる．八味地黄丸に似て，胃腸虚弱を訴える場合に用いられる．

漢方薬では血糖降下作用を有する確実な処方はないが，清心蓮子飲に血糖降下作用があったという報告を紹介する．

① 封筒法により振り分けられた2型糖尿病患者18例に対し，12例に清心蓮子飲7.5 g/dayを2週間投与，6例は非投与とし，耐糖能改善度，全般有効度とで評価した．投与群の有効率は軽度改善以上で58.3%であり，非投与群と比較して有意差をもって耐糖能の改善がみられた[4]．

● 紫苓湯

柴胡剤と駆水剤のそれぞれ代表的方剤である小柴胡湯と五苓散を合方した紫苓湯は，ネフローゼ症候群を中心に多施設研究による有効性が報告されている．微量アルブミン尿においても，糖尿病性腎症の改善の可能性がある報告を紹介する．

① 糖尿病専門18施設における糖尿病患者において，クレアチニン補正値で20〜300 mg/g・Crの微量アルブミン尿を呈する96例に，紫苓湯8.1 g/dayを6カ月投与した．尿中アルブミン比(A/C比)の低下した症例は39.6%であった．A/C比低下群では罹病期間の短い症例，および服薬前HbA1c値が低値である症例の比率が有意に高かった[5]．

② 早期腎症糖尿病患者19例に紫苓湯8.1 g/dayを12週投与し，11例に微量アルブミン尿の改善を認めた．また，投与前の微量アルブミン尿50 mg/g・Cr以上では，12週後に微量アルブミン尿の有意な低下を認めた[6]．

● 牛車腎気丸

糖尿病領域でもっともよく漢方薬の投与が行われ，EBMも集積しているのは糖尿病神経障害の領域である．『金匱要略』では中年以降の虚弱体質者で，腰部および下肢の脱力感・冷え・しびれなどがあり，夜間の頻尿を訴える場合に八味地黄丸を用いる．さらに，八味地黄丸に牛膝(ごしつ)〔抗アレルギー作用〕と車前子(しゃぜんし)〔利尿，インターフェロン誘起作用〕が加わった牛車腎気丸が『済生方』に記載されている．

牛車腎気丸は，糖尿病神経障害に起因する"しびれ"に対して有効性が報告されているが，牛車腎気丸の有効性の薬理作用に関して，一般に糖尿病神経障害の成因には高血糖を中心とする代謝障害性要因と，神経組織を栄養する血管の糖尿病血管障害に起因する虚血の二者が大きな役割を果た

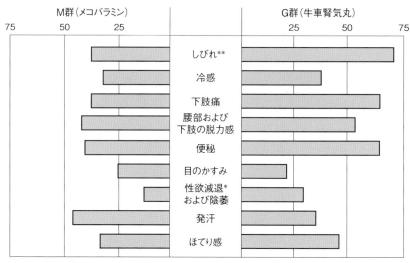

図1 自覚症状改善度(やや改善以上%)[8]
牛車腎気丸とメコバラミンの比較試験.
＊：p<0.10, ＊＊：p<0.05.

している.高血糖ではアルドース還元酵素(AR)活性が亢進し,ソルビトールを神経細胞内に蓄積させ障害を招くが,牛車腎気丸はAR活性を阻害する(ARI)作用を有している.また,血管拡張作用,抗凝固作用もあり,末梢循環を改善させ皮膚温を上昇させる作用を有している.さらに,牛車腎気丸の構成生薬修治附子の有用性には,脊髄よりの内因性オピオイド物質であるダイノルフィンと一酸化窒素(NO)の両者が関与していることが報告されている.

以下,糖尿病神経障害に対し牛車腎気丸が有効であったとする報告を紹介する.

① 糖尿病神経障害を有する80症例に対し,牛車腎気丸7.5 g/dayを12週間以上投与した.しびれに対する自覚症状の改善度は66.2%であったという成績を,わが国で最初に佐藤が報告した.1995年4月現在の554症例の全国集計成績でも,しびれに対する有効率は67.3%と,当初の佐藤の報告と同一傾向の有効率であった[7].

② 糖尿病神経障害を有する86例において,牛車腎気丸7.5 g/dayを試験薬(G群,48例),メコバラミン1.5 mg/dayを対照薬(M群,38例)とした.試験薬と対照群は封筒法により2群間に分け,投与期間は12週間以上,自覚症状,他覚所見および臨床検査成績を投与前後で比較した.しびれに対する自覚症状改善度はG群69.8%,M群37.1%と,牛車腎気丸投与群の改善率が有意に($p<0.05$)大であった(図1)[8].

③ 糖尿病神経障害を有する2型糖尿病患者17例において,牛車腎気丸7.5 g/dayを12週間投与し,その後8週間休薬した.牛車腎気丸はしびれ($p<0.001$),冷感($p<0.05$)を有意に改善し,また振動覚閾値を有意に改善し,休薬期において有意に上昇した($p<0.05$)[9].

以上,牛車腎気丸が糖尿病神経障害に起因する"しびれ"に対して有効であったとする報告を紹介した.

日本の糖尿病患者の95%以上は2型糖尿病であるが,その発症にはインスリン分泌低下と,筋肉を中心とする末梢組織のインスリン抵抗性が重要な役割を果たしている.牛車腎気丸が糖尿病患者のインスリン抵抗性を改善させる事実についての成績を紹介する(column参照).

④ Wistar系雄性ラットを糖尿病ラット(STZ 50 mg/kg静注)と健常ラットの2群に分け,ペントバルビタール麻酔下で頸動静脈にカテーテルを挿入,7日間の回復後,非拘束覚醒状態下で2段階(low-dose clamp：3.0 mU/m²/min, high-dose clamp：30.0 mU/m²/min)正常血糖クランプ法を各90分間連続実施した.牛車腎気丸800

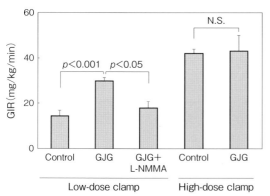

図2 コントロール群と7日間牛車腎気丸投与前後(STZ糖尿病ラット)におけるグルコース代謝率(MCR)の比較[10]

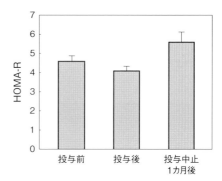

図3 牛車腎気丸投与前後におけるHOMA指数(HOMA-R)[11]
$p=0.018$.

mg/kg経口投与ラットでは, STZ糖尿病ラットで低下したインスリン感受性(MCR)が有意に改善したが, 一酸化窒素(NO)合成阻害薬L-NMMA併用でこの効果は消失した(図2). すなわち, 牛車腎気丸は糖尿病ラットのインスリン抵抗性を改善させるが, その発現にはNOが関与していることを示唆している[10].

⑤ 2型糖尿病患者71例に牛車腎気丸7.5g/dayを毎食前に1カ月間投与し, 投与前後でHOMA-R(インスリン抵抗性の指標)を求めた.

column インスリンクランプ法

インスリン抵抗性の評価に関して, もっとも信頼性の高いゴールドスタンダードな方法である. 1979年にDeFronzoが骨格筋を中心とした末梢組織のインスリン感受性を評価する方法として考案した. 速効型インスリンを持続注入し, インスリン血中濃度を一定に維持した後にグルコース注入を開始する. 血糖値を定期的に測定し, グルコース注入量を調節することにより血糖値をグルコース注入開始時のレベルに維持する. この条件下では肝からの糖放出は抑制され, 注入グルコース総量が体内で代謝されるグルコース総量と一致することになり, 体重で補正した注入グルコース量が個体の外因性インスリンに対する感受性を示す指標となる.

この方法は装置, 患者への負担など日常臨床において容易に実施できる方法とは言い難く, 空腹時血糖と血中インスリンから算出できるHOMA-R指数が簡易的なインスリン抵抗性の指標として頻繁に用いられている.

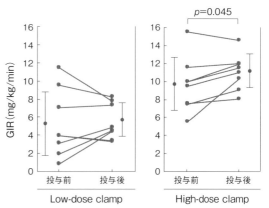

図4 牛車腎気丸投与前後におけるグルコース注入量(GIR)[11]

牛車腎気丸投与後, 空腹時血糖が$180±5$ mg/dLから$167±5$ mg/dLへと有意に低下した($p=0.005$). また, HOMA-Rは$4.78±0.37$から$4.02±0.25$へと有意に低下したが($p=0.019$), 投与中止1カ月後には前値に復帰した(図3). さらに, 2型糖尿病患者8例について, 牛車腎気丸7.5g/dayを毎食前に1カ月投与し, 投与前後で正常血糖クランプ法も実施した. MCRがlow-dose clamp(40 mU/m^2/min)では変化なかったが, high-dose clamp(400 mU/m^2/min)では$7.9±0.8$から$9.1±0.8$ mg/kg/minへと有意に($p=0.046$)増加した(図4). 牛車腎気丸は2型糖尿病患者のインスリン抵抗性を改善させ, 糖尿病の病態改善, 発症予防にも有効であると考えられた[11].

⑥ 9診療所で登録された2型糖尿病患者116例に牛車腎気丸7.5gを5年間投与した. 非投与

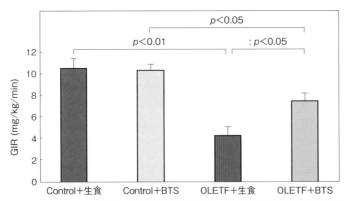

図5 コントロール群と4週間防風通聖散投与前後（肥満誘発2型糖尿病OLETFラット）におけるグルコース注入量（GIR）の比較[14]

群と比較して大血管症，網膜症または腎症の進行には有意差はなかったが，アキレス腱反射の低下は有意に抑制され，空腹時血糖，HbA1cは有意に低下した[12]．

● 防風通聖散

固太りタイプにもっともよく使われるのが防風通聖散で，脂肪組織を減少させることが研究から明らかになっており，現在，注目されている漢方薬のひとつである．ただし，下剤成分が含まれる大黄が構成生薬となっているため，下痢しやすい症例には不向きである[3]．2型糖尿病の病態であるインスリン抵抗性を軽減させるという観点から，内臓脂肪を減少させた報告を紹介する．

① 肥満度20％以上または体脂肪率30％以上の肥満患者を対象とし，β_3-adrenergic receptor（β_3-AR）遺伝子変異ありなしに分け，食事指導を含めた生活指導と，生活指導に加え防風通聖散7.5 g/day 投与を12週間行った．防風通聖散はβ_3-AR遺伝子変異を伴った治療抵抗性の肥満症患者に対して体重減少は軽度であったが，内臓脂肪を減少させインスリン抵抗性を改善した[13]．

② 著者らの研究を紹介する．肥満誘発2型糖尿病モデルであるOtsuka Long-Evans Tokushima Fatty（OLETF）ラットに防風通聖散エキス粉末を4週間経口投与した．防風通聖散は，インスリンシグナル伝達系の蛋白であるインスリン受容体β，IRS-1，PI 3-kinase，Akt蛋白量には影響を及ぼさなかったが，内臓脂肪を減少させ，正常血糖クランプ法において in vivo で，インスリン抵抗性改善効果のある事実を見出した（図5）[14]．

● おわりに

糖尿病の最新の漢方治療について概説した．牛車腎気丸は糖尿病性神経障害の自覚症状を改善させることが明らかになったが，さらに2型糖尿病患者のインスリン抵抗性を改善させることを明らかにした．すなわち牛車腎気丸は，糖尿病合併症の予防・治療はもちろんのこと，糖尿病予防・治療にも有用である可能性が示唆された．

今後，日本の医療はますます西洋医学の臨床と基礎研究をもとに，漢方薬の西洋医学的評価，つまりEBMを推し進めて東西医学の融合がはかられていくと考えられる．両医学の特徴や違いを踏まえ，東洋医学と西洋医学を統合することで，新しい医療の道を開くことができると期待する．

文献/URL

1) 厚生労働統計協会：生活習慣病と健康増進対策．国民衛生の動向 2017/2018，厚生の指標増刊．2017，pp.95-109．
2) 日本透析医学会：わが国の慢性透析療法の現状．2016年12月31日現在．（日本透析医学会ホームページ．http://www.jsdt.or.jp/）
3) 佐藤祐造：疾患と漢方．4．代謝・内分泌．入門漢方医学（日

本東洋医学会編)．南江堂，2002, pp.190-193.
4) 我妻　恵・他：清心蓮子飲による糖尿病治療の臨床試験成績．日本東洋医学会雑誌，45(2)：339-344, 1994.
5) 大磯ユタカ・他：微量アルブミン尿期の糖尿病患者に対する紫苓湯の臨床的検討．Progress in Medicine, 17(4)：953-958, 1997.
6) 相磯嘉孝・他：糖尿病早期腎症に対する紫苓湯の臨床的有用性の検討．医学と薬学，65(6)：751-755, 2011.
7) 佐藤祐造：神経疾患の漢方治療「しびれ」に対する牛車腎気丸の効果．神経治療学，12(6)：525-528, 1996.
8) 坂本信夫・他：糖尿病性神経障害の東洋医学的治療―牛車腎気丸とメコバラミンの比較検討．糖尿病，30(8)：729-737, 1987.
9) Tawata, M. et al.：The effects of Goshajinkigan, a herbal medicine, on subjective symptoms and vibratory threshold in patients with diabetic neuropathy. Diabetes Res. Clin. Pract., 26：121-128, 1994.
10) Hu, X. et al.：Effects of Gosha-jinki-gan(Chinese herbal medicine：Niu-Che-Sen-Qi-Wan)on insulin resistance in streptozotocin-induced diabetic rats. Diabetes Res. Clin. Pract., 59：103-111, 2003.
11) Uno, T. et al.：Effects of Goshajinkigan on insulin resistance in patients with type 2 diabetes. Diabetes Res. Clin. Pract., 69：129-135, 2005.
12) Watanabe, K. et al.：Long-term effects of goshajinkigan in prevention of diabetic complications：a randamaized open-labeled clinical trial. Evid Based Complement Alternat Med., 2014：128726, 2014. doi：10.1155/2014/128726.
13) 秋山俊治・他：β_3-adrenergic receptor 遺伝子変異を伴う肥満患者に対する防風通聖散の効果．消化と吸収，21(2)：159-162, 1998.
14) Kobayashi, R. et al.：Effect of bofutsushosan on insulin resistance in Otsuka Long-Evans Tokushima fatty(OLETF)rats. J. Trad. Med., 29：1-9, 2012.

* * *

疾患別：最新のエビデンス

5. メタボリック症候群の漢方治療

Keyword
メタボリック症候群
防風通聖散
褐色脂肪組織
白色脂肪組織

坂根直樹

◎わが国でもメタボリック症候群が増加しており，その対策が急務とされる．その基盤となる肥満治療の基本は食事療法と運動療法であるが，薬物療法が補助的に用いられることがある．欧米では抗肥満薬としては脂質吸収薬であるオルリスタットなどが用いられている．米国FDAでは，Orlistat, Lorcaserin, Phentermine/Tpiramate ER, Naltrexone SR/Bupropion SR, Liraglutide が抗肥満薬として承認されている．しかし，日本で肥満症の保険適応があるのはマジンドールと防風通聖散などの漢方薬のみである．防風通聖散は，麻黄，甘草，荊芥，連翹など18種類の生薬より構成される漢方薬である．麻黄は，エフェドリンを含み，交感神経終末からノルアドレナリン放出を増強し，白色脂肪細胞と褐色脂肪細胞のアドレナリン受容体を活性化する作用をもつ．甘草，連翹にはホスフォジエステラーゼ阻害作用がある．その結果，肥満モデル動物では褐色脂肪組織の活性化を介して抗肥満作用を発揮する．肥満を伴うIGTを対象としたランダム化比較試験では体重・腹部内臓脂肪量とともに，インスリン抵抗性の改善が認められている．ただし，防風通聖散は麻黄や甘草などを含んでいるため，肝機能障害などの副作用に注意する必要がある．メタボリック症候群に汎用される漢方薬の特徴と注意点をよく知って，補助的に漢方薬を用いることが肝要である．

メタボリック症候群は内臓脂肪の蓄積に加えて，高血糖・高血圧・脂質異常のうち2つ以上を合併症した状態である．その基盤となる肥満者（BMI 25 kg/m² 以上）の割合は，厚生労働省の国民健康・栄養調査（平成28年）によると，男性31.3%，女性20.6%でこの10年間，男女とも有意な増減はみられていない．メタボリック症候群の基本的な治療は食事療法と運動療法であるのはいうまでもない．しかし，国民健康・栄養調査（平成21年）によると，「メタボリックシンドロームの予防や改善のために適切な食事や運動をすること」についてすでにできている者の割合は男性で27.5%，女性で24.2%と男女とも3割に到達していない．「するつもりがあるが，自信がない」と答えたのは肥満男性の31.8%，肥満女性の44.1%にのぼっている．平成20年度からスタートした特定健診と特定保健指導では，2011年には約2,348万人が特定健診を受診し，約427万人が保健指導の対象となっている．積極的支援を受けた人は1年後には男性で1.9 kg，女性で2.2 kg減少し，血糖，血圧，中性脂肪の改善が認められている．肥満体重の3%の減量で代謝の改善が期待されることがわかってきた．欧米では高度肥満症に対して外科療法が盛んに行われるようになってきた．また，抗肥満薬の開発は副作用との闘い（**表1**）であったが，現在，米国FDAでは，脂質吸収阻害薬 Orlistat（1997年），食欲を抑制させるセロトニン受容体アゴニスト Lorcaserin（2012年），Phentermine/Tpiramate ER（2012年），Naltrexone SR/Bupropion SR（2014年），GLP-1受容体アゴニストの高用量 Liraglutide 3.0 mg（2014年）が食事や運動療法を補助する抗肥満薬として承認されている．しかし，日本では肥満症の保険適応があるのはマジンドールと防風通聖散などの漢方薬だけである（**表2**）．

本稿では"メタボリック症候群の漢方治療"と題し，防風通聖散を代表とする漢方薬の作用機序とヒトに対する効果（ランダム化比較試験）などについて紹介する．

Naoki SAKANE
国立病院機構京都医療センター臨床研究センター予防医学研究室

表1 抗肥満薬の歴史：副作用との闘い

年	薬剤など	副作用など
1983	甲状腺ホルモン剤	甲状腺機能亢進症
1933	ジニトロフェノール	白内障，神経障害
1937	アンフェタミン	依存性
1967	レインボー・ピル(ジギタリス，利尿薬など)	死亡例
1971	アミノレクス	肺高血圧症
1978	コラーゲンを中心とした超低カロリー食	死亡例
1997	フェンフルラミン/フェントラミン	心臓弁膜症
2004	エフェドラ	死亡例
2008	リモナバン	うつ，自殺など
2010	シブトラミン	心血管疾患

表2 国内で使用可能な抗肥満薬

製品	組成	適応症	用法用量	添付文書
サノレックス	1錠中 マジンドール0.5 mg	あらかじめ適用した食事療法及び運動療法の効果が不十分な高度肥満症(肥満度が+70%以上又はBMIが35以上)における食事療法及び運動療法の補助	通常，成人には，マジンドールとして0.5 mg(1錠)を1日1回昼食前に経口投与する．	ノバルティスファーマ(2009)
防風通聖散(医療用)	7.5 g中 防風通聖散4.5 g	腹部に皮下脂肪が多く，便秘がちなものの次の諸症：高血圧の随伴症状(どうき，肩こり，のぼせ)，肥満症，むくみ，便秘	通常，成人1日7.5 gを2〜3回に分割し，食前又は食間に経口投与する．	ツムラ(2007)など
防已黄耆湯(医療用)	7.5 g中 防已黄耆湯3.75 g	色白で筋肉軟らかく水ぶとりの体質で疲れやすく，汗が多く，小便不利で下肢に浮腫をきたし，膝関節の腫痛するものの次の諸症：腎炎，ネフローゼ，妊娠腎，陰嚢水腫，肥満症，関節炎，癰，せつ，筋炎，浮腫，皮膚病，多汗症，月経不順	通常，成人1日7.5 gを2〜3回に分割し，食前又は食間に経口投与する．	ツムラ(2007)など
大柴胡湯(医療用)	1日量(18錠)中 大柴胡湯エキス粉末4,800 mg	がっしりとした体格で比較的体力があり，便秘の傾向のあるものの次の諸症：肥満症，高血圧に伴う肩こり・頭痛・便秘，肩こり，常習便秘，胃炎	通常，成人1日18錠を2〜3回に分割し，食前又は食間に経口投与する．	クラシエ薬品など(2010)

防風通聖散(表3，図1)の基礎的エビデンス

メタボリック症候群の基本的な治療は食事療法と運動療法であるが，補助的に漢方治療が用いられることがある．さまざまな漢方薬が肥満の治療に用いられている[1]．とくに，防風通聖散は漢方の古典である『宣明論』にも記載されている漢方薬のひとつで，肥満症で便秘がちな人によく用いられ，発汗・利尿・便通作用などにより"高血圧や肥満に伴う動悸・肩こり・のぼせ・むくみ""肥満体質""便秘"などを改善するとされる．動物実験などから得られた防風通聖散(TJ-62)の抗肥満作用に関するエビデンスの要約を以下に示す．

1. MSG肥満マウスにおける抗肥満作用

4週齢のMSG肥満マウスにおいて，TJ-62投与後，摂食量に影響はなかったが，体重および後

表3 防風通聖散の組成
本品7.5 g中，下記の割合の混合生薬の乾燥エキス4.5 gを含有する．

オウゴン	2.0 g	センキュウ	1.2 g
カンゾウ	2.0 g	トウキ	1.2 g
キキョウ	2.0 g	ハッカ	1.2 g
セッコウ	2.0 g	ボウフウ	1.2 g
ビャクジュツ	2.0 g	マオウ	1.2 g
ダイオウ	1.5 g	レンギョウ	1.2 g
ケイガイ	1.2 g	ショウキョウ	0.3 g
サンシシ	1.2 g	カッセキ	3.0 g
シャクヤク	1.2 g	無水ボウショウ	0.7 g

腹膜脂肪重量は用量依存的に減少した(図2)．褐色脂肪組織(column参照；図3)のミトコンドリア蛋白含量は両群で有意に増加し，褐色脂肪組織の熱産生の指標であるguanosine-5'-diphosphate(GDP)結合能は，TJ-62投与により有意に活性化される(図4)[2]．さらに，褐色脂肪組織におけるPGC-1αの関与も指摘されている[3]．

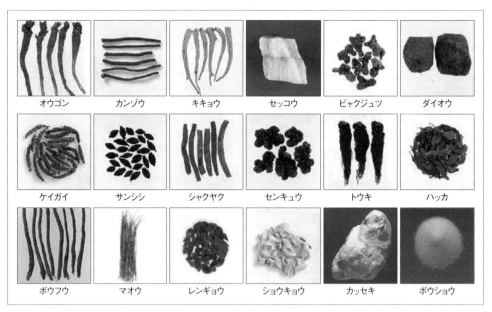

図1 防風通聖散の構成生薬

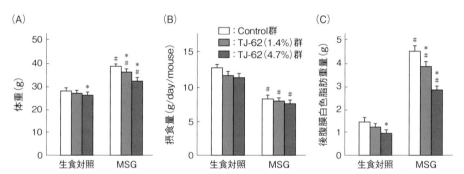

図2 MSG肥満マウスと生食対照マウスの体重，摂食量，後腹膜脂肪重量に及ぼすTJ-62の影響
A：体重，B：摂取量，C：後腹膜白色脂肪重量．
＊：$p<0.05$（vs. control），#：$p<0.05$（MSG vs. 生食対照）．

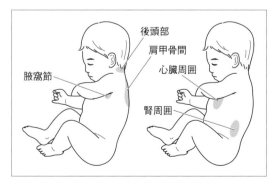

図3 ヒト新生児期における褐色脂肪組織の分布
ヒト褐色脂肪組織は後頭部，腋窩，肩甲骨間，心臓，および腎周囲に存在している．

2．エフェドリンとホスフォジエステラーゼ阻害作用

防風通聖散は，麻黄，甘草，荊芥，連翹など18種類の生薬より構成される（表3，図1）．このうち，麻黄はエフェドリが主成分であり，本剤1g当り3.33 mgのl-エフェドリンを含んでいる．エフェドリンは直接アドレナリン受容体を活性化しないが，交感神経終末でのノルアドレナリン放出を促進することでβアドレナリン受容体を活性化させる（図5）．β_2アドレナリン受容体を活性化することによる蛋白合成促進作用は減量中の筋肉減少予防効果が期待される．α_2アドレナリン受容体

> **処方実例** 防風通聖散
>
> 【効能・効果】腹部に皮下脂肪が多く，便秘がちなものの次の諸症：高血圧の随伴症状（どうき，肩こり，のぼせ），肥満症，むくみ，便秘
> 【用法・用量】通常，成人1日7.5gを2〜3回に分割し，食前または食間に経口投与する．なお，年齢，体重，症状により適宜増減する．
>
> 　防風通聖散　7.5g　分3，食間

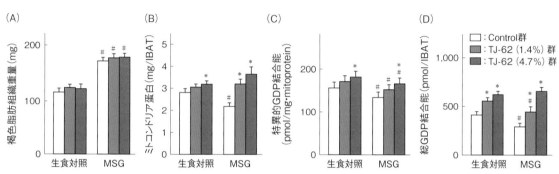

図4　MSG肥満マウスと生食対照マウスの褐色脂肪組織重量，ミトコンドリア蛋白含量，特異的GDP結合能，総GDP結合能に及ぼすTJ-62の影響[2]

A：褐色脂肪組織重量，B：ミトコンドリア蛋白含量，C：特異的GDP結合能，D：総GDP結合能．
＊：$p<0.05$(vs. control)，＃：$p<0.05$(MSG vs. 生食対照)．

活性化作用は末梢組織でのT4をT3に転換することを促進し，カテコールアミンの熱産生効果への アドレナリン受容体の感受性を増強させることが期待される．本剤には甘草がlicoricidineを，連

> **column** 褐色脂肪組織
>
> 　一般に脂肪組織という場合には，皮下や内臓周囲など全身に広く分布する白色脂肪組織を指している．しかし，哺乳動物には形態や機能も異なる褐色脂肪組織というもうひとつの脂肪組織が存在している．この褐色脂肪組織の存在部位は肩甲骨間や腎周囲などに限定されており，ヒト新生児では約100 g存在している．白色脂肪組織が過剰なエネルギーをトリグリセリドとして貯蔵する場所であるのに対し，褐色脂肪組織は過食後の余分なエネルギーを熱として体外へ放散する熱産生臓器としての役割を担っている．褐色脂肪組織は，糖の取込みが多いことから，現在，ヒトの褐色脂肪組織の機能評価は癌診断に用いられている18F-FDG-PET/CTが用いられている．その結果をみると，肥満の人は褐色脂肪組織量が少なく，老年者より若年者に褐色脂肪組織量が多いという結果が得られている．今後の漢方薬と褐色脂肪組織研究の進展が期待される．

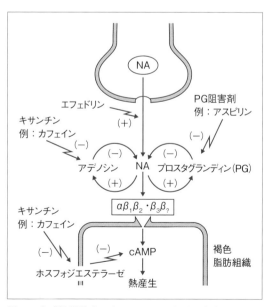

図5　交感神経終末においてエフェドリンとキサンチンが熱産生に及ぼす影響

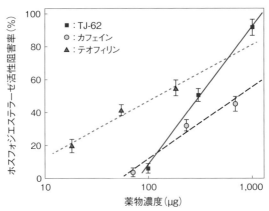

図6 TJ-62，カフェインとテオフィリンがホスフォジエステラーゼ阻害活性に及ぼす影響

表4 漢方薬によりアップレギュレーションあるいはダウンレギュレーションした脂質代謝関連遺伝子[6]

アップレギュレーション			ダウンレギュレーション		
防已黄耆湯	防風通聖散	黄連解毒湯	防已黄耆湯	防風通聖散	黄連解毒湯
ACACA	ACACA	ACOT2	PIK3R1	ADRB3	ABCD2
AEBP1	AEBP1	C3			ACSL1
CXCL2	AKT2	CH25H			ADIPOQ
MSN	ANGPTL4	HMOX1			ANGPT2
MTMR1	C3	IFRD1			EVOVL2
PAFAH1B1	CXCL1	NQO1			EVOVL6
PNPLA8	CXCL12	PLA2GA			MGLL
RAB5A	EPAS1	PTGES			PRLR
SCD2	HPX	SAT1			SEPP1
	MMP3	SCGB1A1			UCP3
	PCK1	STAR			
	P14K2A	STC1			
	PLA2G2A				
	PNPLA8				
	PTGES				
	PTGS2				
	RBP1				
	SCD2				
	UCP1				

翹がd-pinoresinolというキサンチン類似物質を含み，カフェインに比べ，約2.5倍のホスフォジエステラーゼ阻害作用がある(図6)．エフェドリンとキサンチン類似物質の併用投与は，シナプスでのアデノシン作用を減弱させ，細胞内でのホスフォジエステラーゼの作用を阻害し，cAMPを分解されにくくし，より熱産生を強力に促進すると考えられる[4]．

3．骨格筋におけるインスリン依存性の糖の取込みの改善

肥満型糖尿病のモデル動物であるOLETFラットを用いて，BOFを4週間，経口投与したところ，体重増加を有意に抑制した．さらに，euglycemic-hyperinsulimenic clampを用いて外部からの糖注入率(glucose infusion rate：GIR)を測定したところ，GIR低下を減弱させた．防風通聖散は骨格筋におけるインスリン依存性の糖の取込みを改善していることが考えられる[5]．

4．肥満関連指標の改善

内臓脂肪を蓄積し，耐糖能異常・脂質異常・高血圧・高インスリン血症など代謝異常を呈するTSODマウスにおいて，防風通聖散は体重増加，

内臓/皮下脂肪蓄積を抑制した．それに伴い，血糖，総コレステロール，インスリン，腫瘍壊死因子($TNF-\alpha$)も有意に低下した[6]．

5. 遺伝子発現の変化

マイクロアレイを用いて防已黄耆湯，防風通聖散，黄連解毒湯がラット白色脂肪組織の培養細胞の遺伝子発現に及ぼす影響を検討したところ，cellular movement, cell death, cell growth/differentiation, immune response に関する遺伝子がダウンレギュレーションし，lipid metabolism と cell signaling に関する遺伝子がアップレギュレーションした(表4)[7]．

6. 膵リパーゼ阻害

防風通聖散をマウスに植物油と同時に投与するとその後の血中の脂肪濃度の上昇が抑えられる[8]．また，防風通聖散は in vitro で膵リパーゼによる脂肪分解活性を阻害する．防風通聖散の抗肥満作用のひとつとして膵リパーゼ阻害による脂質吸収阻害も関与しているかもしれない．

防風通聖散のヒトでのエビデンス

防風通聖散をはじめとする漢方薬の減量や体重増加予防に対する報告がされているが，ランダム化比較試験は少ない．ランダム化比較試験などから得られた防風通聖散(TJ-62)の抗肥満作用に関するエビデンスの要約を以下に示す．

1. 防風通聖散の抗肥満作用

耐糖能異常(IGT)を有する肥満女性81名(平均BMI 36.5 ± 4.8 kg/m^2)を低カロリー食療法(1,200 kcal)および運動療法(5,000歩)を指導後，TJ-62群41名とプラセボ群40名に無作為に割り付けた．24週間後，体重・腹部CTスキャンによる腹部内臓脂肪量はプラセボ群に比べ，有意に低下した．それに伴い，インスリン抵抗性指数であるHOMA-IRも有意に低下し，代償性の過剰なインスリン分泌量が有意に低下した[9]．

2. 基礎代謝量の増加

一般に肥満者が減量を行うと基礎代謝量は低下する．肥満症女性患者50例を，防風通聖散投与群25例，偽薬投与群25例の2群に分けた．1日当り500 kcalを減食させる食事療法と5,000歩/dayの運動療法を指示したところ，偽薬投与群に

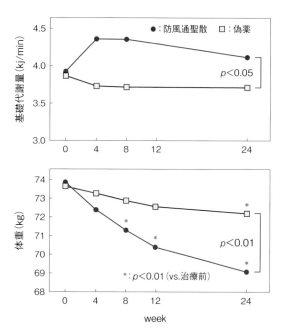

図7 肥満症女性の患者の基礎代謝量(上)と体重(下)に及ぼす防風通聖散の効果[9]

比べ，防風通聖散群は有意に体重が減少した．興味深いことに，基礎代謝量は偽薬投与群に比べ，防風通聖散群では有意に高かった(図7)[10]．

3. 抗精神病薬による体重増加に対する効果

定型抗精神病薬ではクロルプロマジンとレボメプロマジン，非定型抗精神病薬ではクロザピンとオランザピンが食欲を増加させ，体重増加がみられる．オランザピンが体重増加を起こす機序として，H1受容体への拮抗作用が考えられている．防風通聖散はオランザピンによる体重増加を抑制する[11]．

4. β_3アドレナリン受容体遺伝子多型（Trp64Arg）を伴う肥満者への効果

ADRB3のTrp64Arg多型を伴う肥満症21名を，食事療法を含めた生活指導群(A群)と防風通聖散を加える群(B群)に分けた．12週間後，A群ではウェスト/ヒップ比の有意な変化はみられなかったが，B群ではウェスト/ヒップ比の有意な低下が認められた．それに伴い，HOMA指数の有意な低下も認められた[12]．さらに，GNB3, ADRB3, UCP2, PPARγ などのSNPsと抗肥満作用との間に関連があったとの報告もある[13]．

5. 肥満を伴う高血圧者への効果：多施設，オープンラベル，ランダム化比較試験

107名の肥満を伴う高血圧者に24週間時点での日中の収縮期血圧の変動の変化率は，対照群に比べて防風通聖散群で有意に低下した（$1.0\pm3.3\%$ vs. $-1.0\pm3.3\%$, $p=0.006$）．体重の変化も対照群に比べ防風通聖散群で有意に低下した（-1.2 ± 2.6 kg vs. -2.8 ± 3.5 kg, $p=0.023$）[14]．

おわりに

巷では"メタボ特需"ともいわれ，本剤が含まれている商品が売れている．しかし，ヒトでのエビデンスからもわかるように，食事や運動療法と併用しなければ，その効果はあまり期待できない．また，医療機関で用いられている防風通聖散の用法は1日3回食前または食間で，用量は1日7.5 gである．ドラッグストアなどで防風通聖散を手に入れることができるが，効能・効果は"腹部に皮下脂肪が多く，便秘がちなつぎの諸証：肥満症，便秘，高血圧の随伴症状（どうき，肩こり，のぼせ），むくみ"である．医療機関で処方されている量よりもかなり少なく，その量で効果が十分にあるかについては検証されていない．また，漫然と漢方薬を服用するだけでは減量効果は得られない．"飲めばやせる"薬ではないことを服用者に十分説明しておく必要がある．証と使用上の注意をよく守り，エフェドリンを含有している漢方薬では肝機能障害など副作用の観察が大切である[15]．

メタボリック症候群に用いられる漢方薬の特徴と注意点をよく知り，食事と運動療法に加えて補助的に漢方薬を用いることが肝要であると考えられる．

文献

1) Hasani-Ranjbar, S. et al.：A systematic review of the efficacy and safety of herbal medicines used in the treatment of obesity. World J. Gastroenterol., 15：3073-3085,25, 2009.
2) Yoshida, T. et al.：Thermogenic, anti-obesity effects of bofu-tsusho-san in MSG-obese mice. Int. J. Obes. Relat. Metab. Disord., 19：717-722, 1995.
3) Chen YY, et al：Bofutsushosan ameliorates obesity in mice through modulating PGC-1α expression in brown adipose tissues and inhibiting inflammation in white adipose tissues. Chin J Nat Med., 14(6)：449-56, 2016.
4) 坂根直樹・他：防風通聖散の抗肥満作用機序解明に関する基礎的研究 MSG肥満マウスの褐色脂肪組織活性化作用について．肥満研究，1：122-125, 1995.
5) Kobayashi, R. et al.：Effect of bofutsusan on insulin resistance in Otsuka Long-Evans Tokushima Fatty(OLETF) rats. J. Trad. Med., 29：1-9, 2012.
6) Shimada, T. et al.：Preventive effects of Bofutsushosan on obesity and various metabolic disorders. Biol. Pharm. Bull., 31：1362-1367, 2008.
7) Yamakawa, J. et al.：The Kampo medicines Orengedokuto, Bofutsushosan and Boiogito have different activities to regulate gene expressions in differentiated rat white adipocytes：comprehensive analysis of genetic profiles. Biol. Pharm. Bull., 31：2083-2089, 2008.
8) Saito, M. et al.：Bofutsushosan, a traditional Chinese formulation, inhibits pancreatic lipase activity in vitro and suppresses the elevation of plasma triacylglycerols after oral administration of lipid emulsion. J. Trad. Med., 22：308-313, 2005.
9) Hioki, C. et al.：Efficacy of bofu-tsusho-san, an oriental herbal medicine, in obese Japanese women with impaired glucose tolerance. Clin. Exp. Pharmacol. Physiol., 31：614-619, 2004.
10) 吉田俊秀・他：肥満治療としての漢方薬の作用機序 防風通聖散を中心に．医学のあゆみ，202：1005-1009, 2002.
11) Yamamoto, N. and Inada, T.：Bofu-tsusho-san effectively attenuates the weight gain observed after receiving olanzapine. Psychiatry Clin. Neurosci., 62：747, 2008.
12) 秋山俊治・他：β3-adrenergic receptor遺伝子変異を伴う肥満患者に対する防風通聖散の効果．消化と吸収，21：159-162, 1999.
13) Park J, et al：Impact of GNB3-C825T, ADRB3-Trp64Arg, UCP2-3'UTR 45 bp del/ins, and PPARγ-Pro12Ala polymorphisms on Bofutsushosan response in obese subjects：a randomized, double-blind, placebo-controlled trial. J Med Food., 17(5)：558-70, 2014.
14) Azushima K, et al：Effects of the oriental herbal medicine Bofu-tsusho-san in obesity hypertension：a multi-center, randomized, parallel-group controlled trial (ATH-D-14-01021. R2). Atherosclerosis., 240(1)：297-304, 2015.
15) Hasani-Ranjbar S, et al：A systematic review of the efficacy and safety of herbal medicines used in the treatment of obesity. World J Gastroenterol., 15(25)：3073-85, 2009.

* * *

疾患別：最新のエビデンス

6. インフルエンザの漢方治療

Keyword
漢方
インフルエンザ
傷寒論
麻黄湯

鍋島茂樹

◎古来より"傷寒"とよばれるインフルエンザ様疾患に対して漢方治療が行われてきたが，現代医学的エビデンスは少なかった．最近になり，日本や中国においてインフルエンザに対するランダム化比較試験が報告されるようになり，エビデンスとして漢方がインフルエンザに有効であることがわかってきた．とくに麻黄湯はノイラミニダーゼ阻害薬と遜色のない臨床効果を有している．さらに，その作用機序に関しても最近明らかになりつつある．

日本は世界に誇るべき"インフルエンザ診療"大国である．インフルエンザ診断キットは広く普及し，4種類もの抗インフルエンザ薬が使用できるうえ，さらに近々"日本発"の新しい抗インフルエンザ薬も承認される．2009年パンデミックにおいても死者は200余人と，先進国のなかでも群を抜いて低かったため，世界がわが国のインフルエンザ診療に注目している．しかし，漢方薬の麻黄湯がインフルエンザ治療薬として保険収載されていることを知っている医師は少ないであろう．麻黄湯はうまく使用すればインフルエンザのさまざまな症状を早期に抑えることができ，抗インフルエンザ薬との併用も可能である．この稿では，インフルエンザとその漢方治療についての概略，臨床試験，基礎的研究，インフルエンザにおける漢方薬の使い方などを述べる．

● インフルエンザ

臨床症状は，咽頭痛・咳・鼻汁などの上気道症状に加え，高熱・倦怠感・筋肉痛・関節痛・頭痛などの全身症状を呈する．通常の成人が罹患した場合は5～7日間の経過で治癒するが，小児や高齢者では脳症や肺炎などの合併症を引き起こすことがある．とくにフレイルの高齢者の場合，インフルエンザ後の肺炎や心不全が致命的となること

があるので，注意が必要である．診断に関してはインフルエンザ抗原の迅速診断キットが普及したため容易であるが，病初期には抗原量が少なく偽陰性となる可能性がある．治療に関してはノイラミニダーゼ阻害薬(オセルタミビル，ザナミビル，ラニナミビル，ペラミビル)が使用されているが，麻黄湯も"初期のインフルエンザ"の適応症を有している．アマンタジンは現在ではほとんどが耐性となっているので，使用されていない．

● インフルエンザと漢方

漢方医学の古典である『傷寒論』では，インフルエンザや腸チフス，肺炎など悪寒を伴う急性熱性疾患を"傷寒"とよび，さまざまな処方を詳述している．西洋医学の場合，疾患によって使用する薬は決まってくるが，漢方の場合は多くの処方(方剤)のなかから症状・病勢・患者の体力・病期・診察所見(以上，漢方では証とよぶ)により使用する薬を選ぶことになる．ここが漢方家の腕の見せ所であるのだが，逆に一般医家にとってはまさにこの複雑さが漢方医学を敬遠する要因にもなっている．しかし，ことインフルエンザの場合，幼児や虚弱高齢者を除いて，だいたい証は一定で，『傷寒論』によると"実証の太陽病"ということになる．したがって，使用する漢方薬も決まってくる．日本の場合，保険に収載されていることもあって一般成人がインフルエンザになった場合，エキス剤の麻黄湯が使用されることが多い．

Shigeki NABESHIMA
福岡大学病院総合診療部

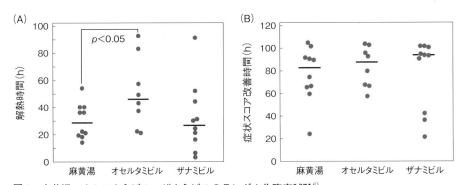

図1 麻黄湯,オセルタミビル,ザナミビルのランダム化臨床試験[6]
インフルエンザ薬のランダム化臨床試験における臨床効果.服薬開始から解熱までの時間(A)と症状(症状スコア)消失までの時間(B).横棒は中間値を示す.

そのほか,葛根湯や大青龍湯も用いられている.また,わが国でスペイン風邪の際に処方された柴葛解肌湯(さいかつげきとう)も有名である[1].中国では後述するように銀翹散(ぎんぎょうさん)とその変法がよく使用されている.

臨床試験

漢方家にとっては,インフルエンザに麻黄湯をはじめとする漢方薬が有効であるのは周知の事実であるが,長年本格的な西洋医学的臨床試験が行われていなかったため,いわゆる"信頼に足るエビデンス"がきわめて少なかった[2].このことは一般医家がインフルエンザ患者に漢方薬を投与する際の障壁になっていたことはいなめない.わが国で,漢方薬のインフルエンザに対する有効性を調べた臨床試験で,すでに論文化されているものは多数あるが,症例の選定,対照設定やエンドポイントが曖昧なものが多いのは事実である.英文論文では,Kubo(小児を対象)[3],Nabeshima[4]らのものがあり,これらは麻黄湯とオセルタミビルを比較しているが,非ランダム化試験である.また,最近になりSaita[5],Nabeshima[6]らが,麻黄湯,オセルタミビル,ザナミビルのランダム化臨床試験の成績を発表した.いずれの臨床試験でも解熱時間を調べているが,すべての試験において麻黄湯は対照群と同等あるいは同等以上の解熱効果を有することがわかっている.著者らの臨床試験について簡単に紹介すると[6](図1),麻黄湯群,オセルタミビル群,ザナミビル群をランダム化して割り付け,解熱時間,ウイルス消失率,血清中の炎症性サイトカインを測定した.投与開始から解熱までの時間は麻黄湯群でオセルタミビル群より有意に短縮しており,ザナミビル群と同等であった.Day 3とDay 5のウイルス消失率と血清中炎症性サイトカイン(IFN-α, IL-6, IL-8, TNF-α)に3群間で差はなかった.

そのほか,中国の英文論文としては,Antiwei(葛根湯に似た方剤)[7],Maxingshigan-Yinqiao-san(麻杏甘石湯合銀翹散)[8]をインフルエンザに使用したランダム化臨床試験がある.とくに後者は2011年の *Annals of Internal Medicine* に掲載された大規模な臨床試験である.A型インフルエンザ410症例を非投薬群,オセルタミビル群,麻杏甘石湯合銀翹散(MY)群,オセルタミビル+MY群に分け,全症例を入院させたうえで詳細な解析を行っている.それによると,MYを投与した群では非投与群に比べ有意に解熱時間が短縮している.また,オセルタミビル+MY群はオセルタミビル単独群に比べ,有意に解熱時間が短縮している.ウイルス消失率もオセルタミビル群とMY群で同等であった.

これらのランダム化臨床試験からいえることは,漢方薬のいくつかはたしかにノイラミニダーゼ阻害薬と遜色のない臨床効果を有するということである.今後multi-centerでの大規模試験や,インフルエンザ亜型での効果の相違などに関して臨床試験を重ね,英文論文として発表することが肝要であろう.

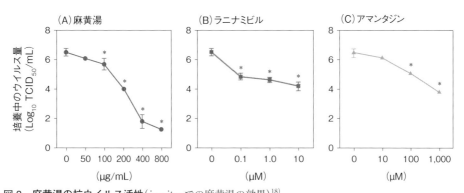

図2 麻黄湯の抗ウイルス活性（*in vitro* での麻黄湯の効果）[18]
細胞株にインフルエンザウイルス（PR8）を感染させ，さまざまな濃度の麻黄湯・ラニナミビル・アマンタジンを添加し，24時間後に培養上清中のウイルス量を測定した．麻黄湯は強い抗ウイルス効果を有していることがわかった．

基礎的研究

インフルエンザの動物モデルや *in vitro* の実験系を用いて漢方薬およびその構成要素（生薬，有効分子）の有効性を調べた研究は多数ある[9-15]．ここでは麻黄湯の作用機序に関して簡単に説明する．麻黄湯は，麻黄，甘草，桂皮，杏仁の4つの生薬から構成されており，おそらく麻黄湯の抗インフルエンザ作用はひとつではない．Mantaniら[16]は，麻黄の成分であるタンニンがエンドゾームの酸性化を抑えることで，ウイルスが細胞膜に融合するのを阻害すると指摘している．また，Hayashiら[17]は桂皮由来の cinnamaldehyde がウイルスの蛋白合成を阻害している可能性を報告している．著者らの研究でも麻黄湯は *in vitro* で，ノイラミニダーゼやアマンタジンをしのぐ抗ウイルス活性を有していることがわかっている（図2）．麻黄湯は，感染初期に宿主のエンドゾームの酸性化を阻害し，エンドゾームから細胞質への脱核を抑制する[18]．インフルエンザウイルスはエンドゾームのなかに取り残され，おそらくそのまま消化されていくのであろう．そのほかにも，強い炎症性サイトカイン抑制作用があり，またアポトーシス抑制作用もあることがわかってきた．

ノイラミニダーゼ阻害薬と異なり，麻黄湯はウイルスそのものではなく，宿主細胞の innate immunity（自然免疫）を増強することで強い抗ウイルス作用を発揮する．このことは，麻黄湯がインフルエンザだけではなく，他のウイルスによる風邪や麻疹などの急性熱性疾患に効果があることと大きく関連しているであろう．

漢方薬の使い方

『傷寒論』においては，同じ太陽病（急性熱性疾患）でも，自汗の有無や脈診といった証の相違によって，細かく処方が異なる．しかし，"一般成人のインフルエンザ"に限れば麻黄湯のみで十分であろう．細かな証の相違による方剤の使い分けは，漢方の成書を参考にされたい．

市販（OTC）の麻黄湯は，含有量が少ない分，効果は少ないと考えてよく，やはり医療用漢方エキス製剤が望ましい．麻黄湯を服用すると，しばらくして体が温まってくる．治療の目標は"暖まって汗をかく"ことである．投与初日からつぎの朝にかけては発汗するごとに疲労感が取れていくことであろう．したがって，飲水を意識的に行い，脱水を避ける必要がある．また，投与初日はとくに注意が必要で，投与開始が午後になっても，3回/day 投与することが重要である．食前食後である必要はない．初回投与のみ2包/回にすると頭痛・筋肉痛や寒気の緩和に有効であることがわかっている[4]．『傷寒論』では，麻黄湯は汗をかいたらそれで終了するようであるが，著者らは，麻黄湯は抗ウイルス効果も強いので，タミフル同様5日間投与するのが妥当と考えている．著者らのプロトコールでは，この投与法でとくに問題はなかった．インフルエンザの病勢が強い場合は，ときに麻黄湯でも不十分なことがある．この場合は大青竜湯（エキス剤では麻黄湯＋越婢加朮湯で代用）が有効であるのだが，初診時には漢方の専門

家でないと鑑別は困難である．著者の経験上は，投与初日に汗がなかなか出ない場合や疲労感が取れない場合は，アセトアミノフェンやNSAIDなどの解熱剤を頓服させるとその後自汗を得て回復に向かうことが多い．やはり解熱剤は一緒に処方しておいたほうがよいであろう．虚弱高齢者や慢性心不全，COPD，甲状腺機能亢進症，妊婦の場合は，麻黄の副作用を考え，麻黄湯は避けたほうがよいであろう．

内服するうえでの注意であるが，著者らはできるだけお湯に溶かして服用してもらっている（ただしエビデンスはない）が，飲めない場合は一般の顆粒剤と同じように服用してもよい．また，とくに投与初日がもっとも大切なので，初日は午後からでも3～5時間おきに3回/day服用するように患者に念を押していただきたい．麻黄湯の場合は，鎮痛作用や鎮咳作用も有しているので，解熱剤の頓服以外併用薬は必要ない．診断キット陰性にもかかわらずインフルエンザが疑われる場合，十歳代でオセルタミビルが使いにくい場合，患者が漢方薬または安価な薬を望む場合は，麻黄湯の出番であろう．また，はっきりしたエビデンスはないのだが，ノイラミニダーゼ阻害薬と併用している場合もよくみかける．抗菌薬については，リスクの高い患者つまり重篤な慢性呼吸器疾患・慢性心不全の患者や超高齢者の場合は，肺炎予防のため積極的に併用するべきであろう．

おわりに

インフルエンザの臨床および基礎研究で，日本は世界の最先端を走っている．麻黄湯をはじめとする漢方薬は，インフルエンザだけではなく，他のウイルス感染症にも効果があると考えられるが，サイエンスとしての裏づけが不足している．今後は基礎と臨床の双方で，抗ウイルス作用を有する漢方薬の研究が活発化していくことが望まれる．

文献

1) Palmer, E. et al.：Divine wind versus devil wind：popular response to pandemic influenza in Japan, 1918-1919. Japan Forum, 4：317-328, 1992.
2) 漢方治療エビデンスレポート2010，日本東洋医学会. http://www.jsom.or.jp/medical/ebm/index.html
3) Kubo, T. et al.：Antipyretic effect of Mao-to, a Japanese herbal medicine, for treatment of type A influenza infection in children. Phytomedicine, 14：96-101, 2007.
4) Nabeshima, S. et al.：A comparison of oseltamivir with maoto, a traditional herbal medicine, for the treatment of adult seasonal influenza A. J. Trad. Med., 27：148-156, 2010.
5) Saita, M. et al.：The efficacy of ma-huang-tang（maoto）against influenza. Health, 3：300-303, 2011.
6) Nabeshima, S. et al.：A randomized, controlled trial comparing traditional herbal medicine and neuraminidase inhibitors in the treatment of seasonal influenza. J. Infect. Chemother., 18：534-543, 2012.
7) Wang, L. et al.：Chinese herbs in treatment of influenza：a randomized, double-blind, placebo-controlled trial. Respir. Med., 104：1362-1369, 2010.
8) Wang, C. et al.：Oseltamivir compared with the Chinese traditional therapy maxingshigan-yinqiaosan in the treatment of H1N1 influenza：a randomized trial. Ann. Intern. Med., 155：217-225, 2011.
9) Chen, X. et al.：Chinese medicinal herbs for influenza：a systematic review. J. Altern. Complement Med., 12：171-180, 2006.
10) Guo, R. et al.：Complementary medicine for treating or preventing influenza or influenza-like illness. Am. J. Med., 120：923-929, 2007.
11) Kurokawa, M. et al.：Antipyretic activity of gingyo-san, a traditional medicine, in influenza virus-infected mice. Chem. Pharm. Bull., 46：1444-1447, 1998.
12) Kurokawa, M. et al.：Antipyretic activity of cinnamyl derivatives and related compounds in influenza virus-infected mice. Eur. J. Pharmacol., 348：45-51, 1998.
13) Nagai, T. et al.：In vivo anti-influenza virus activity of kampo（Japanese herbal）medicine "sho-seiryu-to" and its mode of action. Int. J. Immunopharmacol., 16：605-613, 1994.
14) Nagai, T. et al.：In vivo anti-influenza virus activity of Kampo（Japanese herbal）medicine "Sho-seiryu-to" effects on aged mice, against subtypes of a viruses and B virus, and therapeutic effect. Immunopharmacol. Immunotoxicol., 18：193-208, 1996.
15) Wu, M. S. et al.：Mechanism of action of the suppression of influenza virus replication by Ko-Ken Tang through inhibition of the phosphatidylinositol 3-kinase/Akt signaling pathway and viral RNP nuclear export. J. Ethnopharmacol., 134：614-623, 2011.
16) Mantani, N. et al.：Inhibitory effect of Ephedrae herba, an oriental traditional medicine, on the growth of influenza A/PR/8 virus in MDCK cells. Antiviral Res., 44：193-200, 1999.
17) Hayashi, K. et al.：Inhibitory effect of cinnamaldehyde, derived from Cinnamomi cortex, on the growth of influenza A/PR/8 virus *in vitro* and *in vivo*. Antiviral. Res., 74：1-8, 2007.
18) Masui, S. et al.：Maoto, a traditional Japanese herbal medicine, inhibits uncoating of influenza virus. Evid. Based. Complement. Alternat. Med., doi. org/10.1155/2017/1062065,2017.

7. 慢性閉塞性肺疾患(COPD)の漢方治療

杉山幸比古

Keyword
慢性閉塞性肺疾患(COPD)
補中益気湯
麦門冬湯
清肺湯

◎慢性閉塞性肺疾患(COPD)は最近の疫学調査で，日本において約530万人もの患者数が推定されている重要な疾患である．COPD患者では全身合併症として栄養障害，ヤセがあり，これによって呼吸筋力の低下が起こる悪循環が存在する．さらに，重要な病態としてウイルス感染などをきっかけに，急性増悪を起こすことがあげられる．漢方補剤である補中益気湯は，元来，ヤセて栄養状態の悪い虚証に適応がある方剤で，消化吸収能を改善し，また直接的な免疫増強作用も有していることから，COPDの病態に適していると考えられる．COPDに対して補中益気湯が長期に投与され，実際に体重の増加，感冒罹患回数の減少といったことが確認されている．そのほか，COPDの咳に対しての麦門冬湯，痰に対しての清肺湯の報告があり，これらの漢方薬がCOPDに対して用いられる．

慢性閉塞性肺疾患(COPD)とは，タバコ煙を主とする有害物質を長期に吸入し，これに曝露されることで生じた肺の炎症性疾患で，呼吸機能検査上，正常に復することのない気流閉塞を示す．気流閉塞は末梢気道病変と気腫性病変がさまざまな割合で複合することにより起こる．進行性であり，臨床所見としては，徐々に生じる体動時の呼吸困難や，さまざまな程度の慢性の咳嗽である[1]．このようにCOPDは，呼吸機能の異常が診断基準となっている，呼吸生理学的に定義された疾患である．そのなかに，病理・画像により形態学的に定義される肺気腫と咳・痰といった症状から定義される慢性気管支炎とが混在することになる．しかし，わが国のCOPDでは肺気腫優位のタイプが多く，したがって，臨床的には労作時の呼吸困難が症状のメインとなり，ヤセを呈し，消化性潰瘍などを合併している．

わが国における住民調査による大規模なCOPD疫学調査，NICE Study(Nippon COPD Epidemiology Study)の結果では，日本人の40歳以上の8.6%(約530万人)がCOPDに罹患していると推定されている．また，2001年のWHO調査ではCOPDは高所得国における死因の第5位とされ，今後このランクが上昇することが想定されているきわめて重要な疾患といえる．

COPDの注目される病態

COPD患者の中心的な症状である労作時の呼吸困難は，末梢気道病変，気腫性病変による不可逆的な気流閉塞とair trappingによる動的肺過膨張が原因となり生じてくる．また，近年注目されているのはCOPDの慢性的な炎症に基づく，さまざまな全身性の併存症・合併症の問題である．これらには，消化器疾患・栄養障害・ヤセ，骨格筋機能障害(筋量・筋力の低下)，心・血管疾患，骨粗鬆症，抑うつ，糖尿病，睡眠障害，貧血などが含まれている．さらに高齢者ではサルコペニアやフレイルの併存もみられる(column 参照)．これらのうち，とくに消化性潰瘍などの消化器疾患や，全身性炎症を反映した血中TNF-αの増加による栄養障害とヤセは呼吸筋量の低下を招き，呼吸筋力の低下へとつながる．そもそもCOPD患者では呼吸機能障害のためエネルギー消費の増大が存在し，栄養不足・筋力低下により呼吸不全がさらに悪化するという悪循環が存在する．その一方で，アウシュビッツ強制収容所の収容者や，anorexia nervosa患者といった極端な低栄養状

Yukihiko SUGIYAMA
練馬光が丘病院呼吸器COPDセンター・呼吸器内科

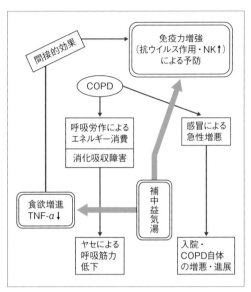

図1 COPDの重要な2つの病態と補中益気湯の効果

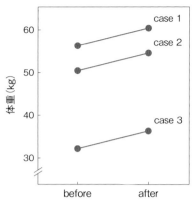

図2 ヤセのみられたCOPD 3例での補中益気湯上乗せ後の体重増加[4]

態では，非喫煙者でも肺の気腫化が生じる[2]との報告もある．したがって，COPD患者では栄養状態を改善させ，体重を増加させることが治療の根幹として重要なことは自明である．

もうひとつ，COPDの病態として重要なものに急性増悪がある．COPDでは急性増悪を頻回に起こすsubtypeの存在も指摘されているが，呼吸困難や咳・痰などの症状が通常の日内変動を超える急激な変化を起こし，通常の治療薬を変更する必要がある場合を急性増悪とよんでいる．このCOPDの急性増悪はしばしばウイルス感染を主体とする気道感染により誘発され，急性増悪によって患者は入院を要したり，場合によっては肺炎や心不全を併発し死亡することもよく経験される重要な病態である．このため，予防として冬期を中心にインフルエンザ・ワクチン接種や，基本的に肺炎球菌ワクチンを接種しておくことが求められている．

COPDと漢方薬

COPDに対しては，基本的治療として抗炎症・免疫力増強を目的として補中益気湯，小柴胡湯[3]が，また症状としての咳に対して麦門冬湯，喀痰に対して清肺湯などが用いられている．ここでは比較的エビデンスが揃っている補中益気湯を中心として麦門冬湯，清肺湯についても触れることとしたい．

1．補中益気湯

補中益気湯は12〜13世紀ごろの中国古代・金王朝期に李東垣によって創方された方剤で，約750年にわたって頻用されてきた方剤である．構成生薬として人参，黄耆，柴胡などを含み，補剤とよばれるグループに属している．補剤という概念は東洋医学独特のものであり，栄養状態・免疫状態を改善することにより間接的に衰えた体をもとに戻そうという，西洋薬にはないユニークな薬物治療といえる．とくに補中益気湯は，"中"，すなわち中焦(胃の機能)を補うことにより益気する

---

column　COPDとサルコペニア，フレイル[14]

サルコペニアとは筋肉量が減少し，筋力や身体機能が低下した状態とされ，加齢による一次性のものとさまざまな疾患による二次性のものがある．一方，高齢者で筋力や身体精神活動が低下して虚弱になっている状態に対して近年，"フレイル"という言葉が導入され注目されている．フレイル状態は可逆性があり，こういった状態にある高齢者を早期に発見し，リハビリなどの適切な介入を行い，もとの健常な状態に戻す，あるいは進行して要介護状態になるのを防ぐ，といったことが重要視されている．

COPDではまさにこのサルコペニアが存在し，そのためにフレイル状態に陥っている例も少なくない．こういったサルコペニアーフレイル例に対しての，漢方補剤の有用性が非常に注目されるところである．

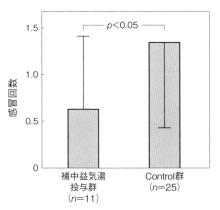

図3 COPDを含む慢性呼吸器疾患での一冬の感冒罹患回数[4]
補中益気湯投与群で有意な低下がみられた.

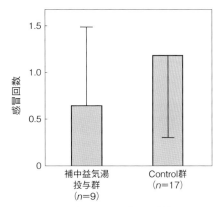

図4 COPD例のみでの感冒回数[4]
補中益気湯投与群で低下傾向がみられた.

（元気をつける）という処方であり，適応症状としては冷え，易疲労，全身倦怠，食欲低下，体重減少，カゼをひきやすいといったもので，病態としては大病後，悪性腫瘍，結核などの慢性疾患，高齢者があげられている．

著者は以前，難治性の慢性気道感染症である，びまん性汎細気管支炎に対してエリスロマイシンに上乗せする形で補中益気湯を用い，食欲の増進と感冒罹患回数の減少を経験していた[4]．前述したように，COPD患者ではもともとヤセと栄養障害があり，感冒罹患による急性増悪が大きな問題であり，補中益気湯の効果がこれらに対して有用である可能性が考えられた（図1）．そこで，補中益気湯を栄養改善と感冒予防の観点からCOPD患者に長期投与した[5]．その結果，体重に関してはヤセのみられた例で4～5カ月間の投与で2.5～3.5 kgの増加がみられ，動脈血酸素分圧の改善がみられた例を含め全員に自覚症状の著明な改善をみた（図2）．さらに，冬期の感冒罹患状況を調べたところ，補中益気湯の投与により罹患回数の低下が示唆された（図3, 4）．元来，構成生薬のひとつである人参については中国古代の薬物書『神農本草経』において感冒予防効果を示唆する記述がみられている．

東北大学のYamayaらは最近，補中益気湯のライノウイルスに対する効果を詳しく検討し，感染受容体ICAM-1の発現抑制とライノウイルスRNAの侵入経路である酸性エンドゾームの抑制によりライノウイルス感染を抑制することを報告している[6]．そのほか，補中益気湯にはNK細胞活性化の報告[7]もあり，食欲増進・栄養状態改善による間接的な免疫状態改善と直接的な免疫作用とが相まって呼吸器系ウイルスによる感冒予防が招来されると考えられる．著者らも最近，糖尿病マウスを用いて補中益気湯がToll-like receptor刺激を通してマクロファージの免疫能を刺激することを報告した[8]．

その後，平成17～18年度に厚生労働省長寿科学総合研究事業"COPDに対する漢方治療の有用性評価"班（主任研究者：福地義之助）が組織され，補中益気湯のCOPDに対する効果が大きな規模で検証された[9,10]．それによると，有意な体重増加，気虚スコアの改善，感冒罹患回数の有意な抑制，急性増悪の減少，炎症指標としての高感度CRP・TNF-αの低下，adiponectin値の上昇が認められている（図5, 6）．その他の研究として，COPD 30例に対しての非ランダム化比較試験で，二次感染の罹患回数の有意な減少と有意な体重増加の報告もある[11]．

2. 麦門冬湯

前述したように，わが国でのCOPDは肺気腫がメインであり，咳・痰症状は息切れに比べると少ない傾向である．麦門冬湯は古くから鎮咳薬として用いられ，とくに虚証から中間証の乾性咳嗽に対して，気道粘膜を潤すことにより改善効果を示す方剤とされる[3]．MukaidaらはCOPD 24例に対して麦門冬湯を投与し，有効性を報告してい

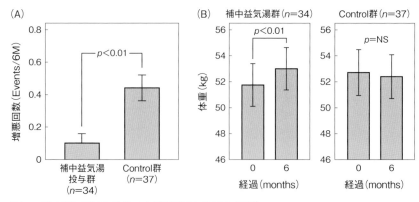

図 5 補中益気湯投与前後での増悪回数と体重の変化[9]
A：増悪回数，B：体重の変化．

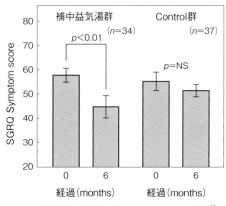

図 6 補中益気湯投与前後での SGRQ の変化[9]

る[12]．

3．清肺湯

喀痰についてもわが国の COPD ではやや少ない症状といえるが，これに対して清肺湯が用いられている．清肺湯は，黄色痰のあるときや，痰がからんで出にくいときなどによいとされる[3]．清肺湯に関しては，肺組織からの活性酸素抑制，下気道におけるロイコトリエン B_4 産生抑制，サーファクタント産生亢進による粘液線毛輸送系の活性化などが指摘されている[3]．加藤らは COPD の喀痰に対して清肺湯の有用性を報告している[13]．

文献

1) 日本呼吸器学会 COPD ガイドライン第 3 版作成委員会（編）：COPD（慢性閉塞性肺疾患）診断と治療のためのガイドライン第 3 版．日本呼吸器学会，2009．
2) Coxson, H. O. et al.：Early emphysema in patients with anorexia nervosa. Am. J. Repir. Crit. Care Med., 170：748-752, 2004.
3) 本間行彦：東洋医学からみた COPD. Curr. Therapy, 26：65-68, 2008.
4) 杉山幸比古：臨床医のための漢方治療．びまん性汎細気管支炎（DPB）．日本医師会雑誌，105：RK29-32, 1991．
5) 杉山幸比古，北村 諭：COPD に対する漢方補剤・補中益気湯の効果．日胸，56：105-109, 1997．
6) Yamaya, M. et al.：Hochu-ekki-to inhibits rhinovirus infection in human tracheal epithelial cells. Br. J. Pharmacol., 150：702-710, 2007.
7) 大野修嗣：漢方薬「補中益気湯」の Natural-killer 細胞活性に及ぼす影響．アレルギー，37：107-114, 1988．
8) Nakayama, M. et al.：Effect of Hochuekkito on alveolar macrophage inflammatory responses in hyperglycemic mice. Inflammation, 35：1294-1301, 2012.
9) 福地義之助，巽浩一郎：慢性閉塞性肺疾患に対する漢方治療の有用性評価に関する研究．厚生労働科学研究・長寿科学総合研究事業．平成 18 年度総括・分担研究報告書．2007, pp.1-31.
10) Tatsumi, K. et al.：Hochuekkito improves systemic inflammation and nutritional status in elderly patients with chronic obstructive pulmonary disease. J. Am. Geriatr. Soc., 57：169-170, 2009.
11) 加藤士郎・他：慢性閉塞性肺疾患における補中益気湯と小柴胡湯の有効性．漢方と免疫・アレルギー，15：21-27, 2001.
12) Mukaida, K. et al.：A pilot study of the multiherb Kampo medicine bakumondoto for cough in patients with chronic obstructive pulmonary disease. Phytomedicine, 18：625-629, 2011.
13) 加藤士郎・他：慢性閉塞性肺疾患における禁煙と清肺湯併用の臨床的意義．漢方と最新治療，14：260-265, 2005.
14) 杉山幸比古：呼吸器（COPD）におけるフレイルと漢方．Prog. Med., 37：171-173, 2017.

疾患別：最新のエビデンス

8. 関節リウマチの漢方治療

引網宏彰

Keyword
関節リウマチ
漢方治療
桂枝二越婢一湯加苓朮附
桂枝茯苓丸
血管内皮障害

◎関節リウマチ（RA）の治療は，多くの高いエビデンスをもつ革新的な新薬の登場により大きく変貌した．古くからRA患者に対して使用されてきた漢方薬ではあるが，現在においては，より確かなエビデンスが求められている．RAに用いられる漢方薬は多岐にわたるが，いくつかの漢方薬に関しては，基礎実験，臨床試験により作用機序や有効性が明らかにされている．また，漢方治療が有効な患者をあらかじめ予測し，より効率の高い治療を行うための研究も行われている．桂枝二越婢一湯加苓朮附は抗CCP抗体価が低値を示す患者で有効性が高く，血漿プロテオーム解析による研究では桂枝茯苓丸有効例を予測する因子が示されている．さらにはRA患者の生命予後やQOLの向上にも漢方薬の効果が期待される．とくに桂枝茯苓丸による血管内皮機能改善作用にはRA患者の動脈硬化の進展を抑制する可能性がある．

今世紀に入り，関節リウマチ（RA）に対する治療は飛躍的な進歩を遂げている．この進歩にメトトレキサート（MTX）に代表される免疫抑制剤を用いた標準治療の確立，TNF-αやIL-6などをターゲットとした生物学的製剤の導入がきわめて大きな革新的役割を果たし，これら関節破壊の進行を阻止しうるあらたな薬剤の登場は，RAの診断・治療を大きく変貌させた．すなわち，発症早期の関節変形をきたしやすい期間により有効な治療を行うため，早期発見，早期治療が推奨されるようになり，糖尿病や高血圧の管理と同様に，RAの疾患活動性の厳しいコントロールが求められるようになった．反面，これらの強力な治療により，ときに発現する重篤な副作用や，きわめて高価な治療薬であるが故の経済的な圧迫など，負の要因もないわけではない．このような負の要因を恐れて漢方治療に期待を寄せる患者は，いまも少なくはない．しかし，漢方治療を行う者も緩和な医療であるからといって関節破壊の進行が許されるわけではなく，疾患活動性の厳しいコントロールをめざすべきである．したがって，どのような患者に漢方治療が有効であるかを厳密に見極める努力

が要求される．

ここではRAに対する漢方治療の適応を考慮するうえで参考となるエビデンスを紹介するとともに，関節症状に対する効果以外にRA患者の予後に漢方治療が寄与する可能性について言及したい．

基礎的エビデンス

RAに用いられる漢方方剤は，**表1**に示すとおり多彩である[1,2)]．このように頻用処方が多岐にわたるのは，患者の病状に合わせて適切な薬剤を選択するという漢方医学の特徴による．しかし，これらの方剤の関節炎に対する作用機序を調べた研究は多くはない．以下に，基礎研究により関節炎改善効果とその作用機序が解明された漢方方剤を列挙し，解説する．

1．大防風湯

黄耆，防風，人参，地黄，川芎，羌活，芍薬，甘草，杜仲，蒼朮，牛膝，乾姜，当帰，大棗，附子の15種類の生薬により構成される方剤で，比較的体力が低下し，顔色の悪い運動機能障害のある患者に用いられる[3)]．大防風湯は関節炎モデルマウスの関節炎の発症を抑制した．その作用機序として，リンパ節のT細胞の増加，B細胞の減少を認めたことから，免疫調整作用の関与が示唆された．また，大防風湯の破骨細胞産生抑制効果も

Hiroaki HIKIAMI
老人保健施設しきのケアセンター，
富山県立中央病院内科和漢・リウマチ科

表 1 関節リウマチに頻用される漢方方剤[1,2]

1. 散寒解表剤	桂枝加朮附湯, 桂枝加苓朮附湯, 麻黄加朮附湯, 葛根加朮附湯, 桂枝加葛根湯
2. 温熱剤	麻黄附子細辛湯, 附子湯, 甘草附子湯, 烏頭湯, 茯苓四逆湯
3. 清熱剤	越婢加朮湯, 白虎加桂枝湯
4. 寒熱併用剤	桂枝芍薬知母湯, 桂枝二越婢一湯加苓朮附
5. 利水剤	防已黄耆湯, 麻杏薏甘湯, 薏苡仁湯
6. 駆瘀血剤	桂枝茯苓丸, 疎経活血湯, 当帰四逆加呉茱萸生姜湯, 治打撲一方
7. 補剤	大防風湯, 十全大補湯, 八味地黄丸

示された[4].

2. 甘草附子湯

甘草, 白朮, 桂皮, 附子の4種類の生薬から構成される方剤で, 悪寒がとくに首の周囲で著しく, 精神不穏, 軽度の発汗傾向や浮腫傾向を伴う関節炎患者に用いられる[3]. 甘草附子湯は関節炎モデルマウスの破骨細胞の産生を抑止することによって, 骨びらんや骨破壊を制御した[5].

3. 補中益気湯

黄耆, 蒼朮, 人参, 当帰, 柴胡, 大棗, 陳皮, 甘草, 升麻, 生姜の10種類の生薬から構成される方剤で, 全身倦怠, 食欲不振, 微熱, 盗汗などの症状が持続的に存在する患者に用いられる[3]. 補中益気湯は関節炎モデルマウスのIL-6, TNF-αの産生を阻害し, リンパ球サブセットの細胞比を正常化して関節炎の進展を抑制した[6,7].

4. 疎経活血湯

芍薬, 地黄, 川芎, 蒼朮, 当帰, 桃仁, 茯苓, 牛膝, 陳皮, 防已, 防風, 龍胆, 甘草, 白芷, 生姜, 威霊仙, 羌活の17種類の生薬から構成される方剤で, 体力中等度で, とくに冷えると増悪する筋肉痛, 関節痛, 浮腫傾向, 下腹部の抵抗や圧痛がある患者に用いられる[3]. 疎経活血湯は関節炎モデルラットの活動度の低下を有意に改善し, 鎮痛効果を示した. その機序として, 血液循環の改善が関与している可能性が示された[8].

5. 防已黄耆湯

黄耆, 防已, 大棗, 甘草, 生姜, 蒼朮の6種類の生薬から構成される方剤で, 比較的体力が低下した水肥り体質で関節に腫脹, 疼痛を伴う患者に用いられる[3]. 防已黄耆湯は関節炎モデルラットの関節炎の進行と骨破壊を抑制し, 滑膜のマクロファージやヘルパーT細胞の増加を抑え, IL-10の発現を増強するTNF-αの発現を抑制し, Th1細胞の応答を減弱させた[9].

6. 桂枝芍薬知母湯

桂皮, 芍薬, 知母, 防風, 生姜, 麻黄, 白朮, 甘草, 附子の9種類の生薬から構成される方剤で体力が低下し体はやせているが, 関節の腫脹ははなはだしい患者に用いられる[3]. 桂枝芍薬知母湯は関節炎モデルラットの関節炎および骨破壊を抑制し, 炎症関節におけるT/B細胞受容体, Toll様受容体, NF-κB, TNF経路および破骨細胞分化を含むさまざまなRAに関連する炎症−免疫系の不均衡を調整することによってRAを部分的に減衰させることが示されている[10].

ヒトでのエビデンス

かつて日本でRAの活動性評価の手法として用いられていたランスバリー指数(Lansbury index)を用いて, 防已黄耆湯[11], 桂枝芍薬知母湯[12], 桂枝加苓朮附湯[13], 桂枝二越婢一湯加苓朮附[14]が臨床的に有用であるとの報告があった. 近年はヨーロッパリウマチ学会(EULAR)のRA疾患活動性評価法であるDAS28(「column1」参照)やアメリカリウマチ学会(ACR)のACRコアセット(「column2」参照)を用いた臨床研究, さらにはランダム化比較試験が行われている.

1. 桂枝二越婢一湯加苓朮附

桂皮, 芍薬, 甘草, 麻黄, 生姜, 大棗, 石膏, 茯苓, 蒼朮, 附子の10種類の生薬から構成される方剤で, 体力がやや衰えた者で, 顔面の紅潮, 下肢の冷感, 口渇, 発汗傾向を伴う関節炎のある患者に用いられる[3]. 桂枝二越婢一湯加苓朮附によりDAS28-CRPの評価でgood responseあるいはmoderate responseが得られた者をレスポ

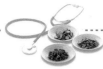

> **処方実例** 桂枝二越婢一湯加苓朮，防已黄耆薏苡仁
>
> 【現病歴】62歳の女性．8カ月前より多発関節痛出現．近医にてRAと診断されステロイド剤およびサラゾスルファピリジン（SASP）が開始されたが改善せず，2カ月前よりMTXも投与されたが効果を認めなかった．MTXの増量が予定されたが副作用の恐れから西洋医学的治療を拒否し，漢方治療を希望し受診．
>
> 【他覚初見および検査成績】複数の関節に腫脹と熱感を認めた．CRP 8.1 mg/dL, 赤沈 99 mm/hr, リウマチ因子 33 IU/mL, MMP-3 203.0 ng/mL. DAS28は6.76と高疾患活動性を示した．
>
> 【経過】患者の強い希望によりMTXとSASPは中止．桂枝二越婢一湯加苓朮を処方したところ，関節痛の改善を認めた．しかし4カ月後にふたたび関節痛の増強を認めたため，防已黄耆薏苡仁を加えたところ，しだいに改善し9カ月後にはCRPは陰性化した．良好な状態が続いたため，ステロイド剤を減量開始し1年後には中止したがその後も悪化は認めず，DAS28は1.67となりRAは寛解した．

ンダーとし，ノンレスポンダーと比較したところ，レスポンダーの治療前の抗CCP抗体はノンレスポンダーに比べて有意に低値であった．この結果より抗CCP抗体価は，桂枝二越婢一湯加苓朮附の有効性を予測する有用なマーカーとなりうることが示された[15]．さらに，MTXによる治療によってもなおRAの活動性が残る患者に対して桂枝二越婢一湯加苓朮附の併用は有効であり，安全性や経済性においても有用性が示された[16]．

2. 桂枝茯苓丸

桂皮，芍薬，桃仁，茯苓，牡丹皮の5種類の生薬により構成される方剤で，体力中等度あるいはそれ以上のヒトで，のぼせて赤ら顔のことが多く，下腹部に抵抗・圧痛を訴え，漢方医学的に瘀血病態（「column3」参照）を認める患者に用いられる．RAに対して，桂枝茯苓丸によりACRコアセットの評価でACR20を達成したものをレスポンダーとしたうえで，レスポンダーを予測しうるバイオマーカー候補を探索するため，血漿プロテオミクス解析が実施された．その結果，ハプトグロビン（Hp）α1とα2の組合せで遺伝的に分かれるHp1-1, Hp2-1, Hp2-2のうち，Hp2-1タイプの患者がレスポンダーとなる率が多かった[17]．

3. 防已黄耆湯

MTXとの併用効果について検討した臨床研究では，防已黄耆湯とMTXの併用はMTX単独投与より有効性が高く，しかもより少ない薬剤費で

> **column1** DAS28
>
> DAS（Disease Activity Score）は，ヨーロッパリウマチ学会（EULAR）が提唱するRAの疾患活動性を評価する基準である．圧痛関節数，腫脹関節数，赤沈（またはCRP），患者の全般改善度評価を指数化し，特定の数式にあてはめ算出する．足の関節を除く全身の28関節を評価関節としたものをDAS28とよぶ．DAS28のスコアが治療後1.2よりも改善した場合をgood response, 0.6以上から1.2未満の改善の場合をmoderate response, 0.6未満をno responseとする．

> **column2** ACRコアセット
>
> アメリカリウマチ学会が提唱しているRAの疾患活動性を評価する基準である．①圧痛関節数，②腫脹関節数，③患者による疼痛評価，④患者による疾患活動性全般の評価，⑤医師による疾患活動性全般の評価，⑥患者による運動機能評価（Modified Health Assessment Questionnaire：MHAQが用いられる），⑦赤沈値またはCRP値からなり，①②がともに20％以上改善したうえで，さらに③～⑦の5項目中，いずれかの3項目に20％以上の改善がみられる場合にACR20とする．50％の改善ではACR50, 70％の改善ではACR70と表現する．通常，ACR20を満たしたときに治療効果があったと評価する．

効果があげられ経済性でも優れていることが示された[18]．

4．桂枝芍薬知母湯

桂枝芍薬知母湯を用いた13のランダム化比較試験についてのメタ解析では，プラセボと比較して桂枝芍薬知母湯が症状によってはインドメタシンやステロイド剤などの西洋薬よりも有効であることが示されたが，さらに多数例による長期間にわたる解析が必要である[19]．

● RA患者の血管内皮障害に対する桂枝茯苓丸のエビデンス

RA患者の53.8％は漢方医学的な病態概念である瘀血病態を示しており，RAの重症度と瘀血病態の重症度とは相関関係にある[20]．RAのような全身性炎症疾患は動脈硬化の危険因子であることが近年指摘されているが[21]，RA患者において血管内皮障害のマーカーである血漿中の可溶性白血球接着分子(sICAM-1, sVCAM-1)は瘀血病態を呈する患者で有意に検出される[22]．血管内皮障害は動脈硬化の初期段階の異常として知られており，より強い瘀血病態を呈するRA患者は将来，動脈硬化が進展することが懸念される．

桂枝茯苓丸は高コレステロール食を負荷した動脈硬化動物モデルウサギの実験において，粥状動脈硬化の進展抑制効果が示されている[23]．そこで，全身性炎症性疾患であるRAの動脈硬化進展予防をも期待し，桂枝茯苓丸のRAの疾患活動性に対する効果を評価するとともに，血管内皮障害に対する効果について検討した．

まず，ヒトでの桂枝茯苓丸の効果を明らかにするために症例集積研究を行った．16人のRA患者

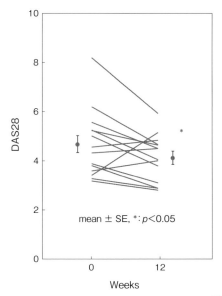

図1　桂枝茯苓丸の関節リウマチに対する効果[24]

に12週間桂枝茯苓丸を投与したところ，14人が試験を完了し，圧痛関節数，腫脹関節数，DAS28が有意に減少した(図1)．血管内皮障害のマーカーのうち，可溶性VCAM-1が有意に減少し(図2)，酸化ストレスの指標であるlipid peroxideも有意に減少した．しかし，CRPや炎症性サイトカインについては変化しなかった．これらの結果から，抗炎症作用や免疫調整作用としては桂枝茯苓丸の効果は不十分であるが，RA患者の関節症状や血管内皮障害に対して有益な効果があることが示唆された[24]．

つぎに，桂枝茯苓丸の血管内皮障害に対する効果の作用機序を明らかとするため，アジュバント関節炎(AIA)モデルラットによる動物実験を行った．AIAラットにおいて認められるアセチルコリンによる内皮依存性血管弛緩反応の抑制は，桂枝茯苓丸の投与によって改善した．また，xanthine/xanthine oxidaseによる血管収縮反応は，AIAラット，桂枝茯苓丸を投与されたAIAラットともに収縮したが，後者の収縮は軽度であった．AIAラットでは酸化ストレスのマーカーである血中lipid peroxideは増加したが，桂枝茯苓丸の投与により減少した．NOはAIAラット，桂枝茯苓丸を投与されたAIAラットともに上昇した．胸部大動脈のeNOS, iNOS, VCAM-1の発現はAIA

---

column3　瘀血（おけつ）

漢方医学の重要な病理概念に，気血水の概念がある．血（けつ）は生体の物質的側面を支える赤色の液体と定義され，瘀血は血の流通に障害をきたした病態である．これまでの研究成果から瘀血病態には，血液粘度の上昇などの血液レオロジー異常，微小循環障害，α交感神経活動の亢進状態などとの関連性が報告されている．

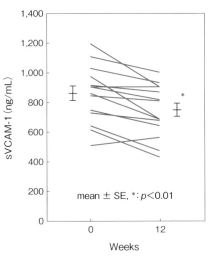

図2 桂枝茯苓丸によるsVCAM-1の変化[24]

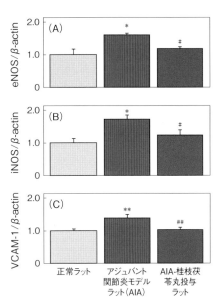

図3 ラット胸部大動脈におけるeNOS, iNOS, VCAM-1発現に対する桂枝茯苓丸の効果(Western blot法)[25]
各群$n=8$. *: $p<0.05$, **: $p<0.01$は正常ラットとの比較, #: $p<0.05$, ##: $p<0.01$はアジュバント関節炎モデルラット(AIA)との比較.

ラットでは増加したが，桂枝茯苓丸が投与されたAIAラットでは発現は軽度であった（図3）．これらの結果より，桂枝茯苓丸はおもに抗酸化作用によってAIAラットの血管内皮障害を改善する効果があることが示された[25]．以上より，桂枝茯苓丸はRA患者の疾患活動性の低下に若干寄与するとともに，将来の動脈硬化病変の進展を抑制する可能性があると考えられた．今後は，ヒトでの長期的な観察による評価が望まれる．

標準的なRA治療を遂行するための漢方薬の役割

現在のRAに対する標準治療は基礎的な治療薬であるMTXを中心として行われ，効果不十分の場合は順次多様な生物学的製剤を用いて速やかに寛解導入を行うことを目的としている．漢方薬の効果を待って漫然と時をすごすことはもはや許されない．著者の経験では比較的初期のRA患者では漢方薬が有効な症例は確かにあるが，効果が認められない場合には標準的な治療の導入をためらってはいけない．しかし，高額な費用や副作用を懸念して患者側から標準治療の導入を拒否されるケースがある．しばしば問題になるのはMTXによる食思不振や胃痛である．このような場合，六君子湯や茯苓飲などの消化機能を改善させる漢方薬がMTXの消化器症状を軽減し，標準治療の継続を可能とする[26]．また，生物学的製剤は高い奏効率を誇る反面，感染症の併発が危惧され，生命予後を左右することすらある．とくに高齢者，肺疾患や糖尿病を合併した患者，ステロイド剤内服中の患者，著しい機能障害がある患者の場合は感染症合併の危険性が高い．そのような場合においても補中益気湯，十全大補湯を併用することで安全に生物学的製剤を長期に用いることができている症例を著者は経験しているが，これらの方剤のエビデンスを示す研究はいまだなく，多数例での検討が今後の課題である．

おわりに

漢方治療によりRAの疾患活動性を抑止できる症例は存在するが，関節破壊の進行を有意に抑制しえたとするエビデンスはいまだ認めない．RA治療が革新的に変貌した現在においては漢方薬の適応を十分考慮し，将来日常生活を制限する関節変形を残さない最適な治療を選択する必要がある．しかし，副作用や併発する疾患のため，最新の治療の恩恵にあずかれない患者の治療の選択肢として今後も必要とされるであろう．そのためには，漢方薬が効果を示す症例を予測する研究は今

後も望まれる．また，RA患者の生命予後を左右する血管病変を未然に防ぐことに寄与することや，日常生活の質を高めることなど，漢方薬の可能性についての研究も望まれる．

文献

1) 今田屋章：慢性関節リウマチの漢方治療．現代出版プランニング，1994, pp.106-119.
2) 松本克彦：リウマチ性疾患の中医学による治療―煎じ薬―．リウマチ科，27：468-473, 2002.
3) 寺澤捷年：症例から学ぶ和漢診療学第2版．医学書院, 1998, pp.233-322.
4) Inoue, M. et al.：Suppressive effect of Dai-bofu-to on collagen-induced arthritis. Biol. Pharm. Bull., 27：857-862, 2004.
5) Ono, Y. et al.：Suppressive effect of Kanzo-bushi-to, a Kampo medicine, on collagen induced arthritis. Biol. Pharm. Bull., 27：1406-1413, 2004.
6) Hai, L. X. et al.：Suppressive effect of Hochu-Ekki-To on collagen induced arthritis on DBA1J Mice. J. Rheumatol., 29：1601-1608, 2002.
7) Kogure, T. et al.：The population of CD40L-expressing cells was slightly but not significant decreased in lymphoid tissue of collagen induced arthritis mice treated with Hochu-Ekki-To. Yakugaku Zasshi(薬学雑誌), 127：547-550, 2007.
8) Kanai, S. et al.：Study of Sokei-Kakketsu-to(Shu-Jing-Huo-Tang)in adjuvant arthritis rats. Am. J. Chin. Med., 31：879-884, 2003.
9) Zhang, X. et al.：Boi-ogi-to(TJ-20), a Kampo formula, suppresses the inflammatory bone destruction and the expression of cytokines in the synovia of ankle joints of adjuvant arthritis rats. Evid. based Complement. Alternat. Med., volume 2017, Article ID 3679295, 10pages.
10) Guo, Q. et al.：Guizhi-Shaoyao-Zhimu decoction attenuates rheumatoid arthritis partially by reversing inflammation-immune system imbalance. J. Transl. Med., 14：165, Doi 10.1186/s12967-016-0921-x, 2016.
11) 田中政彦・他：慢性関節リウマチに対する防已黄耆湯の有用性について．日本東洋医学雑誌，40：73-77, 1989.
12) 今田屋章：桂枝芍薬知母湯―煎じ薬―．リウマチ科，27：474-480, 2002.
13) 古田一史, 三潴忠道：桂枝加苓朮附湯　附子剤―煎じ薬―．リウマチ科，27：488-498, 2002.
14) Kogure, T. et al.：The influence of a traditional herbal medicine on the disease activity in patients with rheumatoid arthritis. 臨床リウマチ，8：233-241, 1996.
15) Kogure, T. et al.：Serum levels of anti-cyclic citrullinated peptide antibodies are associated with a beneficial response to traditional herbal medicine(Kampo)in rheumatoid arthritis. Rheumatol. Int., 29：1441-1447, 2009.
16) Kogure, T. et al.：Traditional herbal medicines(Kampo)for patients with rheumatoid arthritis receiving concomitant methotrexate：a preliminary study. Altern. Ther. Health Med., 16：46-51, 2010.
17) Ogawa, K. et al.：Identification of a predictive biomarker for the beneficial effect of a Kampo(Japanese traditional)medicine keishibukuryogan in rheumatoid arthritis patients. Clin. Biochem., 40：1113-1121, 2007.
18) 大野修嗣, 秋山雄次：関節リウマチに対するメソトレキサートと防已黄耆湯の長期併用効果と経済的有用性．日本東洋医学雑誌，64：319-325, 2013.
19) Daily, JW. et al：Efficacy and safety of GuiZhi-ShaoYao-ZhiMu decoction for treating rheumatoid arthritis：a systematic review and meta-analysis of randomized clinical trials. J. Altern. Complement. Med., 23, 756-770, 2017.
20) Takahashi, K. et al.：Correlation between activity of rheumatoid arthritis and severity of "oketsu" syndrome. J. Trad. Med., 15：123-126, 1998.
21) Wallberg-Jonsson, S. et al.：Activation of the immune system and inflammatory activity in relation to markers of atherothrombotic disease and atherosclerosis in rheumatoid arthritis. J. Rheumatol., 29：875-882, 2002.
22) Hikiami, H. et al.：Biomarkers of endothelial dysfunction are elevated in patients with rheumatoid arthritis with oketsu(blood stasis). J. Trad. Med., 25：103-107, 2008.
23) Sekiya, N. et al.：Keishi-bukuryo-gan prevents the progression of atherosclerosis in choresterol-fed rabbit. Phytother. Res., 13：192-196, 1999.
24) Nozaki, K. et al.：Keishibukuryogan(Gui-Zhi-Fu-Ling-Wan), a Kampo formula, decreases disease activity and soluble vascular adhesion molecule-1 in patients with rheumatoid arthritis. Evid. based Complement. Alternat. Med., 3：359-364, 2006.
25) Nozaki, K. et al.：Effects of Keishibukuryogan on vascular function in adjuvant-induced arthritis rats. Biol. Pharm. Bull., 30：1042-1047, 2007.
26) 野上達也, 他：標準的治療を漢方治療で支えた2例．漢方の臨床，60, 1983-1989, 2013.

*　　*　　*

疾患別：最新のエビデンス

9. アレルギー性鼻炎の漢方治療

Keyword
アレルギー性鼻炎
漢方薬
小青竜湯
麻黄附子細辛湯
喉頭アレルギー

内藤健晴

◎アレルギー性鼻炎に有効な漢方薬は，基礎的・臨床的研究成績から主として小青竜湯と麻黄附子細辛湯である．基礎的研究において小青竜湯では感作ラットのPCA反応抑制，アレルギー性鼻炎ラットの鼻粘膜血管透過性抑制，好塩基球の脱顆粒およびヒスタミン遊離抑制作用が知られている．麻黄附子細辛湯では能動感作モルモットでヒスタミン点鼻による過敏性低下作用，ラット肥満細胞のヒスタミン遊離抑制作用がある．臨床研究において小青竜湯は全国的に大規模な二重盲検ランダム化比較試験が行われており，その有用性が証明されたエビデンスの高い報告がある．さらに，小青竜湯は花粉症への有用性も示されている．一方，麻黄附子細辛湯は，通年性アレルギー性鼻炎，スギ花粉症初期治療の準ランダム化比較試験が行われており，いずれも有効性を示す成績であった．また，麻黄附子細辛湯は喉頭アレルギーにも有効（オープン試験）とされている．

アレルギー性鼻炎に対する基本的な治療法については，「鼻アレルギー診療ガイドライン」に示されている[1]．また，薬剤についても表1のように示され，漢方薬も収載されている．通年性（表2），花粉症（表3）において病型や重症度に合わせて推奨される薬剤が記載されているが，そのなかで漢方薬は，病型，重症度などによる明確な使い分けはされていない．それらが明確にされるには，基礎薬理学，臨床薬理学の，より明確な研究結果の蓄積が要求される．

アレルギー性鼻炎に有効な中心的漢方薬は小青竜湯と麻黄附子細辛湯である．「漢方治療エビデンスレポート2010」のなかに示されているアレルギー性鼻炎への治療薬は小青竜湯と麻黄附子細辛湯の2種である[2]．小青竜湯は，半夏，麻黄，芍薬，桂皮，甘草，細辛，乾姜，五味子の8つの生薬からなり，麻黄附子細辛湯は，麻黄，附子，細辛の3つの生薬からなる．この2つの漢方薬はいずれも基礎的研究で抗アレルギー作用を有し，臨床的研究においても通年性，季節性のアレルギー性鼻炎に一応の有効性が示されている．ま

た，麻黄附子細辛湯は喉頭アレルギーにも有効性を認めるとされている．本稿では，これらについて詳細を紹介する．

● 基礎的エビデンス

小青竜湯ではいくつか抗アレルギー作用を示す基礎実験が報告されている．

① ラット抗DNP-As. IgE反応系のPCA反応が小青竜湯の経口摂取で抑制される[3]．

② 鼻アレルギーラットの抗原誘発による鼻粘膜血管透過性を小青竜湯の経口摂取で50％抑制される[4]．

③ 抗体感作好塩基球に小青竜湯を添加すると，脱顆粒およびヒスタミン遊離が著明に抑制される[5]．

これらの基礎的研究から小青竜湯はアレルギー性鼻炎に対してなんらかの抗アレルギー作用を有するものと想定される．

一方，麻黄附子細辛湯もいくつか抗アレルギー作用の基礎実験結果が報告されている．

① ブタ回虫抽出物によるDNP-As腹腔内投与で能動感作したモルモットに麻黄附子細辛湯を18日間連続投与すると，ヒスタミンによる鼻粘膜過敏性の低下と鼻粘膜からの色素漏出が抑制さ

Kensei NAITO
藤田保健衛生大学耳鼻咽喉科

表1 アレルギー性鼻炎治療薬[1]

①ケミカルメディエーター遊離抑制薬(肥満細胞安定薬) 　クロモグリク酸ナトリウム(インタール®)，トラニラスト(リザベン®)，アンレキサノクス(ソルファ®)，ペミロラストカリウム(アレギサール®，ペミラストン®) ②ケミカルメディエーター受容体拮抗薬 　a) ヒスタミン H1 受容体拮抗薬(抗ヒスタミン薬) 　　第1世代：d-クロルフェニラミンマレイン酸塩(ポララミン®)，クレマスチンフマル酸塩(タベジール®) など 　　第2世代：ケトチフェンフマル酸塩(ザジテン®)，アゼラスチン塩酸塩(アゼプチン®)，オキサトミド(セルテクト®)，メキタジン(ゼスラン®，ニポラジン®)，エメダスチンフマル酸塩(ダレン®，レミカット®)，エピナスチン塩酸塩(アレジオン®)，エバスチン(エバステル®)，セチリジン塩酸塩(ジルテック®)，レボカバスチン塩酸塩(リボスチン®)，ベポタスチンベシル酸塩(タリオン®)，フェキソフェナジン塩酸塩(アレグラ®)，オロパタジン塩酸塩(アレロック®)，ロラタジン(クラリチン®)，レボセチリジン塩酸塩(ザイザル®)，フェキソフェナジン塩酸塩・塩酸プソイドエフェドリン(ディレグラ®) 　b) ロイコトリエン受容体拮抗薬(抗ロイコトリエン薬) 　　プランルカスト水和物(オノン®)，モンテルカストナトリウム(シングレア®，キプレス®) 　c) プロスタグランジン D₂・トロンボキサン A₂受容体拮抗薬(抗プロスタグランジン D₂・トロンボキサン A₂薬) 　　ラマトロバン(バイナス®) ③Th2 サイトカイン阻害薬 　スプラタストトシル酸塩(アイピーディ®) ④ステロイド薬 　a) 鼻噴霧用：ベクロメタゾンプロピオン酸エステル(リノコート®)，フルチカゾンプロピオン酸エステル(フルナーゼ®)，モメタゾンフランカルボン酸エステル水和物(ナゾネックス®)，フルチカゾンカルボン酸エステル(アラミスト®)，デキサメタゾンベシル酸エステル(エリザス®) 　b) 経口用：ベタメタゾン，d-クロルフェニラミンマレイン酸塩配合剤(セレスタミン®) ⑤その他 　非特異的変調療法薬，生物製剤，漢方薬

(2015 年 10 月現在)

表2 通年性アレルギー性鼻炎の治療[1]

重症度	軽症	中等症		重症	
病型		くしゃみ・鼻漏型	鼻閉型または鼻閉を主とする充全型	くしゃみ・鼻漏型	鼻閉型または鼻閉を主とする充全型
治療	①第2世代抗ヒスタミン薬 ②遊離抑制薬 ③Th2 サイトカイン阻害薬 ④鼻噴霧用ステロイド薬 ①，②，③，④のいずれか1つ.	①第2世代抗ヒスタミン薬 ②遊離抑制薬 ③鼻噴霧用ステロイド薬 ①，②，③のいずれか1つ. 必要に応じて①または②に③を併用する.	①抗 LTs 薬 ②抗 PGD₂・TXA₂薬 ③Th2 サイトカイン阻害薬 ④第2世代抗ヒスタミン薬 ⑤鼻噴霧用ステロイド薬 ①，②，③，④，⑤のいずれか1つ. 必要に応じて①，②，③に⑤を併用する.	鼻噴霧用ステロイド薬 ＋ 第2世代抗ヒスタミン薬	鼻噴霧用ステロイド薬 ＋ 抗 LTs 薬または抗 PGD₂・TXA₂薬 もしくは 第2世代抗ヒスタミン薬・血管収縮薬配合剤 必要に応じて点鼻用血管収縮薬を治療開始時の1〜2週間に限って用いる.
				鼻閉型で鼻腔形態異常を伴う症例では手術	
		アレルゲン免疫療法			
		抗原除去・回避			

症状が改善してもすぐには投薬を中止せず，数カ月の安定を確かめて，ステップダウンしていく.
遊離抑制薬：ケミカルメディエーター遊離抑制薬.
抗 LTs 薬：抗ロイコトリエン薬.
抗 PGD₂・TXA₂薬：抗プロスタグランジン D₂・トロンボキサン A₂薬.

れる[6].

② 麻黄附子細辛湯経口投与によって感作ラット肥満細胞に抗原および compound 48/80 刺激によるヒスタミン遊離を抑制した[7].

これらの基礎的研究からは麻黄附子細辛湯もアレルギー性鼻炎に対してなんらかの抗アレルギー作用を有するものと想定される.

ヒトでのエビデンス

上述のような2薬剤の抗アレルギー作用を有す

表3 重症度に応じた花粉症に対する治療法の選択[1]

重症度	初期療法	軽症	中等症		重症・最重症	
病型			くしゃみ・鼻漏型	鼻閉型または鼻閉を主とする充全型	くしゃみ・鼻漏型	鼻閉型または鼻閉を主とする充全型
治療	①第2世代抗ヒスタミン薬 ②遊離抑制薬 ③抗LTs薬 ④抗PGD₂・TXA₂薬 ⑤Th2サイトカイン阻害薬 ⑥鼻噴霧用ステロイド薬 くしゃみ・鼻漏型には①、②、⑥、鼻閉型または鼻閉を主とする充全型には③、④、⑤、⑥のいずれか1つ.	①第2世代抗ヒスタミン薬 ②遊離抑制薬 ③抗LTs薬 ④抗PGD₂・TXA₂薬 ⑤Th2サイトカイン阻害薬 ⑥鼻噴霧用ステロイド薬 ①〜⑤のいずれか1つ、①〜⑤で治療を開始したときは必要に応じて⑥を追加.	第2世代抗ヒスタミン薬 + 鼻噴霧用ステロイド薬	抗LTs薬または抗PGD₂・TXA₂薬 + 鼻噴霧用ステロイド薬 + 第2世代抗ヒスタミン薬 もしくは 第2世代抗ヒスタミン薬・血管収縮薬配合剤 + 鼻噴霧用ステロイド薬	鼻噴霧用ステロイド薬 + 第2世代抗ヒスタミン薬	鼻噴霧用ステロイド薬 + 抗LTs薬または抗PGD₂・TXA₂薬 + 第2世代抗ヒスタミン薬 もしくは 鼻噴霧用ステロイド薬 + 第2世代抗ヒスタミン薬・血管収縮薬配合剤 必要に応じて点鼻用血管収縮薬を治療開始時の1〜2週間に限って用いる. 症状が強い症例では経口ステロイド薬4〜7日間処方する.
		点眼用抗ヒスタミン薬または遊離抑制薬		点眼用抗ヒスタミン薬, 遊離抑制薬またはステロイド薬		
				鼻閉型で鼻腔形態異常を伴う症例では手術		
	アレルゲン免疫療法					
	抗原除去・回避					

初期療法は本格的花粉飛散期の導入のためで, よほど花粉の少ない年以外は重症度に応じて季節中の治療に早めに切り替える.
遊離抑制薬:ケミカルメディエーター遊離抑制薬.
抗LTs薬:抗ロイコトリエン薬.
抗PGD₂・TXA₂薬:抗プロスタグランジンD₂・トロンボキサンA₂薬.

るという基礎的な実験結果から, 実際, アレルギー性鼻炎患者に対する有効性の検討が期待されるところである.

小青竜湯の臨床的有用性については, 通年性アレルギー性鼻炎217例に対して二重盲検ランダム化比較試験(実薬群107例, 対象群110例)が行われ, くしゃみ, 鼻汁, 鼻閉いずれも小青竜湯実薬群で有意に有効性が高かったというエビデンスレベルの高い臨床報告がある[8]. この小青竜湯が通年性アレルギー性鼻炎に有効であるというエビデンスの高い臨床報告をもとに, スギ花粉症の初期治療にケトティフェンを対象薬に行った比較試験で, 両者に有効性で差がなかったことから, 小青竜湯は季節性アレルギー性鼻炎にも有効であることが示された[9].

以上より小青竜湯は, アレルギー性鼻炎に対して高いエビデンスをもってその有効性を示す臨床研究が存在することから, 基本的な漢方治療薬として用いられるようになり, この後, 他の漢方薬の治療効果を確認する臨床調査では, 小青竜湯を対象薬とした比較対照試験が行われるようになった. 季節性アレルギー性鼻炎では小青竜湯とのランダム化比較試験で, 苓甘姜味辛夏仁湯[10], 越婢加朮湯[11], 大青竜湯(桂枝湯合麻杏甘石湯)[12], 桂麻各半湯(桂枝湯合麻黄湯)[13], 五虎湯[14]の臨床調査が行われており, いずれも小青竜湯と遜色がないことが報告されている.

一方, 麻黄附子細辛湯では通年性アレルギー性鼻炎155例に対してエキス散(旧製剤:現在販売されていない)81例とエキス細粒(現在販売されている)74例に4週間投与し, その有効性を比較する準ランダム化比較試験で, 有効以上は前者が

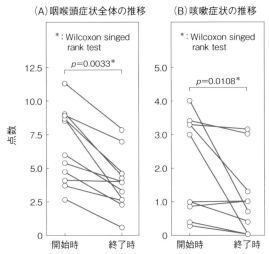

図1 喉頭アレルギー症例に対する麻黄附子細辛湯の咳を含めた咽喉頭症状に対する有効性[19]

63.5％，後者が76.7％とともに同等の有効性が認められたという報告がみられる[15]．スギ花粉症では麻黄附子細辛湯の初期治療群と飛散後投与群で比較し，初期治療群で有意に症状が抑制されたことから[16]，麻黄附子細辛湯の初期治療は有用であることが示された．

以上がこの2薬剤の臨床的有用性を認めた報告であるが，この両者のどちらが有用なのかという疑問に対するひとつの答えが，季節性アレルギー性鼻炎を対象とした小青竜湯と麻黄附子細辛湯のランダム化比較試験の調査である[17]．結果は軽度以上の全般改善度(小青竜湯67.6％，麻黄附子細辛湯71.9％)において有意差を認めなかったというものであり，どちらが一方的に勝るというものではなかった．

また，これらの臨床研究はいずれも対象者に対して東洋医学における証を考慮に入れたものではなく，西洋薬での臨床試験と同等の調査である．

さて最近，アトピー素因を有する患者が喘息ではないが，乾性咳嗽を呈することが注目されているが，その原因のひとつに喉頭アレルギーがあげられる[18]．喉頭アレルギーは通常抗ヒスタミン薬の内服が有効であるが，ときに治療抵抗性を示すことがある．そのような場合麻黄附子細辛湯が有効とする報告があるので(図1)[19]，選択肢のひとつとするとよい．

著者らのエビデンス

この2薬剤について著者の施設が参画した臨床治験は，前出の通年性アレルギー性鼻炎に対する小青竜湯の全国規模の二重盲検ランダム化比較試験で，漢方薬のエビデンスとしては信頼性の高い知見として評価を受けている[8]．麻黄附子細辛湯ではスギ花粉症の初期治療群と飛散後投与群で比較する臨床研究に参加し，初期治療群で有意に症状が抑制されたことから，麻黄附子細辛湯の初期治療は有用であることが示された[16]．また，麻黄附子細辛湯は喉頭アレルギー症例に有効であるという臨床調査を行った[19]．咳嗽はもちろんのこ

---

column　喉頭アレルギー

最近，アトピー素因を有し肺に明確な病変がない慢性乾性咳嗽を呈する患者が増えてきており，注目を集めている．その原因疾患のひとつに喉頭アレルギーがあげられるが，鑑別すべき類似疾患として喘息，咳喘息，アトピー咳嗽，胃食道逆流症，カゼ症候群後遷延性咳嗽，薬剤誘発性咳嗽などがあげられる．喉頭アレルギーと的確に診断されれば抗ヒスタミン薬が有効であるが，ときに治療抵抗性のことがあり，そうした場合，麻黄附子細辛湯が有効であるとの報告がされている．

と，とくに抗ヒスタミン薬に抵抗性の咽喉頭異常感にも有効であることが特筆すべき点と考える．

以上のことから，小青竜湯，麻黄附子細辛湯いずれの漢方薬も耳鼻咽喉科領域のアレルギー疾患（アレルギー性鼻炎，喉頭アレルギー）にある程度のエビデンスをもって有効であるといってよいと思われる．

文献/URL

1) 鼻アレルギー診療ガイドライン作成委員会：鼻アレルギー診療ガイドライン—通年性鼻炎と花粉症 2016 年版，改訂第8版，ライフサイエンス，2015．
2) 日本東洋医学会：漢方治療エビデンスレポート 2010—345のRCT．日本東洋医学会ホームページ．https://www.jsom.or.jp/medical/ebm/er/pdf/EKATJ2010.pdf
3) 竹内良夫・他：小青竜湯の抗アレルギー作用．漢方医学，6：12-19，1982．
4) 大山 勝・他：鼻副鼻腔粘膜病変における小青竜湯の抗炎症，抗アレルギー作用の検討．漢方と免疫アレルギー，2：81-92，1988．
5) 竹内良夫・他：好酸球，好塩基球に対する小青竜湯の薬理効果．和漢医薬学会誌，3：294-295，1986．
6) 石田正直・他：モルモット実験的アレルギー性鼻炎に及ぼす麻黄附子細辛湯エキスの影響．耳鼻咽喉科展望，35(補5)：437-445，1992．
7) 松本達始・他：麻黄附子細辛湯，小柴胡湯の経口投与によるラット肥満細胞からヒスタミン遊離抑制作用．和漢医薬学会誌，12：398-399，1995．
8) 馬場駿吉・他：小青竜湯の通年性鼻アレルギーに対する効果—二重盲検比較試験．耳鼻咽喉科臨床，88：389-405，1995．
9) 大屋靖彦：スギ花粉症に対する小青竜湯の季節前投与の有効性について．漢方診療，10：42-48，1991．
10) 森 壽生：春期アレルギー性鼻炎(花粉症)に対する小青竜湯と苓甘姜味辛夏仁湯の効果—両剤の効果の比較．Therap. Res., 17：3691-3696, 1996．
11) 森 壽生・他：春期アレルギー性鼻炎(花粉症)に対する小青竜湯と越婢加朮湯の効果—両剤の効果の比較．Therap. Res., 18：3093-3099, 1997．
12) 森 壽生：春期アレルギー性鼻炎(花粉症)に対する小青竜湯と大青竜湯(桂枝湯合麻杏甘石湯)の効果—両剤の効果の比較．Therap. Res., 19：3299-3303, 1998．
13) 森 壽生・他：春期アレルギー性鼻炎(花粉症)に対する小青竜湯と桂麻各半湯(桂枝湯合麻黄色湯)の効果—両剤の効果の比較．Therap. Res., 20：2941-2947, 1999．
14) 島崎 譲・他：春期アレルギー性鼻炎(花粉症)に対する小青竜湯と五虎湯の効果—両剤の効果の比較．Therap. Res., 22：2385-2391, 2001．
15) 中井義明・他：アレルギー性鼻炎に対する麻黄附子細辛湯の臨床効果の検討．耳鼻咽喉科展望，33(補5)：655-673，1990．
16) 伊藤博隆・他：スギ花粉症に対する予防的薬物療法の研究—とくに麻黄附子細辛湯について．耳鼻咽喉科臨床，52(補冊)：89-106，1991．
17) 吉本達雄・他：春期アレルギー性鼻炎(花粉症)に対する小青竜湯と麻黄附子細辛湯の効果—両剤の効果の比較．Therap. Res., 23：2253-2259, 2002．
18) 内藤健晴：喉頭アレルギー(laryngeal allergy)，慢性咳嗽の診断と治療に関する指針(2005年度版)．前田書店，2006，pp.16-21．
19) 馬場 錬・他：喉頭アレルギー症例に対する麻黄附子細辛湯の有用性について．アレルギーの臨床，21：640-644，2001．

* * *

疾患別：最新のエビデンス

10. 認知症およびその周辺症状の漢方治療

堀口　淳

Keyword
抑肝散
統合失調症
境界性人格障害
Charles Bonnet 症候群
広汎性発達障害
Asperger 症候群
薬剤誘発性遅発性ジスキネジア
むずむず脚症候群

◎抑肝散は元来，"神経のたかぶり"に奏功するため，小児の夜泣きや神経症の際のイライラに投与されてきた．近年，抑肝散は認知症患者のせん妄や攻撃性，イライラや幻覚妄想などの，いわゆる周辺症状にも奏功することが報告され，臨床現場において頻用されつつある．著者らは，この抑肝散を統合失調症や Charles Bonnet 症候群，抗精神病薬誘発性のジスキネジア，広汎性発達障害や Asperger 障害，境界性人格障害，むずむず脚症候群に投与し，良好な治療結果を得ている．統合失調症に関しては全国多施設共同研究により，二重盲検法で有効性を確認できた．

本稿では"認知症と漢方薬"の"最新のエビデンス"をまとめあげるのが著者の務めではあるが，"認知症の周辺症状の最新エビデンス"といえば，抑肝散が群を抜いているので，この大きなブレイクスルーについて記載する．

抑肝散の基礎医学的研究の急速な進展（表1）

抑肝散に関する基礎医学的研究は凄まじい勢いで進行している．表1にそのおもな論文を示した．この表には2013年までの文献をまとめて示したが，その後も膨大な論文が報告されているので，ここでは誌面の都合上割愛する．また，表1のおもな基礎医学研究の内容を表2に総括的に示した．抑肝散は，グルタミン酸放出抑制作用およびグルタミン酸トランスポーター賦活作用により，脳内興奮性伝達物質であるグルタミン酸の細胞間隙量を減少させること[6,7,24,25]，5-HT$_{1A}$受容体アゴニスト作用および5-HT$_{2A}$受容体ダウンレギュレーション作用により異常行動を改善させる[3,18,28]，などの薬理作用を有していることなどが，つぎつぎと報告されるようになった．また，抑肝散の活性成分に関しては，構成生薬であるチョウトウコウやカンゾウ，センキュウなどに由来する成分の関与が明らかにされつつある．

認知症に対する抑肝散の臨床応用

抑肝散は，小児の癇癪・夜泣きや成人の不眠症に対して効果があるとされてきた生薬である[34]．近年，わが国を中心に，認知症患者に認められる精神・行動障害（behavioral and psychological symptoms of dementia：BPSD）に対する抑肝散の有効性に関する臨床研究が報告されている[35]．BPSDの症状には，攻撃性の亢進，焦燥，不穏，徘徊，幻覚や妄想などがあり，これらは家族をはじめとする介護者にとっては大きな負担となり，結果的に介護者は疲弊し患者も苦しむなか，在宅生活が破綻し病院や施設での治療や療養が必要となる場合が多い．

これまでにBPSDに対しては，おもに抗精神病薬などによる治療介入についての検討がなされてきたが，薬剤誘発性錐体外路症状（EPS）などの副作用が少なからず認められ，むしろ患者のADLの低下を引き起こすおそれがあるという問題があった[36]．ところでIwasakiらは，抑肝散がBPSDに対して有効であり，認容性に優れているとする臨床研究結果をはじめて報告した[35]．その後もBPSDに対する抑肝散の有効性に関する臨床

Jun HORIGUCHI
島根大学医学部免疫精神神経学共同研究講座

表1 抑肝散の基礎研究一覧

区分	モデル	効果	方法	概要	文献
動物実験	TD食飼育ラット	攻撃性改善作用	ソーシャルインタラクション試験	左記向精神効果に脳内グルタミン酸興奮毒性是正作用（とくにアストロサイトのグルタミン酸取込み障害是正作用）が関与している可能性を示唆	1, 2)
		抗不安様作用	オープンフィールド試験		
		神経症状改善効果	発症頻度観察		
		記憶障害改善作用	ステップスルー型受動回避試験		
		細胞保護作用	脳病理検索：光顕および電顕検索		
		脳グルタミン酸細胞外液濃度是正作用	マイクロダイアリシス試験		
	PCA投与ラット	攻撃性改善作用	ソーシャルインタラクション試験	PCA誘発社会行動低下および攻撃行動の改善効果に5-HT$_{1A}$受容体が関与している可能性を示唆	3)
		5-HT$_{1A}$受容体刺激作用	WAY-100635拮抗		
	脳室内Aβ注入マウス	攻撃性改善作用	ソーシャルインタラクション試験	運動抑制やカタレプシーを起こすことなく攻撃性や記憶改善作用を示すこと、およびin vitro試験においてコリン神経伝達（受容体や酵素活性）に対する作用はないことを示唆	4, 5)
		記憶改善作用	インテリケージ試験		
	低Zn食飼育マウス・ラット	攻撃性改善作用	ホームケージ法	攻撃性改善効果に脳の過剰なグルタミン酸放出および血漿グルココルチコイド濃度異常に対する是正機序が関与している可能性を示唆	6-8)
		脳内グルタミン酸放出抑制作用	マイクロダイアリシス試験、脳スライス標本テタヌス刺激試験		
		グルココルチコイド分泌異常改善作用	血漿濃度測定		
	APP-Tgマウス	記憶障害改善作用	ステップスルー型受動回避試験、モーリス水迷路試験	左記向精神作用にチョウトウコウが関与している可能性を示唆。Aβ蓄積に関してはまだ一致した見解は認められていない	9, 10)
		攻撃性改善作用	ソーシャルインタラクション試験		
		低不安改善作用	高架式十字迷路試験		
		脳Aβ蓄積抑制作用	ELISA		
	隔離飼育マウス	攻撃性改善作用	挿入棒対応反応	隔離ストレス誘発攻撃性およびmAMPH誘発過活動に対する改善作用にDA神経系（興奮抑制作用）が関与している可能性を推察	11)
		過活動改善作用	オープンフィールド試験		
		睡眠改善作用	ペントバルビタール誘発睡眠試験	隔離ストレスで誘発される睡眠時間の短縮を改善したことから、GABA/ベンゾジアゼピン受容体の関与を推察	12)
	老齢ラット	抗不安作用	高架式十字迷路試験	老齢ラットの向精神効果に、前頭前野の5-HTやDA放出是正作用、神経細胞の増殖や可塑性などが関与している可能性を示唆	13-15)
		思考柔軟性是正作用	T型迷路試験		
		作業記憶障害改善作用			
		コンドロイチン硫酸蓄積抑制作用	脳免疫染色		
		神経幹細胞増殖作用	脳免疫染色		
		5-HT・DA放出是正作用	マイクロダイアリシス試験		
	脳虚血ラット	抗不安作用	高架式十字迷路試験、明暗箱試験、オープンフィールド試験	繰り返し脳虚血誘発不安様行動に対する改善効果を高架式十字迷路試験、明暗箱試験およびオープンフィールド試験で証明	16)
	正常ラット	抗不安作用	ホールボード（穴覗き行動）試験	抗不安作用にチョウトウコウ（水抽出分画）とベンゾジアゼピン受容体が関与している可能性を示唆	17)

疾患別：最新のエビデンス

表1 抑肝散の基礎研究一覧(つづき)

区分	モデル	効果	方法	概要	文献
動物実験	DOI誘発首振り行動ラットモデル	首振り行動(幻覚剤特有行動)抑制作用	行動解析	幻覚行動(首振り行動)改善効果に前頭前野の5-HT$_{2A}$受容体ダウンレギュレーションが関与している可能性を示唆	18)
		5-HT$_{2A}$受容体ダウンレギュレーション作用	Western blot解析		
	Poly I:Cマウス	PPI低下改善作用	PPI試験	統合失調様症状改善効果にDA神経系や抗酸化作用が関与している可能性を示唆	19)
		NORT改善作用	NORT試験		
		mAMPH誘発過活動改善作用	オープンフィールド試験		
		脳内GSH増加作用	グルタチオン測定キット		
	NC/Ngaマウス	アトピー性皮膚炎	病理および掻破行動評価	アトピー性皮膚炎改善効果にNMDA受容体発現抑制やグルタミン酸トランスポーター活性などのグルタミン酸刺激是正作用が関与している可能性を示唆	20, 21)
		皮膚NMDA受容体	mRNA(リアルタイム-PCR解析), 免疫組織化学解析		
		皮膚グルタミン酸トランスポーター			
	正常マウス	薬物代謝酵素	CYP活性測定, P糖蛋白活性測定	肝薬物代謝酵素(P450, CYP)および排泄蛋白(薬物トランスポーターP糖蛋白)に対し影響しないことを示唆	22)
	正常ラット	相互作用(ドネペジル)	血漿ドネペジル濃度測定	ドネペジルと併用しても血中ドネペジル濃度には影響しないことを示唆	23)
in vitro実験	培養アストロサイト	グルタミン酸取込み(トランスポート)改善作用	グルタミン酸取込み試験	アストロサイトのTD誘発グルタミン酸取込み能およびトランスポーター障害是正作用にPKC阻害作用が関与し, カンゾウ成分グリチルリチン(活性体はグリチルレチン酸)がそれを担っている可能性を示唆	24, 25)
		グルタミン酸トランスポーター賦活作用	mRNA解析, Western blot解析		
		PKC阻害作用	酵素阻害試験		
	PC12細胞	細胞保護作用	細胞死抑制試験(MTT還元法)	グルタミン酸誘発細胞死保護作用にシスチン/グルタミン酸アンチポーターを介したGSH上昇作用(抗酸化作用)が関与し, チョウトウコウ成分(GM, HTI, HTE)がそれを担っている可能性を示唆	26)
		GSH上昇作用	グルタチオン測定キット		
	培養神経細胞	神経細胞保護作用	細胞死抑制試験(MTT還元法), NMDA受容体結合試験, グルタミン酸/NMDA誘発Ca^{2+}流入測定	神経細胞保護作用にチョウトウコウ成分(GM, HTE, HTI, RP)およびカンゾウ成分(ILQG, GC, LQ, GA)が関与し, ILQGは高濃度でNMDA受容体アンタゴニスト作用を示すことを示唆	27)
	CHO細胞	5HT$_{1A}$受容体パーシャルアゴニスト作用	5-HT受容体結合試験	5HT$_{1A}$受容体パーシャルアゴニスト作用にチョウトウコウが関与している可能性を示唆	28)
	N2a細胞, SK-N-SH細胞	細胞死抑制作用	サプシガルジンおよび低酸素誘発細胞死測定	ERストレス誘発細胞死(アポトーシス)抑制抑肝散にGRP78/Bip産生およびCHOP減少が関与し, センキュウ成分フェルラ酸がそれを担っている可能性を示唆	29)
		ERストレス抑制作用	mRNA解析(GRP78/Bip, CHOP)		
		カスパーゼ-4活性阻害作用	Western blot解析		

研究の報告が引き続き実施されている.

たとえば2010年にOkaharaら[37]は, 塩酸ドネペジルで4週間以上治療を行った63例のAlzheimer型認知症患者を, ランダムに抑肝散投与群と非投与群に分けて比較試験を実施した. それによれば, 抑肝散投与群では投与前に比べてBPSDが有意に改善した. Hayashiら[38]は, 26名の塩酸ドネペジルを服用していないAlzheimer

表1 抑肝散の基礎研究一覧(つづき)

区分	モデル	効果	方法	概要	文献
in vitro 実験	培養神経細胞	細胞保護作用	Aβ誘発細胞死抑制試験	Aβ誘発細胞死抑制効果を示唆	30)
	試験管内Aβ凝集	Aβ凝集抑制および分解作用	Aβ凝集試験,凝集Aβ分解試験	抑肝散構成生薬のひとつであるチョウトウコウにAβ凝集抑制および分解作用のあることを示唆	31)
	CYP抑制アッセイキット,ヒトP糖蛋白発現膜	薬物代謝酵素	P450・CYP,P糖蛋白活性測定	肝薬物代謝酵素(P450,CYP)および排泄蛋白(薬物トランスポーターP糖蛋白)に対し影響しないことを示唆	32)
	内皮細胞・ペリサイト・アストロサイト共培養BBBキット	チョウトウコウ成分GMのBBB透過性	in vitro BBB透過性試験	GMがBBBを透過することを示唆	33)

抑肝散の基礎研究論文を紹介する.これまで種々動物モデルや培養細胞系を用いて抑肝散の薬効作用やメカニズムおよび活性成分の研究が行われ,その全貌が急速に解明されつつあることがわかる.臨床症状に相当するBPSD様作用の改善効果やそのメカニズムに,セロトニン神経系やグルタミン酸神経系を主体とするさまざまな機序の関与が推察される.活性成分に関しては,構成生薬であるチョウトウコウやカンゾウ,センキュウなどに由来する成分の関与が明らかにされつつある.

TD:チアミン欠乏,PCA:パラクロロアンフェタミン,5-HT:セロトニン,WAY-100635:5-HT$_{1A}$受容体遮断薬,Zn:亜鉛,APP-Tg:ヒト変異アミロイド前駆蛋白遺伝子改変,Aβ:アミロイドβ蛋白,mAMPH:メタンフェタミン(覚せい剤),DA:ドパミン,DOI:5-HT$_{2A}$受容体作動薬,PPI:プレパルスインヒビション,NORT:新奇物体認識試験,GSH:グルタチオン,PKC:プロテインキナーゼC,GM:ガイソシジンメチルエーテル,HTE:ヒルステイン,HTI:ヒルスチン,RP:リンコフィリン,IRQG:イソリンクイリチゲニン,GC:グリシクマリン,LQ:リクイリチン,GA:グリチルレチン酸(グリチルリチン酸の代謝物),CHO:チャイニーズハムスター卵巣細胞,ER:小胞体,GRP78/Bip:シャペロン蛋白(ERストレス防御蛋白),CHOP:アポトーシス誘導蛋白,BBB:血液脳関門.

TDラット:チアミン欠乏により記憶学習障害およびさまざまな周辺症状が発症することが知られている脳神経変性疾患モデル.
PCAラット:5-HT神経毒であるPCA投与により脳内5-HT濃度が特異的に低下することが知られている脳5-HT神経障害モデル.
脳室内Aβ注入マウス:Alzheimer病の原因物質と考えられているAβを人為的に脳室内に注入し作製した記憶障害モデル.
低Znマウス・ラット:低Znにより誘発される記憶障害モデル.
APP-Tgマウス:Alzheimer病の動物モデルとして知られているヒトAPP変異遺伝子(APP695SWE)を導入した遺伝子改変マウス.
Poly I:Cマウス:統合失調症モデル動物で妊娠初期にpoly I:C(偽ウイルス感染誘発物質)を腹腔内投与した親マウスから産まれた仔マウス.Poly I:Cマウスはプレパルス抑制の低下,ドパミン感受性増加および認知機能障害など統合失調症様症状を示すことが知られている.
NORT:新奇物体認識試験.マウス・ラットの新奇物体に対する認識行動を指標に関心度や認知機能を評価する試験.Poly I:Cマウスでは新奇物体に対し興味を示さない(認識行動が低下する)ことが知られている.
PPI試験:音(パルス)に対する驚愕反応試験.あらかじめパルスを経験した動物はパルスに対し順応するため,次回パルス刺激の際は初回時に比べ驚愕反応が低下する.Poly I:Cマウスでは,このようなプレパルスに対する順応性がなくなることが知られている.
NC/Ngaマウス:アトピー性皮膚炎の自然発症モデル.
ソーシャルインタラクション試験:被験動物と対峙動物を一緒にオープンフィールド装置に入れ,一定時間内における動物間の行動から攻撃性や社会性などを評価する試験.
オープンフィールド試験:オープンフィールド内に動物を入れ,一定時間内の行動パターンから不安作用などを評価する試験.
ステップスルー型受動回避試験:明暗室からなる装置を用いる.最初,明室に入れた動物(ラット・マウス)はすぐに暗室に入る.暗室に入ると床グリッドを介して電気刺激が与えられる.次回,明室に動物を入れても電気刺激を記憶していると暗室に入らなくなる.このような試行を用いて学習記憶を評価する行動試験.
インテリケージ試験:群飼育マウスの自発行動や学習行動を評価する試験.たとえば,装置内の飲水場所変更などに対する順応(飲水)行動などから学習・記憶を評価する試験.各動物の行動は埋め込まれたマイクロチップにより自動的にモニターされる.
モーリス水迷路試験:プラットフォームを設置したプールにマウスを泳がせ,プラットフォームに到着するまでの時間や遊泳距離などを指標に学習記憶能などを評価する試験.
高架式十字迷路試験:不安評価試験.動物は高架式十字迷路の中央におくと不安を感じ壁のない通路(オープンアーム)には出ないが,抗不安状態ではオープンアームにでる行動が増える.
ホールボード試験:穴のあいた板にネズミをおいたときの穴覗き行動を指標に不安状態を評価する試験.穴覗き回数は不安状態で減少し,抗不安状態で増加することが知られている.
T型迷路試験(思考柔軟性および作業記憶試験):T型迷路の片側に行くと餌があることを覚えさせたラットに対し,反対方向に餌をおいたときの順応行動を指標に思考の柔軟性を評価する試験.若いラットは条件の変更に順応して餌を食べに行くが,老齢ラットはそのような順応力が弱くなる.また,10秒前の餌位置情報保持能を指標に,作業記憶も解析できる.
マイクロダイアリシス試験:ラットの脳内に透析チューブを埋め込み,灌流により細胞外液中の神経伝達物質濃度などを測定する方法.

型認知症患者に抑肝散を4週間投与したところ,投与前に比べてBPSDが改善した.Kimuraら[39]は,20名の前頭側頭型認知症患者に抑肝散を4週間投与したところ,投与前に比べてBPSDと常同行動が改善した.また,Kawanabeら[40]は7名の認知症を伴うParkinson病患者に4週間抑肝散を投与後,4週間休薬したところ,抑肝散投与時はBPSDが改善し,休薬すると悪化したと報告して

表2 抑肝散の基礎医学研究

1. 攻撃行動の改善作用
   Fujiwara, H. et al.(2011, *Neuroscience*)[10]
   Ikarashi, Y. et al.(2009, *Biol. Pharm. Bull.*)[1]
   Sekiguchi, K. et al.(2009, *Phytother. Res.*)[4] ほか
2. 記憶障害改善作用
   Sekiguchi, K. et al.(2011, *Phytother. Res.*)[5]
   Mizoguchi, K. et al.(2011, *Neuroscience*)[15]
   Tabuchi, M. et al.(2009, *J. Ethnopharmacol.*)[9] ほか
3. 神経保護作用
   Kawakami, Z. et al.(2011, *Cell. Mol. Neurobiol.*)[27]
   Iizuka, S. et al.(2010, *Neuropathol.*)[2]
   Hiratsuka, T. et al.(2010, *PLoS One*)[29] ほか

セロトニン神経系
①5-HT$_{1A}$パーシャルアゴニスト作用
②5-HT$_{2A}$ダウンレギュレーション作用
グルタミン酸神経系
①放出抑制作用
②グルタミン酸トランスポーター活性作用
③酸化ストレス抑制作用など

いる.

さらに2011年の報告では,Iwasakiら[41]は54名のLewy小体型認知症患者に抑肝散を4週間投与したところ,投与前と比べBPSDが改善したと報告している.これらの論文のほか,これまでにも多数の関連論文[35,42-44]があるので,参照されたい.

大切なことは,Alzheimer病に代表される認知症のBPSDには陽性症状(幻覚,妄想,易刺激性,興奮など)と,陰性症状(無為,無関心,活動性低下,アパシー)の2つがあり,抑肝散は主として陽性症状に有効であり,また人参養栄湯が陰性症状に有効であることがわかってきたことである.

また,同一の症例でも,たとえばAlzheimer病では前駆期のMCIレベルの時期や第1病期の前半には,むしろ陰性症状が中心であり,第2期の後半では陽性症状が前面に出現する場合が多く,さらに第3期では,再び活動性の低下した陰性症状が中心的な色彩を呈するので,抑肝散を漫然と投与するのではなく,病状に応じて人参養栄湯に切り換えることが重要であると考えられる.

各種漢方薬の適応症状と抑肝散の投与実態

1. 各種漢方薬の適応症状(表3)[45-47]

表3に現行の精神科領域で投与されている,おもな漢方薬をまとめて示した.表3のように,さまざまな漢方薬が投与可能となっており,著者ら臨床医は患者の訴えを丹念に把握して,表3に示した症状に対応する薬剤を選択して投与するとよい.

2. 認知症以外の対象に対する臨床現場における抑肝散の投与実態

上記の目的で,全国の1,040の病院の1,267人の臨床医の先生方にアンケート調査を実施させていただき,712の病院の827人の先生方からのご回答がいただけた[48].アンケート調査の実施期間は,2011年5月10日から同年7月8日までの約2ヵ月間であった.回収率は65.3%であった.

なお,このアンケートの質問内容は,協力医師の日常臨床における抑肝散の投与方法や投与対象などについて,その概略を把握するための内容であり,調査結果が正確に現状を反映していない可能性はあるが,参照資料としての価値は十分にあるものと思われる.

著者らの抑肝散研究

ところで著者らは,抑肝散がBPSDに対して優れた治療有効性と認容性とを有することを参考にして,認知症に拘泥することなく,いくつかの神経精神疾患に対する治療有効性と認容性とについて検討を行った.

1. BPSD関連研究

① **教室のスタート症例**……先述したIwasakiら[41]のBPSDに対する抑肝散の有効性の報告を参照して,著者らはLewy小体病3例に抑肝散を投与し,良好な結果を得たので報告した.教室の古屋らによる抑肝散研究のスタート症例である[49].

② **睡眠脳波による検討を行ったLewy小体病症例研究など**[50,51]……上述の症例報告をもとに,Lewy小体病でもしばしば問題となる,レム睡眠行動障害に対する抑肝散の臨床効果などについての睡眠脳波学的検討を実施した.

③ **BPSDを有する認知症に対する抑肝散投与前後の終夜睡眠ポリグラフの変化**……本検討は,5症例(Alzheimer病2例,Lewy小体病3例)に対する抑肝散の臨床効果を検討し,報告した[52].すなわち抑肝散は,認知症患者のBPSDだけでなく,中核症状にも作用する可能性を示唆させる結

表3 各種漢方薬の適応症状[45-47]

疾患	症状	処方名
認知症	イライラ感, 易怒性, 神経質	抑肝散
	高血圧症, 頭痛	釣藤散
	排尿障害, 気力の減退	八味地黄丸
	入眠障害, 興奮, のぼせ感	黄連解毒湯
統合失調症	イライラ, 焦燥	抑肝散
	不眠, 興奮	黄連解毒湯
	無気力状態	補中益気湯
	無気力状態, 貧血, 皮膚の乾燥	十全大補湯
	無気力状態, 貧血, 呼吸器症状	人参養栄湯
不眠症	入眠・熟眠障害, イライラ感, 易怒性, 神経質	抑肝散
	熟眠障害, 更年期障害, 神経質	加味逍遙散
	熟眠障害, 抑うつ気分	加味帰脾湯
	入眠・熟眠障害	酸棗仁湯
	熟眠障害, 動悸, 息切れ, 神経質	柴胡桂枝乾姜湯
	入眠障害, 興奮, のぼせ感	黄連解毒湯
	熟眠障害, 不安, 抑うつ, 神経質, 動悸	柴胡加竜骨牡蠣湯
	入眠・熟眠障害	半夏瀉心湯
	熟眠障害, 神経質	四逆散
抑うつ状態	更年期抑うつ状態, 焦燥感, 心気症	加味逍遙散
	咽喉頭異常感, 不安感, 気道閉塞感	半夏厚朴湯
	意欲障害, 食欲不振, 全身倦怠感	加味帰脾湯
	意欲障害, 食欲不振, 全身倦怠感	帰脾湯
	不安焦燥, 動悸, 胸部不快感	柴胡加竜骨牡蠣湯, 大柴胡湯
不安状態	咽喉頭異常感, 不眠, 動悸	半夏厚朴湯
	抑うつ, 無気力, 血色疲労, 胃腸虚弱	加味帰脾湯
	イライラ, 更年期障害, 神経質	加味逍遙散
	不安焦燥動悸, 胸部不快感	柴胡加竜骨牡蠣湯
	咽喉頭異常感, 咳嗽, 全身倦怠感	柴朴湯
自律神経失調症	更年期不定愁訴	加味逍遙散
	易怒性, 不安焦燥感, 抑うつ気分	抑肝散
	(抑肝散の胃下垂タイプ)	抑肝散加陳皮半夏
	動悸, 胸部不快感, 不安焦燥	柴胡加竜骨牡蠣湯
	動悸, 不安抑うつ	柴胡桂枝乾姜湯
	抑うつ, 無気力, 血色疲労	帰脾湯
	抑うつ, 無気力, 血色疲労, 胃腸虚弱	加味帰脾湯
	不安, 抑うつ, 咽喉頭異常感	半夏厚朴湯
	不安, 咽喉頭異常感, 呼吸困難	柴朴湯
	動悸, 易興奮性, 性機能障害	桂枝加竜骨牡蠣湯
	胃炎, 過敏性腸症候群	半夏瀉心湯
	胃もたれ, 食欲不振	六君子湯
身体表現性障害	イライラ, 更年期障害, 神経質	加味逍遙散
	抑うつ, 無気力, 血色疲労, 胃腸虚弱	加味帰脾湯
	不安, 抑うつ, 咽喉頭異常感	半夏厚朴湯
	動悸, 胸部不快感, 不安焦燥	柴胡加竜骨牡蠣湯
	咽喉頭異常感, 咳嗽, 全身倦怠感	柴朴湯
脳卒中後遺症	イライラ, 興奮, 不眠	抑肝散
	イライラ, 不眠, 顔面紅潮	黄連解毒湯
	高血圧症, 便秘症	大柴胡湯
	めまい, 肩こり, 頭痛, 耳鳴り	釣藤散
	歩行障害, 排尿障害	八味地黄丸

疾患別：最新のエビデンス

果を得たのである.

2. 境界性パーソナリティー障害と抑肝散

境界性パーソナリティー障害は，人格の不安定性と自己の空虚感を特徴とする，思春期または成人期に生じる人格障害である[53]．臨床現場における現状は，主として精神療法と精神症状を標的とした薬物療法との併用治療が実施されている[54]が，治療に難渋する場合が多い．

対象症例はDSM-IV（American Psychiatric Association, 1994)[55]の診断基準で診断された境界性パーソナリティー障害患者20名であり，対象症例には抑肝散（2.5～7.5 g/day）を12週間投与し，投与開始時，投与開始2週間後および12週間後に抑肝散の治療効果と副作用とについてそれぞれ評価尺度を用いて評価した．精神症状の臨床評価としては，Clinical Global Impression Scale(CGI)[56]，Brief Psychiatric Rating Scale(BPRS)[57]，Global Assessment of Functioning(GAF)[58]，Self-evaliation Aggression Questionnaire(AQ)[59]，Hamilton Depression Rating Scale(HAM-D)[60]を用いた．

詳細は割愛するが，エントリーした20名の患者がすべて12週間の研究期間を完了し，中止脱落症例はなかった．

3. ジスキネジアと抑肝散

当教室の河野らが，薬剤性に生じた呼吸性ジスキネジアに対して抑肝散が奏功したケースを報告した[61]．遅発性ジスキネジア（TD）は，数カ月から1年以上抗精神病薬を服用した患者の10～20％に発現する不随意運動である[62]．抗精神病薬の服用中に発現するが，患者が発症に気づいてない場合が多い．今回の著者らの対象症例はDSM-IV(American Psychiatric Association, 1994)[55]の診断基準でTDを合併する統合失調症患者(22名)であり，本研究エントリー以前にさまざまな薬物療法で治療効果の乏しかった症例である[63]．神経症状の臨床評価としては，Abnormal Involuntary Movement Scale(AIMS)[64]を用いた．抑肝散の投与により患者の約70％でTDは有意に改善し，その治療効果は投与後8週間目に認められ，12週間後まで持続した．さらに驚くべきことに，Positive and Negative Syndrome Scale(PANSS)[65]やCGIによる統合失調症の症状も，TDの改善に加えて観察されたのである．このことから著者らは対照群を設けて，抑肝散を統合失調症にopen-labelで投与することになった．

4. 統合失調症と抑肝散

統合失調症の薬物治療は抗精神病薬による薬物療法が主流となっているが，現時点でも抗精神病薬による治療にもかかわらず病状が改善しない難治性や，予後不良の治療抵抗性統合失調症患者が約25％も存在することが知られている[66]．そこで著者らは，治療抵抗性統合失調症の治療に抑肝散が応用可能であるかを検討した[67]．対象症例はDSM-IV(American Psychiatric Association, 1994)[55]の診断基準で診断された統合失調症患者(34名)であり，本研究エントリー以前にさまざまな向精神薬による薬物療法では治療効果の乏しかった症例である．精神症状の臨床評価としては，PANSSを用いた．その結果，抑肝散の投与により，すべての評価尺度で有意な改善を認めた．またその治療効果は，いずれも抑肝散投与後2週間目に認められ，その効果は4週間後まで持続した．この結果を踏まえて，現在は厚生労働科学研究費補助金医療技術実用化総合研究事業「治療抵抗性統合失調症に対する抑肝散の有用性と安全性に関する多施設共同二重盲検ランダム化比較試験（平成22～24年度）」(堀口班)を全国33病院の協力を得て精力的に検討し，抑肝散の追加投与が統合失調症の衝動性や敵意に有効であることを報告[68]した．また現在では，治療抵抗性でない統合失調症にも長期投与の効果を確認するため，全国各施設共同二重盲検ランダム化比較試験を実施し，同様の結果を得たので現在投稿中である．

5. Charles Bonnet症候群と抑肝散

Charles Bonnet（シャルル・ボネー）症候群は視覚障害を有する，おもに高齢者に多い幻覚症である．当教室の長濱らが"黒いマントのヒトビトの行列"などの複雑幻視を有する症例に抑肝散が奏功したことを報告した[69-71]．対象は18人（平均年齢68.3±16.8歳）の患者で，この18人に4週間，抑肝散を1～3包（2.5～7.5 g）open-labelで投与した．その結果，18人全員が4週間の服薬を継続でき，PANSSの評価では59％，NPIでは67％，

CGIでは65％の改善がみられた．PANSSのHallucination Subscaleの評価が50％以下となった患者を有効とすれば，77.8％が有効，22.2％が不変で，悪化例はなかった．

6. 広汎性発達障害およびAsperger障害と抑肝散

DSM-IV-TRで診断した広汎性発達障害21人とAsperger(アスペルガー)障害19人の合計40人(男性22例，女性18例；平均年齢22.7歳±7.3歳)の患者(IQ 88.9±7.3歳)を対象に，open-labelで12週間，抑肝散1～3包(平均6.4±1.3g)を投与した[72]．CGI-sが1～2点改善，またはABCスコアが25％以上改善した患者が90％みられた．また，Asperger障害の全員と，広汎性発達障害の21人中18人(86％)に，抑肝散の投与が有効であった．さらに，CGI-sでは攻撃性(aggression)と自傷行為(self-injury)，かんしゃく(tantrums)が統計学的に有意($p<0.0001$)に改善し，またABCではいらいら(irritability)や無気力(lethargy)，常同症状(stereotypy)，多動(hyperactivity)，奇異な言動(inappropriate speech)が改善($p<0.001$)した．

このopen trialをきっかけに，現在，二重盲検法で検討を終了し，結果を分析中である．

7. レストレス・レッグズ症候群と抑肝散

抑肝散の臨床応用の選択肢の幅は広く，著者らの研究テーマのひとつであるレストレス・レッグズ症候群の患者にも投与した[73]．レストレス・レッグズ症候群の患者の異常知覚自体への効果は乏しいが，異常知覚のために二次的に発現するイライラに奏功すると考えられた．しかし，時に異常知覚自体にも奏功する症例がある．

おわりに

抑肝散研究の進展により，特に認知症のBPSDについては，BPSDの陽性症状には抑肝散を，また，陰性症状については人参養栄湯を投与すべきであることがわかってきた．現在，精力的にこの観点からの検討を実施中であることを強調したい．

文献

(基礎研究論文)
1) Ikarashi, Y. et al.：Biol. Pharm. Bull., 32：1701-1709, 2009.
2) Iizuka, S. et al.：Neuropathol., 30：524-536, 2010.
3) Kanno, H. et al.：J. Pharm. Pharmacol., 61：1249-1256, 2009.
4) Sekiguchi, K. et al.：Phytother. Res., 23：1175-1181, 2009.
5) Sekiguchi, K. et al.：Phytother. Res., 25：501-507, 2011.
6) Takeda, A. et al.：Nutr. Neurosci., 11：41-46, 2008.
7) Takeda, A. et al.：Neurochem. Int., 53：230-235, 2008.
8) Tamano, H. et al.：Brain Res. Bull., 83：351-355, 2010.
9) Tabuchi, M. et al.：J. Ethnopharmacol., 122：157-162, 2009.
10) Fujiwara, H. et al.：Neuroscience, 180：305-313, 2011.
11) Uchida, N. et al.：Biol. Pharm. Bull., 32：372-375, 2009.
12) Egashira, N. et al.：J. Pharmacol. Sci., 116：316-320, 2011.
13) Tanaka, Y. and Mizoguchi, K.：Neuroscience, 164：1224-1234, 2009.
14) Mizoguchi, K. et al.：J. Ethnopharmacol., 127：70-76, 2010.
15) Mizoguchi, K. et al.：Neuroscience, 177：127-137, 2011.
16) Nogami, A. et al.：Nat. Med., 65：275-281, 2011.
17) Kamei, J. et al.：Prog. Neuropsychopharmacol. Biol. Psychiatry, 33：1431-1437, 2009.
18) Egashira, N. et al.：Prog. Neuropsychopharmacol. Biol. Psychiatry, 32：1516-1520, 2008.
19) Makinodan, M. et al.：J. Brain Disease, 1：1-6, 2009.
20) Jiang, J. et al.：J. Dermatol. Sci., 56：37-42, 2009.
21) Funakushi, N. et al.：Arch. Dermatol. Res., 2011.(in press)
22) Ito, K. et al.：J. Trad. Med., 26：131-135, 2009.
23) Ichisawa, S. et al.：J. Trad. Med., 27：84-89, 2010.
24) Kawakami, Z. et al.：Neuroscience, 159：1397-1407, 2009.
25) Kawakami, Z. et al.：Eur. J. Pharmacol., 626：154-158, 2010.
26) Kawakami, Z. et al.：J. Ethnopharmacol., 134：74-81, 2011.
27) Kawakami, Z. et al.：Cell. Mol. Neurobiol., 31：1203-1212, 2011.
28) Terawaki, K. et al.：J. Ethnopharmacol., 127：306-312, 2010.
29) Hiratsuka, T. et al.：PLoS One, 5：e13280, 2010.
30) Tateno, M. et al.：Prog. Neuropsychopharmacol. Biol. Psychiatry, 32：1704-1707, 2008.
31) Fujiwara, H. et al.：J. Neurosci. Res., 84(2)：427-433, 2006.
32) Ito, K. et al.：Biol. Pharm. Bull., 31：893-896, 2008.
33) Imamura, S. et al.：Cell. Mol. Neurobiol., 31：787-793, 2011.

(他の研究論文)
34) Aizawa, R. et al.：Psychiatry Clin. Neurosci., 56：303-304, 2002.
35) Iwasaki, K. et al.：J. Clin. Psychiatry, 66：248-252,

36) Jeste, D. V. et al. : Arch. Gen. Psychiatry, 42 : 756-765, 1995.
37) Okahara, K. et al. : Prog. Neuropsychopharmacol. Biol. Psychiatry, 34 : 532-536, 2010.
38) Hayashi, Y. et al. : Prog. Neuropsychopharmacol. Biol. Psychiatry, 34 : 541-545, 2010.
39) Kimura, T. et al. : Psychiatry Clin. Neurosci., 64 : 207-210, 2010.
40) Kawanabe, T. et al. : Prog. Neuropsychopharmacol. Biol. Psychiatry, 34 : 284-287, 2010.
41) Iwasaki, K. et al. : J. Am. Geriatr. Soc., 5 : 936-938, 2011.
42) Mizukami, K. et al. : Int. J. Neuropsychopharmacol., 12(2) : 191-199, 2009.
43) Monji, A. et al. : Prog. Neuropsychopharmacol. Biol. Psychiatry, 33 : 308-311, 2009.
44) Kimura, T. et al. : Psychogeriatrics, 9 : 38-43, 2009.
45) 山田和夫：薬局, 60(7) : 2741-2746, 2009.
46) 松田邦夫, 稲木一元：漢方診療のファーストステップ. 南山堂, 2011, pp.123-144.
47) 五島雄一郎・他(監)：漢方治療のABC. 医学書院, 1992, pp.117-132.
48) 堀口 淳・他：認知症以外の対象に対する抑肝散の臨床応用（第1報）—第一線の臨床現場における投与実態. Progress in Medicine. (in press)
49) 古屋智英・他：精神医学, 49(4) : 417-420, 2007.
50) Shinno, H. et al. : Prog. Neuropsychopharmacol. Biol. Psychiatry, 31 : 1543-1545, 2007.
51) Shinno, H. et al. : Prog. Neuropsychopharmacol. Biol. Psychiatry, 32 : 1749-1751, 2008.
52) Shinno, H. et al. : Prog. Neuropsychopharmacol. Biol. Psychiatry, 32 : 881-885, 2008.
53) Miyaoka, T. et al. : Prog. Neuropsychopharmacol. Biol. Psychiatry, 32 : 150-154, 2008.
54) Linehan, M. M. et al. : Am. J. Psychiatry, 151 : 1771-1776, 1994.
55) American Psychiatrric Association : Diagnostic and Statistical Manual of Mental Disorders, Fourth ed. American Psychiatric Association, Washington DC, 1994.
56) Guy, W. : ECDEU Assessment Manual for Psychopharmacogy. U. S. Department of Health, Education, and Welfare, Public Health Service, Alcohol, Drug Abuse, and Mental Health Administration, NIMH Psychopharmacology Research Branch, Division of Extramural Research Programs, Rockville, 1976, pp.218-222.
57) Overall, J. E. and Gorham, D. R. : Psychol. Rep., 32 : 50-55, 1962.
58) Endicott, J. et al. : Arch. Gen. Psychiatry, 33 : 766-771, 1976.
59) Buss, A. H. and Perry, M. : J. Pers. Soc. Psychol., 63 : 452-459, 1992.
60) Hamilton, M. : J. Neurol. Neurosurg. Psychiatry, 133 : 429-435, 1978.
61) 河野公範・他：精神医学, 52(5) : 507-509, 2010.
62) Egan, M. F. et al. : Schizophr. Bull., 23 : 583-609, 1997.
63) Miyaoka, T. et al. : Prog. Neuropsychopharmacol. Biol. Psychiatry, 32 : 761-764, 2008.
64) Chouinard, G. et al. : J. Clin. Psychopharmacol., 8(Suppl.) : 21S-26S, 1988.
65) Kay, S. R. et al. : Schizophr. Bull., 13 : 261-276, 1987.
66) Conley, R. R. and Buchanan, R. W. : Schizophr. Bull., 23 : 663-674, 1997.
67) Miyaoka, T. et al. : Clin. Neuropharmacol., 32 : 6-9, 2009.
68) Miyaoka, T. et al. : Evid. Based Complement. Alternat. Med., 2015 : 201592, 2015. doi : 10.1155/2015/201592.
69) 長濱道治・他：老年精神医学雑誌, 20(7) : 781-785, 2009.
70) Miyaoka, T. et al. : Prog. Neuropsychopharmacol. Biol. Psychiatry, 33 : 382-383, 2009.
71) Miyaoka, T. et al. : Clin. Neuropharmacol., 34(1) : 24-27, 2011.
72) Miyaoka, T. et al. : Eur. Neuropsychopharmacol., 21(3) : S606-S607, 2011.
73) Shinno, H. et al. : Prog. Neuropsychopharmacol. Biol. Psychiatry, 34(1) : 252-253, 2010.

* * *

疾患別：最新のエビデンス

11. うつの漢方治療

Keyword
うつ（抑うつ）
漢方薬
向精神薬
有害作用
エビデンス

山田和男

◎うつ（抑うつ）に対する漢方治療は，漢方薬単独での治療，向精神薬の補助薬としての漢方薬併用治療，向精神薬の有害作用（副作用）に対する漢方薬併用治療の3つに大きく分類される．病的ではない抑うつに対しては，漢方薬単独での治療が可能である．実際に漢方薬を処方するさいには気・血・水という概念を用いることにより，どのような漢方薬を用いるべきなのかを選択することができる．また，向精神薬では完全に取り去ることができない身体症状や精神症状に対しては，漢方薬併用治療が可能である．実際に漢方薬を処方するさいには，残存している症状に応じてさまざまな漢方薬が使用される．さらに，うつ病や双極性障害の治療に用いる抗うつ薬や気分安定薬，非定型抗精神病薬などの向精神薬の有害作用に対しても，さまざまな漢方薬が用いられる．実際に漢方薬を処方するさいには，出現している有害作用に応じてさまざまな漢方薬が使用される．

● 漢方医学と精神科臨床

漢方医学は"心身一如（しんしんいちにょ）"と称する心身一元論の立場に立つ医学であるということが，精神科医にとっても非常に理解しやすいためか，近年では漢方薬を使用する精神科医が増加している傾向にあると思われる．実際の精神科臨床においても，目的に応じてさまざまな漢方薬が処方されている．

ところで，漢方医学（伝統医学）と西洋医学（現代医学）は本来，異なる概念のうえに成り立ったものであり，診断や治療の方法も当然の結果として異なっている．漢方薬は現代医学的な病名ではなく，漢方医学的な"証"に合わせて処方する（随証治療）．漢方治療は"証"にしたがって行うべきであり，実際にも現代医学的な病名をもとに漢方薬を処方する（病名漢方）という"証"を無視した治療では，有害作用（副作用）が出現しやすい．それゆえ漢方薬を投与するさいには，"証"をはじめとした漢方医学の概念をしっかりと理解したうえで処方しなければならない．しかし，これらの概念は，現代医学を学んできた現代の医師にとっては非常に難解なものと映りやすい．紙数の関係上，漢方医学の基礎知識（総論）の説明は成書に譲ることとするが，漢方医学の総論に関して基礎知識程度に簡単に知りたいというのであれば，手前味噌ではあるが，拙著『実践漢方医学―精神科医・心療内科医のために』[1]）をお読みいただきたい．

以下に本稿で紹介する漢方薬に対しても，本来であれば"証"にしたがって処方（随証治療）するのが，治療効果や有害作用防止の面では望ましいと思われる．

● "うつ（抑うつ）"とは？

"うつ（抑うつ）"とは，いわゆるブルーな気分や，興味または喜びの消失を特徴とする"精神症状"の名称（状態像）である．具体的には気分が沈んだり，ゆううつな気持ちになったり，悲しみや空虚感を感じたり，いつも涙を流している状態だったり，本来は興味があるはずのことに対して興味がわかなくなったり，心から楽しめない感じがしたりする状態をさす．

軽度かつ短期間の抑うつ（"病的ではない"抑うつ）であれば，健常人でもしばしば経験する．また近親者の死は，より重度かつ長期の抑うつをもた

Kazuo YAMADA
東北医科薬科大学病院精神科

らしうる(死別反応).しかし,死別反応によらず,抑うつが長期(おおむね2週間以上)にわたり,漠然とした不安感,自己に対する無価値観や罪悪感,絶望感,集中力や記憶力の低下,食欲や性欲の低下,不眠,希死念慮(自殺願望)なども伴い,社会生活に支障をきたしている場合には,"病的な"抑うつと考えるべきである.病的な抑うつは,うつ病(DSM-5)/大うつ病性障害,双極性障害(旧称:躁うつ病),持続性抑うつ障害(気分変調症),統合失調症など,さまざまな精神疾患で認められる.これらの精神疾患のうちでもうつ病と双極性障害は,病的な抑うつを呈する代表的なものである.

うつ病と双極性障害は,"自殺による死"という最悪の転帰をむかえる可能性がある精神疾患である.現在,わが国においては年間約2万5千人が自殺により死亡しているが,うち6千人はうつ病によるものであることがはっきりしており,この数は年間の交通事故による死亡者数を上まわっている.残念ながら,うつ病や双極性障害の治療に漢方薬が単独で有用であるというエビデンスはない.むしろ漢方薬の単独治療は,自殺のリスクを高める可能性がある.また近年,うつ病は反復(再発)の可能性が高い疾患であることが知られるようになり,急性期の治療とともに,反復予防(維持療法)の重要性が指摘されている.しかし,漢方薬がうつ病の反復予防に有用であるというエビデンスもない.双極性障害に関しても同様である.その他の病的な抑うつを呈するさまざまな精神疾患に対しても,漢方薬が単独で有用であるというエビデンスはない.

それゆえ,"抑うつ"の治療に漢方薬を使用するさいに重要な点は,"病的な"抑うつを除外診断することである.病的な抑うつに対しては,エビデンスが豊富な現代医学的な治療を優先させるべきである.

● 精神科領域における漢方治療

精神疾患に対する漢方治療は,①漢方薬単独での治療,②向精神薬の補助薬としての漢方薬併用治療,③向精神薬の有害作用(副作用)に対する漢方薬併用治療の3つに分類される[1,2].

前述のように,"病的ではない"抑うつに対しては,漢方薬を単独で使用することにさほど大きなリスクはないであろう.病的ではない抑うつを漢方薬で治療するさいには,抑うつを"気うつ","気虚","気逆(気の上衝)"などの"気の異常"と考えるとよいことが多い.抑うつに対して用いる機会の多い漢方方剤としては,半夏厚朴湯,柴胡加竜骨牡蠣湯などの柴胡剤,六君子湯,補中益気湯や加味帰脾湯などの参耆剤,抑肝散,抑肝散加陳皮半夏,加味逍遙散などがある.

うつ病や双極性障害の抑うつエピソードなどに対しては,通常は抗うつ薬や気分安定薬,非定型抗精神病薬などの向精神薬による治療を優先し,漢方薬単独での治療は行わない.しかし,向精神薬のみの治療では完全に取り去ることができない各種症状の治療に対しては,補助薬として漢方薬を併用するとよいことがある.漢方薬の併用により,症状の軽減のみならず,quality of life (QOL;生活の質)の改善や,向精神薬の服用量の減量を期待できる可能性がある.

また,向精神薬の有害作用(副作用)に対しても漢方薬を併用するとよいことがある.向精神薬の有害作用のなかでも重度のものは休薬や薬剤の変更を余儀なくされるが,軽度の有害作用に関しては漢方薬の併用によって軽減することができる.向精神薬の有害作用に対して漢方薬を用いるということは,有害作用による苦しみから解放すると同時に,薬物療法に対するアドヒアランスを改善することにも役立つと考えられる.

● 漢方薬単独での治療

"病的ではない"抑うつに対しては,漢方薬単独での治療が可能である.実際に漢方薬を処方するさいには"気・血・水"という概念を用いることにより,どのような漢方薬を用いるべきなのかを選択することができる.

この概念における"気(き)"とは,日常会話においても"元気"というように,形がなくて働きのみがある,眼にみえない生体のエネルギーを指す."血(けつ)"とは現在の血液と同じと考えられているが,実際の血液とは異なり,やはり気とともにめぐる概念的なものである."水(すい)"とは

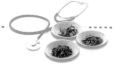

> **処方実例** 加味帰脾湯
>
> 【症例】36歳の女性.
> 【主訴】抑うつ,不眠.
> 【現病歴】家庭内の問題などのストレス要因を抱え,1カ月ほど前より,夜間に何度か目が覚めるようになり(中途覚醒),熟眠感が得られなくなった(熟眠障害).さらに,抑うつ気分,不安,易刺激性(イライラ感),食欲不振,入眠困難などの症状も呈するようになったため,小生の外来を受診してきた.
> 初診時現症:抑うつ気分は軽度であり,不眠は中途覚醒と熟眠障害が主であった.希死念慮や自殺企図は認めなかった.特記すべき既往歴や家族歴は認めなかった.身長160 cm,体重45 kgとやせ型.声に力がなく,か細い声で話す.血液検査の結果は,軽度の貧血(Hb=10.7 g/dL)を認めた以外には,肝機能,腎機能,甲状腺機能等に特記すべき異常は認めなかった.舌の色調は淡紅色で,薄い白苔を認めた.脈は,沈,弱.腹力は弱で,右側に軽度の胸脇苦満を認めた.
> 【診断】精神医学的には,軽症のうつ病と診断された.
> 【処方】漢方薬による治療を希望したことと,うつ病が初発で軽症であったことから,精神療法的アプローチに加え,漢方薬による治療を行うこととした.いわゆる"虚証"であること,貧血傾向,不眠のタイプ(中途覚醒・熟眠障害)などより,加味帰脾湯〔ツムラ加味帰脾湯エキス顆粒(医療用)7.5 g/day〕による治療を行った.
> 【経過】加味帰脾湯の投与開始後,まもなく不眠が消失し,4週間後には抑うつも改善した.その後も「漢方薬を服用していれば安心」ということであったため,加味帰脾湯を継続していた.6カ月程度の服用の後,「もう漢方薬がなくても大丈夫そうだ」という申し出があったことから,加味帰脾湯を漸減・中止としたが,その後にうつ病の再発は認められなかった.

血液以外の体液を指すが,こちらもやはり気や血とともにめぐる概念的なものである.そして疾病をまず,"気の異常"によるもの,"血の異常"によるもの,"水の異常"によるものの3つに分け,さらに気の異常によるものは"気うつ","気虚","気逆(気の上衝)"の3つに,血の異常によるものは"瘀血"と"血虚"に,水の異常によるものは"水毒"にそれぞれ分ける.

"気うつ"とは,抑うつ気分,不安,咽喉頭のつかえ感(咽喉頭部異物感)などの症状を特徴とするものである.これらの症状のほかにも,頭重感,被帽感,胸内苦悶感,食欲不振,腹部膨満感(ガスがたまる)などの症状がみられることもある.気うつの治療には,半夏厚朴湯や香蘇散などの"気剤"や,柴胡加竜骨牡蠣湯,四逆散,柴胡桂枝湯,柴胡桂枝乾姜湯などの"柴胡剤",抑肝散や抑肝散加陳皮半夏などの"抑肝剤",黄連解毒湯などを用いる.

"気虚"とは,意欲低下(無気力感),食欲不振,消化器機能の低下(下痢)などの症状を特徴とするものである.これらの症状のほかにも,易疲労感,易感染性,日中の眠気,貧血などの症状がみられることもある.気虚の治療には,四君子湯や六君子湯などの"四君子湯類"や,人参湯などの"人参湯類"を用いる.さらに,全身倦怠感を伴う場合には,補中益気湯,十全大補湯,帰脾湯,加味帰脾湯,人参養栄湯などの"参耆剤"を用いる.

"気逆(気の上衝)"とは,頭痛,動悸,めまい,冷えのぼせ(上半身の熱感と下半身の冷え),顔面の紅潮などの症状を特徴とするものである.これらの症状のほかにも,発汗,焦燥感,咳嗽,四肢(とくに下肢)の冷えなどの症状がみられることもある.気逆の治療には,桂枝加竜骨牡蠣湯や桂枝加芍薬湯などの"桂枝湯類"や,桂枝人参湯,苓桂朮甘湯,加味逍遙散などを用いる.

"瘀血"とは,月経異常(不規則月経や月経困

難),腹部の膨満感や圧痛,皮膚や粘膜のうっ血などの症状を特徴とするものである.これらの症状のほかにも,口乾(喉は渇いているが,口のなかを湿らせたいだけで水を飲みたがらない),皮膚の荒れ,内出血傾向(とくに強打したわけでもないのに"黒あざ"ができる),痔核,不妊,頭痛,不眠,冷えなどの症状がみられることもある.また,ステロイド剤を使用したさいにも生じる状態である.瘀血の治療には,桃核承気湯,大黄牡丹皮湯,桂枝茯苓丸,当帰芍薬散,温経湯,当帰四逆加呉茱萸生姜湯,女神散,加味逍遙散などの"駆瘀血剤"を用いる.

"血虚"とは,貧血,易疲労感,皮膚の枯燥感などの症状を特徴とするものである.これらの症状のほかにも,集中力の低下,不眠,顔面蒼白,めまい,いわゆる"こむらがえり",爪が割れやすい,頭髪が抜けやすいなどの症状がみられることもある.血虚の治療には,四物湯,芎帰膠艾湯,十全大補湯などの"四物湯類"や,帰脾湯や加味帰脾湯などの"帰脾湯類"などを用いる.十全大補湯や帰脾湯類は気虚+血虚の場合に用いる.

"水毒"とは,浮腫,尿量の減少(増加することもある),水様性鼻汁,頭痛,めまい,関節痛などの症状を特徴とするものである.これらの症状のほかにも,頭重感,被帽感,嘔気・嘔吐,下痢,車酔いをしやすいなどの症状がみられることもある.水毒の治療には,五苓散,苓桂朮甘湯,防已黄耆湯,越婢加朮湯,八味地黄丸,真武湯,小青竜湯,麻黄附子細辛湯,呉茱萸湯,半夏白朮天麻湯,小半夏加茯苓湯などの"利水剤"を用いる.

また,精神科領域において漢方薬を用いるさいには,"胸脇苦満"というもうひとつの概念を用いることにより,どのような薬剤を用いるべきなのかを選択することができる.胸脇苦満とは,心窩部から季肋部にかけての苦満感や,圧痛,抵抗がみられる状態を指す.右側に出現することが多いが,左側にもみられることもある.胸脇苦満の成因については不明な点が多いのであるが,柴胡加竜骨牡蠣湯,大柴胡湯,四逆散,小柴胡湯,柴胡桂枝湯,柴胡桂枝乾姜湯などの"柴胡剤"とよばれる漢方薬の適応となることが知られている.また,加味逍遙散,補中益気湯,抑肝散,抑肝散加陳皮半夏,加味帰脾湯,柴朴湯(=小柴胡湯+半夏厚朴湯),柴苓湯(=小柴胡湯+五苓散)などにも"柴胡"が含まれているため,これらの漢方薬が適応となることもある.

漢方薬単独での治療に関するエビデンスとしては,30例の軽症のうつ病患者に対する加味帰脾湯の単独投与の有用性に関する症例集積報告[3]が知られている.

向精神薬の補助薬としての漢方薬併用治療

向精神薬の補助薬としての漢方薬併用治療は,ほとんどすべての精神疾患に対して用いることが可能である.

うつ病や双極性障害の抑うつエピソードの気力の減退に対しては,補中益気湯,十全大補湯,人参養栄湯,六味丸,八味地黄丸などを,抗うつ薬や気分安定薬,非定型抗精神病薬などの向精神薬に追加投与するとよいことがある.

また,向精神薬では完全に取り去ることができない身体症状(身体化症状)に対しても,漢方薬併用治療は可能である.具体的には,陰萎に対しては桂枝加竜骨牡蠣湯,八味地黄丸,補中益気湯などを,咽喉頭部異物感に対しては半夏厚朴湯や香蘇散などの"気剤"を,めまいに対しては苓桂朮甘湯などを,頭痛に対しては呉茱萸湯や桂枝人参湯などの漢方薬を,動悸に対しては"気剤"や苓桂朮甘湯などを,腹痛や腹部膨満感に対しては桂枝加芍薬湯や大建中湯などを,浮腫に対しては防已黄耆湯などを,耳鳴りに対しては八味地黄丸や釣藤散などをそれぞれ向精神薬に併用するとよいことがある.

さらに著者らは,20例の完全寛解に至らないうつ病患者に対する,地黄剤(六味丸,八味地黄丸)の抗うつ薬への追加投与の有用性に関する症例集積報告[4]をしている.

本報告は,うつ病の不完全寛解症例に認められる易疲労感(易疲労性)や無気力感(気力の減退)などの症状を漢方医学における"腎虚"(「column」参照)とよばれる状態であると考え,これらの症状に対する抗うつ薬への六味丸または八味地黄丸の追加投与(増強療法)の効果を検証している.

対象は，易疲労性または気力の減退を伴う，DSM-IV-TRの大うつ病性障害の診断基準を満たす20例の不完全寛解症例である．これらの20例のうち，冷えを自覚する8症例に対してはツムラ八味地黄丸エキス顆粒(TJ-7)7.5 g/day(分3)を，それ以外の12症例に対してはツムラ六味丸エキス顆粒(TJ-87)7.5 g/day(分3)を，それぞれ4週間にわたり追加投与した．

六味丸または八味地黄丸を4週間にわたり追加投与した結果，6例に改善を，6例に軽度改善をそれぞれ認めた．軽度以上の改善を認めた12例は，いずれも腎虚に特徴的な腹証である"小腹不仁"を認めた症例(疑診例も含む)であった．すなわち反応例の全例において，明らかな小腹不仁または疑わしいながらも小腹不仁を認めた．また，小腹不仁を認めなかった5例(非小腹不仁例)では，六味丸または八味地黄丸が全例において無効であった．有害作用は1例に胃部不快感を認めたが，この症例も非小腹不仁例であった．

結論として六味丸や八味地黄丸の抗うつ薬への追加投与は，小腹不仁を認めるうつ病の不完全寛解症例の易疲労性や気力の減退に対して有用であることが示唆された．

向精神薬の有害作用に対する漢方薬併用治療

向精神薬の有害作用(副作用)に対する漢方薬併用治療も，ほとんどすべての精神疾患に対して用いることが可能である．

うつ病や双極性障害の治療に用いる抗うつ薬や気分安定薬，非定型抗精神病薬などの向精神薬の有害作用に対しても，さまざまな漢方薬が用いられる．

口渇に対しては，白虎加人参湯，柴苓湯，麦門冬湯，五苓散などを，薬剤性肝機能障害に対しては小柴胡湯や柴胡桂枝湯，補中益気湯などを，薬剤性高プロラクチン血症に対しては芍薬甘草湯を，選択的セロトニン再取込み阻害薬(SSRI)誘発性の消化器症状に対しては五苓散や六君子湯を，それぞれ向精神薬に併用するとよいことがある．

便秘に対しては，大黄甘草湯，桂枝加芍薬大黄湯(腹部膨満感を伴う者によい)，麻子仁丸(高齢者によい)，大建中湯(冷えを伴う者や，イレウスの既往がある者によい)などを用いることが多い．さらに，排尿障害に対しては八味地黄丸や牛車腎気丸などを，起立性低血圧に対しては半夏白朮天麻湯などを，鼻閉に対しては葛根湯加川芎辛夷などを，浮腫に対しては防已黄耆湯などをそれぞれ併用するとよいことがある．

肝障害(薬剤性肝機能障害)に対する小柴胡湯の有用性に関する症例集積報告と，口渇などに対する白虎加人参湯，柴苓湯，麦門冬湯，五苓散の有用性に関する症例集積報告が知られている[5]．

さらに著者らは，SSRIによって誘発された消化器症状(嘔気，胃部不快感)を呈した20例に対して，五苓散が有効であったという症例集積報告[6]をしている．

おわりに

以上，"うつ(抑うつ)"に対する漢方治療の現状と，現在までに知られている臨床研究の結果などについて紹介した．"うつ(抑うつ)"に対する漢方治療としては，漢方薬単独での治療，向精神薬の補助薬としての漢方薬併用治療，向精神薬の有害作用(副作用)に対する漢方薬併用治療の3つが行

---

column　腎虚

"腎虚"とは漢方医学の五行説の概念であり，五臓六腑のうちの"腎"が"虚"した状態を指す．腎虚の主症状は，性欲や性機能の減退，排尿困難，下肢のしびれや冷え，歩行困難などであるが，そのほかにも耳鳴り，めまい，目の霞み，脱毛，動作緩慢，早朝覚醒などの症状を伴うことが多い．腹診上は小腹不仁(臍下不仁，少腹不仁)とよばれる下腹部の軟弱無力が認められることが多い．高齢者には腎虚を認めることが多いとされている．腎虚の治療には，八味地黄丸，牛車腎気丸，六味丸などの"地黄剤"を用いる．原則として八味地黄丸を用いるが，冷えが強い場合には牛車腎気丸を，冷えを認めない場合には六味丸を用いることが多い．なお，これらの漢方方剤は"地黄"という生薬を含む．地黄を含む処方は，とくに胃下垂傾向のある患者では食欲不振などの胃腸障害を起こすことがあるので，注意を要する．

われている．臨床研究の結果は，その多くが症例集積報告によるものであり，EBM(evidence based medicine)の面での信頼性は低いと判断されうるが，治療効果の評価が一応はなされていると考えられる．

今後も，さらなる漢方治療の応用がなされることを期待したい．最後に，より多くの医師が"病的ではない"抑うつと"病的な"抑うつとの鑑別や，漢方医学の概念を理解したうえで，漢方薬を処方することを期待して本稿を締めくくりたい．

文献

1) 山田和男・神庭重信：実践漢方医学改訂第2版―精神科医・心療内科医のために．星和書店，2014.
2) 山田和男：漢方薬．今日の精神科治療2000(神庭重信編)．アークメディア，2000, pp.182-188.
3) 中田輝夫：軽うつ病30例に対する加味帰脾湯投与の効果．日本東洋医学雑誌，48：205-210, 1997.
4) Yamada, K. et al.：Effectiveness of herbal medicine (Rokumigan and Hachimijiogan) for fatigue or loss of energy in patients with partial remitted major depressive disorder. Psychiat. Clin. Neurosci., 59：610-612, 2005.
5) 山田和男：精神科領域とEBM．Progress in Medicine, 22：2137-2141, 2002.
6) Yamada, K. et al.：Effectiveness of Gorei-san(TJ-17) for treatment of SSRI-induced nausea and dyspepsia：preliminary observations. Clin. Neuropharmacol., 26：112-114, 2003.

* * *

12. 頭痛の漢方治療

上野眞二　村松慎一

Keyword
頭痛
漢方
呉茱萸湯
五苓散
川芎茶調散

◎頭痛の治療薬として多くの漢方薬が経験的・伝統的に有用とされている．片頭痛に対しては，呉茱萸湯，五苓散，桂枝人参湯などが，緊張型頭痛に対しては川芎茶調散，葛根湯，釣藤散などが頻用され，薬物乱用性頭痛をはじめ二次性頭痛にも使用されている．多数の成分を含む漢方薬は作用機序の詳細が未解明で，これまでエビデンスレベルの高い臨床報告は少ない．しかし最近，基礎研究とともに従来の経験則を考慮した臨床治験も進められている．

　頭痛は日常診療のなかでよく遭遇する疼痛疾患群である．日本における15歳以上の人口の頭痛有病率は39.6％で，緊張型頭痛の有病率がもっとも高く22.4％，ついで片頭痛が8.4％とされる[1]．現在，頭痛診療に際しては，国際頭痛分類第3版beta版（ICDH-3β）に従った診断と治療が推奨されている[2]．一次性頭痛（機能性頭痛）は片頭痛，緊張型頭痛など症候により診断され，さしあたり生命に影響のない頭痛である．

　片頭痛は10歳代後半から40歳代の女性に多く，緊張型頭痛の約1/5の頻度である．発作性に出現して痛みは強く，体動や力みにより頭痛が増悪するためquality of life（QOL）は著しく低下する．悪心・嘔吐，光・音・臭過敏などの症状を伴う拍動性の頭痛が4～72時間持続する．典型例では，頭痛発作の20～30分前に閃輝暗点などの前兆を認める（表1）．むくみ，嘔気，嘔吐，利尿などは漢方医学の水毒（体内における水分代謝調節異常）の症候である（図1）．片頭痛には肩こり（75％）やストレス（72％）を伴うことも多く，頭痛は両側性（40％）や非拍動性（50％）の場合も少なくないので，緊張型頭痛と誤診しないように注意する．

　緊張型頭痛はもっとも頻度が多い．痛みの程度は中等度で日常生活に著しい支障をきたすことは

表1　前兆のない片頭痛の診断基準（ICDH-3β）

A．B～Dを満たす頭痛発作が5回以上ある．
B．頭痛発作の持続時間は4～72時間
　　（未治療もしくは治療が無効の場合）．
C．頭痛は以下の4の特徴の少なくとも2項目を満たす．
　　1．片側性．
　　2．拍動性．
　　3．中等度～重度の頭痛．
　　4．日常的な動作（歩行や階段昇降など）により頭痛が増悪する．あるいは頭痛のために日常的な動作を避ける．
D．頭痛発作中に少なくとも以下の1項目を満たす．
　　1．悪心または嘔吐（あるいはその両方）．
　　2．光過敏および音過敏．
E．ほかに最適なICHD-3の診断がない．

ないが，ほぼ毎日起こる．頭部の圧迫感・絞扼感，肩こりとして自覚されることが多い．片頭痛のような発作性や前兆は認めないが，同一患者に緊張型頭痛と片頭痛が併存することはまれではない．

　二次性頭痛（症候性頭痛）は器質的疾患を含む他の原因による頭痛である．頭痛診療に際しては二次性頭痛のうち西洋医学的治療が優先される．くも膜下出血，髄膜炎，脳腫瘍などを鑑別することがもっとも大切である．50歳以上で初発した頭痛，いつもと違う頭痛，最近増悪している頭痛，発熱・筋力低下・意識の変容などを伴う頭痛などは二次性頭痛を疑う．

●頭痛の漢方治療

　漢方薬の適応としては，①西洋薬で十分な鎮痛効果が得られない，②西洋薬で副作用がある，③

Shinji UYENO[1] and Shin-ichi MURAMATSU[2,3]
鷲谷病院脳神経外科[1]，
自治医科大学東洋医学部門[2]，同神経内科学部門[3]

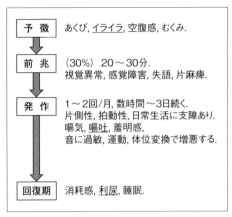

図1 片頭痛の経過
下線を引いた症候を，漢方医学では水毒（水分代謝調節異常）としてとらえる．

表2 頭痛に頻用する漢方薬の鑑別

虚実	処方	鑑別のポイント
実証	大柴胡湯	胸脇苦満．肥満・便秘・肩こり．
	葛根湯	肩，項のこり・感冒に関連．
	桃核承気湯	瘀血・小腹急結．動悸・のぼせ・精神症状．
中間証	五苓散	水毒．口渇・めまい・胃部振水音・浮腫．
	釣藤散	早朝の頭重感・高血圧・肩こり・中高年．
	川芎茶調散	気鬱．感冒，月経に関連．
	呉茱萸湯	激しい頭痛・心下痞硬・冷え・胃腸虚弱．
	桂枝茯苓丸	瘀血，気逆．のぼせ・めまい・月経に関連．
虚証	桂枝人参湯	心下痞硬・のぼせ・肩こり・下痢．
	当帰芍薬散	瘀血，水滞．頭に何か被ったような違和感・冷え・めまい・月経に関連．
	加味逍遙散	めまい・動悸・不眠・多愁訴・月経に関連．
	半夏白朮天麻湯	水毒．冷え・めまい・胃腸虚弱・低血圧．
	当帰四逆加呉茱萸生姜湯	四肢の冷え・しもやけ・胃腸虚弱．

西洋薬の副作用に不安があり，西洋薬とは異なる治療を求める，④西洋薬による薬物乱用頭痛の予防・離脱に使用する，⑤頭痛の背景に心因性の要素を含む，などが考えられる．実際の日常臨床では片頭痛，緊張型頭痛などの一次性頭痛に頻用されるが，器質性疾患に伴う頭痛にも西洋医学的な治療とともに使用されている．

頭痛の西洋薬治療

片頭痛の急性期治療は，セロトニン受容体（$5HT_{1B/1D}$）作動薬であるトリプタン製剤の登場により急速に進歩した．トリプタン製剤は頭蓋内の血管平滑筋の$5HT_{1B}$受容体と血管周囲に分布する$5HT_{1D}$受容体に結合して神経ペプチドの放出を抑制し，血管を収縮することにより頭痛を頓挫させる．日本では現在，5種類のトリプタン製剤が経口錠，口腔内崩壊・速溶錠，点鼻薬，注射薬の剤型で保険適応となっている．各製剤の特徴を考慮して，頭痛発作の進行が早い症例には最高血中濃度に到達する時間（Tmax）の早いものを，発作持続時間の長い症例には血中濃度半減期（$T_{1/2}$）の長いものを使用すれば，片頭痛の急性期治療においてある程度は個別の症例に適した薬の選択が可能となる．しかし，トリプタン製剤は，①血管収縮作用を有するため，虚血性心疾患の既往を有する症例には使用禁忌であり，あらたに虚血性心

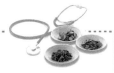

処方実例　川芎茶調散

【症例・主訴】49歳女性．頭痛．

【既往歴】42歳，小脳出血．

【症状】1年前より，両眼の奥がほぼ毎日痛む．ガンガンとした痛みが強いときは寝ている．痛みがないと普通に動ける．脳神経外科でアセトアミノフェン1,200 mg分3，ロキソプロフェンナトリウム水和物180 mg分3，ジクロフェナクナトリウム徐放剤75 mg分2などのNSAIDsを処方され，はじめは効いたがしだいに効かなくなった．2カ月前より婦人科で更年期障害として当帰芍薬散7.5分3を1カ月，葛根湯7.5分3を1カ月処方されたが無効である．脳卒中の既往があるためホルモン補充療法は行われていない．

【問診】頭痛があるときは疲れやすく気力が出ない．冷え・のぼせはない．嘔気，嘔吐はない．大小便は普通．食欲・睡眠はよい．四肢の冷えはない．肩こりがある．

【身体所見】156 cm，44 kg，平熱36.2度．血圧128/72 mmHg．脈候：緊張2/5．細く沈む．舌候：舌質明赤，歯痕・浮腫なし．白微苔．舌下静脈の怒張なし．腹候：腹力3−/5，心下痞鞕1＋．小腹不仁±．胸脇苦満，臍上悸，臍傍圧痛，腹直筋攣急，心下部振水音はない．神経学的に体幹失調，小脳性断綴発語を認める．頭部画像検査は陳旧性右小脳出血腔のみ．

【経過】やや虚証であるが，軽度の瘀血，気滞はあるが気血水に大きな異常はない．川芎茶調散7.5分3で開始した．内服開始後数日で頭痛がなくなった．内服を止めると再度頭痛が出現することがあるため，内服を自己調節して継続している．

【解説】原典は太平恵民和剤局方．構成生薬は川芎，白芷，甘草，羌活，荊芥，防風，薄荷，香附子，細茶，（細辛）．薬能は去風解表薬で気滞，瘀血を改善する．鎮痛作用，理気作用に優れる．使用目標は体力に関係なく，感冒および頭痛に用いられる．特徴的な"証"はない．適応は原典では"頭痛や鼻炎を伴う軽度の感冒の初期と女性の性周期に関連する頭痛"であるが，今日，緊張型頭痛・片頭痛・慢性頭痛などの頭痛全般にまで拡大されて用いられている．

疾患を惹起する危険がある，②発作時の頭痛を軽減するが予防効果はない，③薬物乱用頭痛の多くは市販薬によって生じるが，トリプタン製剤は他の頭痛薬に比べて薬物乱用頭痛となる期間が短い，④無効例が存在する，⑤高価であり医療経済的な負担が大きい，など問題点は少なくない．

片頭痛の予防薬として保険適応があるものは，日本で開発されたカルシウム拮抗薬の塩酸ロメリジンのほか，β遮断薬プロプラノロール，抗セロトニン薬のジメチアジン塩酸，抑制系神経伝達物質であるγ-aminobutyric acid（GABA）類似作用を有するバルプロ酸と数少ない．外国ではA型ボツリヌス毒素の顔面・頸部への局所投与が片頭痛予防に有用と報告されている[3]．筋緊張緩和作用のみならず，末梢痛覚神経の神経伝達物質を抑制することにより効果を発揮すると考えられるが，日本では保険適応はない．

緊張型頭痛の治療では，非ステロイド性抗炎症薬（NSAIDs）が頭痛頓挫薬として頻用されるが，胃腸障害，造血器障害などの副作用があり，慢性的な使用により薬剤乱用性頭痛を惹起する可能性がある．また，筋弛緩薬，抗不安薬には眠気，ふらつきなどのQOLを低下させる問題点がある．

頭痛に対する漢方薬の頻用処方

片頭痛に対しては，呉茱萸湯，五苓散，桂枝人参湯などが，緊張型頭痛に対しては川芎茶調散，葛根湯，釣藤散などが頻用され，薬物乱用性頭痛をはじめ二次性頭痛にも使用されている（表2）[4]．

基礎研究のエビデンス：
五苓散の利水作用とアクアポリン

五苓散は後漢の『傷寒論』と『金匱要略』を原典とし，沢瀉，猪苓，蒼朮，茯苓，桂皮の5種類の生薬により構成される．元来，急性熱疾患による発汗の後，口渇，嘔吐，下痢，尿量減少のある場合に使用された．消化管内の過剰な水の吸収を促進することで血管内脱水を補正し，さらには排尿により過剰な水分を排出するとされる代表的な利水剤である．

五苓散は水負荷状態では尿量を増加させ，脱水状態では尿量を減少させる水分代謝調整作用をもつ[5]が，その薬理作用の詳細は明らかでなかった．一般的な利尿薬の尿量増加の機序としては，腎血圧上昇による腎糸球体濾過量の増加と電解質の再吸収阻害による原尿濃縮作用の2種類が知られているが，五苓散にはこのいずれの作用もみられない．最近，水チャネルのアクアポリン（AQP；column参照）に対する五苓散の作用が報告されている．生体での水の移動は浸透圧や静水圧に依存し，AQPは細胞膜の水透過性，すなわち水の移動効率の調節を行っている．病的な浸透圧の異常が生じるとそれに伴い過剰に水の移動が起こり，その結果として浮腫（水毒）の病態が生じる．マウス肺上皮細胞株とプロテオリポソームを使用したin vitro実験系で五苓散がAQPの働きを阻害して細胞膜の水透過性を抑制することが報告され，この抑制作用は構成生薬の蒼朮に含まれるマンガンが担っている可能性が推察されている[6]．五苓散が浮腫を抑制（水毒を改善）する利水作用の，すくなくとも一部はAQPの阻害作用による可能性がある．

脳浮腫の西洋薬による治療では浸透圧利尿薬が使用されるが，脱水，電解質異常，溶血，心不全などの副作用がある．五苓散にはこれらの副作用がないため使用しやすい．現在，慢性硬膜下血腫の保存的治療・再発予防，脳腫瘍や急性期脳梗塞の脳浮腫軽減に臨床応用されている．

臨床研究のエビデンス

1. 呉茱萸湯・五苓散は慢性頭痛に有用である

呉茱萸湯は後漢の『傷寒論』と『金匱要略』を原典とする．呉茱萸，人参，大棗，生姜の4種の生薬から構成され，血流増加，体温上昇，鎮痛の薬理作用がある．疲労しやすく，手足の冷え，水毒（体内における水分の偏在）による嘔気・嘔吐を伴う頭痛に使用される．これまでに多くの症例報告と症例集積研究があり，頭痛に対して高い有用性が報告されてきた．

漢方医学では生体防御反応を，寒性・非活動性・沈降性の場合を"陰証"，熱性・活動性・発揚性の場合を"陽証"と大きく二分する概念などがある．これらの概念と個々の症例の体質，症状，兆候などを総合して得られる証（陰陽，虚実，寒熱などの漢方医学的診断）に基づいて処方が決定される．この証を考慮した頭痛の臨床研究が報告されている．

慢性頭痛23例（片頭痛13例，緊張型頭痛2例，混合型頭痛8例）を，個々の症例の陰証と陽証とを考慮して2群に分け処方を決定した．陰証18例には呉茱萸湯エキス製剤7.5 g/dayを，陽証5例には五苓散エキス製剤7.5 g/dayをそれぞれ4週間投与の後に，自覚的な頭痛の改善の程度を，著明改善，改善，やや改善，不変，悪化の5段階に分け検討した．その結果，やや改善以上を有効

---

column　アクアポリン（AQP）

1992年，赤血球の細胞膜に水透過性を調節するアクアポリン（AQP）という水チャネルが発見された．AQPは28 kDaの膜蛋白で細胞膜を貫通する形で存在し，内部に水分子が通過する漏斗状の孔がある．現在までに，ヒトでは13種のアイソフォームが各臓器で確認され，脳では血液脳関門を形成している毛細血管周囲のアストロサイトの足突起などにAQP4が分布している．AQP4欠損マウスでは，急性水中毒状態で野生型に比べアストロサイト足突起の膨化が著明に軽減し脳浮腫も軽度であった．これは，AQP4が脳浮腫発生に関与することを示唆する．また，視神経脊髄炎の患者血液中にAQP4に対する自己抗体が高頻度に認められ，病態形成に関与していることが推察されている．細菌，植物，動物と普遍的に存在し，生命活動に広くかかわる重要な分子AQPを発見したPeter Agreには2003年のノーベル化学賞が贈られた．

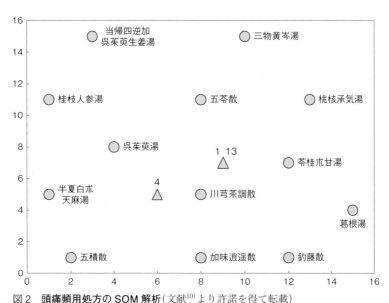

図2 頭痛頻用処方のSOM解析(文献10)より許諾を得て転載)
13処方の類縁関係を適応症候から，自己組織化マップ(SOM)により解析した．図の右側が実証，左側が虚証対応の処方に相当し，川芎茶調散はほぼ中間に位置する．1, 4, 13は川芎茶調散の著効症例の位置．

とする有効率は呉茱萸湯群で72.2%, 五苓散群では80.0%, 全体では73.9%であった[7]．

さらに，上記の結果を踏まえて最近，慢性頭痛(片頭痛・緊張型頭痛)を対象に，第1段階として呉茱萸湯の治療が有効だった症例(レスポンダー)を抽出し，続いて対照としてプラセボ群を設定した無作為化二重盲検比較試験が行われた．第1段階では慢性頭痛91例に呉茱萸湯エキス製剤を7.5 g/dayを投与し，レスポンダーを選別した．4週間休薬の後，このレスポンダー53例を呉茱萸湯群28例とプラセボ群25例に分け，それぞれの被検薬を12週間投与の後に，頭痛の種類，頻度，随伴症状，その他の頭痛薬の頓服回数などを指標として検討した．その結果，呉茱萸湯群では頭痛発症頻度(日)はプラセボ群と比較して有意に減少し(2.6 ± 3.7 vs. 0.3 ± 1.4, $p=0.034$)，頭痛薬の頓服回数はやや減少(2.2 ± 4.0 vs. 1.4 ± 8.2, $p=0.672$)していた．また，呉茱萸湯群では冷え，月経痛，肩こりなどの随伴症状が50%以上改善していた[8]．

2. 呉茱萸湯は片頭痛予防に有用である

片頭痛予防効果に対する呉茱萸湯と西洋薬・塩酸ロメジリンとを比較した臨床研究において，呉茱萸湯の有効性が報告されている[9]．片頭痛患者14例を，無作為にA群(前半28日間は塩酸ロメジリン10 mg/dayを服用し，2週間休薬後，後半28日間は呉茱萸湯エキス製剤7.5 g/dayを服用する)7例とB群(前半28日間は呉茱萸湯エキス製剤7.5 g/dayを服用し，2週間休薬後，後半28日間は塩酸ロメジリン10 mg/dayを服用する)7例に分けたオープン・クロスオーバー研究である．頭痛発作回数，visual analogue scale(VAS)のピーク値で自己評価した頭痛の程度，トリプタン製剤内服錠数，頭痛発作消失までの時間を指標として開始前，第一相，休薬相，第二相，終了時に評価した．この結果，いずれの指標においても呉茱萸湯のほうが塩酸ロメジリンと比較して有意に治療効果が認められた．

3. 自己組織化マップによる川芎茶調散の適応解析[10]

川芎茶調散は太平恵民和剤局方の改訂版(宋代)を原典とし，構成生薬は，白芷，甘草，羌活，荊芥，川芎，防風，薄荷，香附子，細茶，(細辛)である．鼻炎を伴う軽度の感冒から女性の生理に伴う頭痛まで頭痛全般に使用される．川芎茶調散は頭痛に頻用される他の漢方薬に比べて特徴的な適応指標(漢方の証)は知られていない．川芎茶調散の中枢神経における作用としてラット線条体のド

パミン濃度増加作用が報告されているが，頭痛に対する鎮痛機序は明らかではない[11,12]．

竹田らは階層型ニューラルネットワークを応用し，藤平の特徴判別表[13]に基づき教師あり学習を行った漢方処方診断支援システムを開発してきた．これを使用して，川芎茶調散を処方した17例（著効3例，有効9例，無効5例）を対象として他の頻用12処方との類似性を検討した結果では，呉茱萸湯，釣藤散，葛根湯が適応となる頭痛のなかに川芎茶調散が有効である可能性が示唆された．さらに，各処方との類似性を散布図的に表現できる自己組織化マップ（self-organizing map：SOM）解析を行った結果を示す（図2）．この図で，漢方医学の虚実分類における実証対応の処方は横軸右，虚証対応は左，中間証対応はその間に位置している．川芎茶調散は中間証群に位置づけられた．古典に"いっさいの頭痛に用いる"と記載された川芎茶調散の幅広い適応を反映した結果となっている[14]．

おわりに

本稿では，頭痛に使用される漢方薬の基礎と臨床研究を紹介した．日本神経学会・日本頭痛学会監修の「慢性頭痛の診療ガイドライン2013」には，「漢方薬は伝統医学をもとに，経験的に使用されてきた治療薬である．頭痛に対しても各種の漢方薬が経験的に使用され，効果を示している．近年では徐々に科学的エビデンスも集積されつつあり，頭痛治療に対する有効性を裏づけている．（グレードB：行うように勧められる）」と記載されている[15]．

今後，さらに多くのエビデンスレベルの高い研究が実施され，頭痛に対する漢方治療のEBMが確立されることが期待される．

文献

1) Sakai, F. and Igarashi, H.：Prevalence of migraine in Japan：a national wide survey. Cephalgia, 17：15-22, 1997.
2) 国際頭痛学会・頭痛分類委員会：国際頭痛分類第3版beta版．医学書院，2014．
3) Dodick, D. W. et al.：Onabotulinumtoxin A for treatment of chronic migraine：pooled results from the double-blind, randomized, placebo-controlled phases of the PREEMPT clinical program. Headache, 50：921-936, 2010.
4) 厚生労働省医薬食品局：一般用漢方製剤承認基準．2010．
5) 大西憲明・他：モデルマウスを用いた漢方方剤の利尿作用の検証．和漢医薬学会誌，17：131-136，2000．
6) 磯浜洋一郎：炎症・水毒―和漢薬によるアクアポリン水チャンネルの機能調節機構．漢方と最新治療，17：27-35，2008．
7) 小田口浩・他：頭痛診療における漢方の役割．Current Therapy, 33：1047-1050，2004．
8) Odaguchi, H. et al.：The efficacy of goshuyuto, atypical Kampo（Japanese herbal medicine）formula, in preventing episodes of headache. Curr. Med. Res. Opin., 22：1587-1597, 2006.
9) 丸山哲弘：片頭痛予防における呉茱萸湯の有用性に関する研究―塩酸ロメジリンとのオープン・クロスオーバー試験．痛みと漢方，16：30-39，2006．
10) 竹田俊明，村松慎一：ニューラルネットワークと自己組織化マップを応用した川芎茶調散証の解析．漢方と最新治療，19：71-77，2010．
11) Muramatsu, S. and Ikeguchi, K.：Senkyu-chacho-san increases dopamine in the rat striatum. J. Trad. Med., 15：434-435, 1998.
12) Kato, A. et al.：Inhibitory effects of Senkyu-chacho-san and Cnidii Rhizoma on catechol-O-methyltransferase. J. Trad. Med., 21：34-38, 2004.
13) 藤平　健：漢方処方類法鑑別便覧．リンネ，1982，pp.81-82．
14) 福井楓亭：方読弁解頭・頭風神方，歴代漢方医書大成（電子版）．新樹社，2006．
15) 日本神経学会・日本頭痛学会監修：慢性頭痛の診療ガイドライン2013．医学書院，2013，pp.42-44．

*　　*　　*

13. 耳鳴り・めまいの漢方治療

Keyword
漢方薬
耳鳴り
メニエール病
前庭性片頭痛
耳管開放症

齋藤　晶　宮川昌久

- メニエール病は水毒と考えることが多いが，ガイドラインに記載された治療法や疫学，MRI検査と気血水の検討から，水毒のみではないと考えられた．
- 前庭性片頭痛の診断基準が提案された．めまい・片頭痛は利水薬が投与されることが多いが，今後は診断基準に則った報告が期待される．
- 耳管開放症の治療薬として，帰耆建中湯，補中益気湯と八味丸併用などが検討され，選択肢が広がった．
- 耳鳴りの薬剤治療のエビデンスは乏しかったが，半夏厚朴湯の二重盲検比較試験が報告され，めまいを伴う耳鳴りでの有用性が証明された．
- 西洋薬に漢方薬を併用することで，多彩な症状の改善および副作用の軽減につながることがある．抗うつ薬と半夏白朮天麻湯併用による検討を紹介した．
- めまいリハに半夏白朮天麻湯を併用した際に，消化器症状の程度が強い人ほど治療の有用性が高かった．

● 耳鳴り・めまいの最新のエビデンス

2013年発刊の前版[1]では，めまい集団リハビリテーション(以下，めまいリハ)と補中益気湯の併用治療，耳管開放症に対する補中益気湯による治療，良性発作性頭位めまい症に対する苓桂朮甘湯の効果を紹介した．その後，めまいリハと漢方薬の併用，耳管開放症の漢方治療があらたに報告され，また耳鳴り治療のエビデンスやめまいの新しい知見も報告されたので紹介する．また，過去の文献から検索し，めまいと耳鳴りの漢方治療のエビデンスのある報告および10例以上の症例集積報告を五島[2]と著者[3]がそれぞれまとめたので，参考にしていただけたら幸いである．

1. メニエール病と水毒

水毒は水の分布異常である．水が過剰に存在している状態は水毒であるが，必要な場所に水が不足している状態も水毒である．メニエール病は病態として内リンパ水腫が存在し，難聴，耳鳴り，耳閉感などの聴覚症状を伴うめまい発作を反復する疾患である．内リンパ水腫は，内リンパの産生過剰や吸収障害で膜迷路の容積が増大した状態である．このことから，メニエール病は内リンパ水腫が病態，すなわち水毒という考え方がある．メニエール病診療ガイドライン(以下，GL)[4]の発作予防対策(表1)には，保存的治療，手術，中耳加圧療法が記載されている．中耳加圧療法は，平成29年9月に管理医療機器として認可され，将来的に保険診療で認められる予定である．GLに記載されている治療法や疫学などを参考にして，メニエール病を気水から見た特徴を表2にまとめてみた．内リンパ水腫の存在は，今までは蝸電図やグリセオールの負荷試験などで証明していたが，MRIで確認できるようになった．GLに具体的な処方名の記述はないが漢方薬が記載されている．苓桂朮甘湯，半夏白朮天麻湯，五苓散，柴苓湯，防己黄耆湯といった利水作用のある漢方薬の有用性の報告がある．低気圧で発作が起こりやすくなることは，頭痛や関節痛などと同様に水の異常と考える．一方，精神的過労・ストレスはめまい発作の誘因として知られている．患者の性格としては神経質，几帳面，勝ち気，完璧主義などが多く，行動特性としては自己抑制型があげられている．

Akira SAITO and Akihisa MIYAKAWA
慶和会和光耳鼻咽喉科

表1 メニエール病の発作予防対策

1 保存的治療
1）生活指導（ストレス軽減，過労防止，適当な運動など），心理的アプローチ，ストレス軽減，適当な運動の例として有酸素運動などが提唱されている
2）薬物治療
浸透圧利尿薬：イソソルビド
内耳循環改善薬，抗不安薬，ビタミンB_{12}，漢方薬
上記の薬剤は併用される場合が多い
薬物ではないが水分を多量に摂取する水分摂取療法が提案されている
2 中耳加圧療法
3 機能保存的手術治療：内リンパ嚢開放術
4 選択的前庭機能破壊法（術）
1）内耳中毒物質鼓室内注入
2）前庭神経切断術

表2 メニエール病と水・気の異常

水の異常	気の異常
内リンパ水腫（MRI検査他で証明）	精神的過労・ストレスが発作の誘因になる
多量の水分摂取が有効なことがある	患者の性格として神経質，几帳面などが多い
グリセオール点滴で聴力改善	カウンセリングが有効
浸透圧利尿剤が有効	有酸素運動が有効
五苓散などの利水薬が有効	抗不安薬が投与されることがある
低気圧で症状悪化	

治療においても，ストレス軽減，心理的アプローチ，有酸素運動が有効であり，抗不安薬を投与する場合もある．GLからは，メニエール病は気水の異常であることが理解できる．

星野らは，MRIで内リンパ水腫が証明された患者11名の気血水の病態を解析し，報告している[5]．メニエール病7例，急性低音障害型感音難聴（acute low-tone hearing loss：ALHL）3例，遅発性内リンパ水腫1例である．ALHLは難聴を反復するときはメニエール病非定型例（蝸牛型）に包括され，将来メニエール病確実例に移行する可能性もある疾患である．遅発性内リンパ水腫はメニエール病と診断・治療が同じ疾患である．中医学の弁証では11例中，津液の病証が7例，腎の病証が8例，肝の病証が5例にみられた．津液の病証7例のうち，5例で腎の病証，3例で肝の病証の合併を認めた．寺澤の水滞スコア[6]では5例が水滞と診断された．このことから，内リンパ水腫症例では，津液の弁証とともに肝・腎の病証も考慮して弁証する必要があると結論している．

めまい患者における気血水を検討した報告は散見されるが，大島らの論文[7]を紹介する．メニエール病6例，起立性調節障害（OD）6例，椎骨脳底動脈循環不全（VBI）59例，末梢前庭性めまい43例，めまい症20例の計134例を対象に，寺澤の気血水スコアで判定している．いずれのめまい症例でも水滞，気虚，気うつの陽性率が高かったが，メニエール病はVBI，ODの患者より水毒の関与が低い結果であった．

GLおよび星野と大島の報告から，メニエール病は気の関与も大きく，"メニエール病は水毒"という考え方に固執しないことが漢方薬での治療効果を高めるために重要であると著者は考える．メニエール病の治療における漢方薬の位置づけは，手術を選択する前段階の貴重な治療法であり，手術を回避できるというエビデンスが生まれるとよいと著者は考える．

2. 前庭性片頭痛

片頭痛とめまいが合併することは，日常臨床で経験する．これら2つの疾患が偶然に合併したものなのか，あるいは関連があるものかは明確でないことが多い．2013年の国際頭痛学会で，前庭性片頭痛の診断基準が提唱されており，診断基準を表3に記載した[8]．病態としては，血管収縮による虚血，拡延性抑制による神経障害，神経ペプチドによる神経原性炎症およびそれに伴う内リン

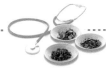

> **処方実例** 半夏白朮天麻湯
>
> 【症状】前庭性片頭痛．40歳代の女性．以前より疲労時，低気圧が接近してきたときなどにめまい・耳閉感があった．めまいに伴う頭痛の有無を尋ねると，閃輝暗点を伴う片頭痛の治療中とのことであった．発作時はレルパックス®頓用あるいはイミグラン®点鼻をしていたが，嘔気が出現しやすく，最近はブルフェン®，ナウゼリン®が神経内科医から処方されていた．
>
> やせ型で食欲不振．脚が冷えやすく，むくみやすい．
>
> 【診断・処方】西洋医学的には前庭性片頭痛の疑い．漢方医学的には，水毒・気虚と考え，半夏白朮天麻湯を処方．
>
> 【経過】半夏白朮天麻湯は飲みやすく，副作用もないため継続して服用することが可能であった．めまいはほぼ消失し，片頭痛は発作の頻度，程度も軽くなった．食欲はでてきたが，体重増加はなかった．

表3 前庭型片頭痛の診断基準（国際頭痛分類第3版β版）

A	CとDを満たす発作が5回以上ある
B	現在または過去に1.1「前兆のない片頭痛」または1.2「前兆のある片頭痛」の確かな病歴がある
C	5分～72時間の間で持続する中等度または重度の前庭症状がある
D	発作の少なくとも50％は以下の3つの片頭痛の特徴のうち少なくとも1つを伴う 1．頭痛は以下の4つの特徴のうち少なくとも2項目を満たす 　a）片側性 　b）拍動性 　c）中等度または重度 　d）日常的な動作により頭痛が増悪する 2．光過敏性と音過敏性 3．視覚性前兆
E	ほかに最適なICHD-3の診断がない，またはほかの前庭疾患によらない

パ水腫などが考えられている．片頭痛と同様に治療が行われることが多く，めまい発作には鎮暈薬も投与される．漢方では水毒として，呉茱萸湯，半夏白朮天麻湯，五苓散などが使用されてきた．今後，診断基準にしたがって，漢方治療のエビデンスが蓄積されることが望まれる．前庭性片頭痛が疑われ，漢方治療が奏功した自験例を紹介する（「処方実例」参照）．

3．耳管開放症

耳管は中耳の圧調整，換気，分泌物の咽頭への排出などの機能を担っている．安静時には閉鎖していて，嚥下した際に開放されるが，嚥下とは関係ないときでも耳管が開大している状態が耳管開放症である．症状は，診断基準案（表4）にあるように，自声強聴，自己呼吸音聴取（自分の声・呼吸音が開大している耳管を通して大きく聴こえる），耳閉感，難聴，めまい，ゴーという低い耳鳴りなどである．誘因としては，体重減少，多量の発汗，低血圧，妊娠，ピル服用，シェーグレン症候群などがあげられる．治療のガイドラインは作成されていないので，著者が表5にまとめた．鼓膜パッチはステリストリップ™を用いているが，貼付に工夫を要すること，鼓膜が薄いと穿孔の危険性があること，貼付時は速やかに症状が改善するが再診時にパッチがずれていなくとも症状が再燃している場合があるなど，治療効果に満足いかないことも多い．耳管内薬物噴霧は耳管の狭窄を起こす危険がある．

補中益気湯による治療は著者らが報告[9]してから，いくつかの報告がある．谷村は帰耆建中湯の報告をしている[10]．帰耆建中湯は医療用エキス製剤にはないので，ツムラ黄耆建中湯3grとツムラ当帰建中湯2.5grをそれぞれ1日3回食前の温服投与としている．暑気が旺盛となる夏季に発症していることに注目し，湿暑と冷飲食が脾胃の働きを弱める時節であるので飲食に関する養生指導を

表4 耳管開放症診断基準案2016（日本耳科学会ホームページより）

```
確実例；1＋2＋3
疑い例；1＋(2 or 3)
1 自覚症状がある
   自声強聴，耳閉感，呼吸音聴取の1つ以上
2 耳管閉塞処置(AまたはB)で症状が明らかに改善する
   A．臥位・前屈位などへの体位変化
   B．耳管咽頭口閉塞処置（綿棒，ジェルなど）
3 開放耳管の他覚的所見がある（以下の1つ以上）
   A．鼓膜の呼吸性動揺
   B．鼻咽腔圧に同期した外耳道圧変動
   C．音響法にて
      ①提示音圧100dB未満または②開放プラトー型
```

表5 耳管開放症の治療

```
1 生活指導
   長時間の立ち仕事は避ける
   水分補給
   過度なダイエットは避ける
   鼻すすり禁止
2 薬物療法
   ATP，リマプロクトアルファデクス，漢方薬
3 生食点鼻
4 鼓膜パッチ
5 薬物耳管内・耳管咽頭口注入
6 耳管ピン挿入
```

表6 耳鳴り診療ガイドライン(AAO-HNSF)における耳鳴り治療

```
推奨する治療
   耳鳴りの教育的指導・カウンセリング
   補聴器（難聴のある耳鳴患者に対して）
   認知行動療法
オプションとしての治療
   音響療法（サウンドジェネレーターなど）
推奨しない治療
   鍼治療
推奨すべきではない薬物治療
   （ルーティンの）薬物療法
   栄養補助食品（サプリメント）
経頭蓋磁気刺激
```

紹介している．体温に近い温度の飲食物の摂取，朝食を省かない，夕食は軽食とする，夕食後の飲食は避けることと説明されている．また，解剖発生学的に耳管は第一咽頭嚢由来であり，消化管と同様に内胚葉性であることから建中湯類の有用であることの理由としている．

竹越ら[11]は補中益気湯を第一選択薬とし，1～2カ月間通常量の投与により，7割程度は2週間以内で改善がみられると報告している．効果が乏しいときに四物湯，温経湯，八味丸などの血虚や津液枯燥を改善させる漢方薬を併用するが，補中益気湯に比べて効果発現が遅いので数カ月を目途に併用することを提案している．補中益気湯の増量もひとつの選択肢としている．

耳管開放症の治療における漢方薬の位置づけは，漢方薬は危険性が少なく短期間で効果が判定できることもあり，治療法の第一選択と著者は考える．合わせて日常生活の指導をすることも肝要である．

4．耳鳴りと半夏厚朴湯

耳鳴り診療のガイドラインは日本ではまだないが，アメリカでは作成されている（表6）[12]．推奨される治療である教育的指導・カウンセリングは，多くの耳鼻科医師が行うようになってきている．耳鳴りの原因や心配する病気でないことを説明し，家庭で音楽やラジオを聴くなど静かな環境を作らないよう指導している．また，補聴器が有用であることの認知度は，患者にも浸透してきている．認知行動療法は，日本でも漢方薬との併用で有用あったとの学会報告はある．漢方薬も含め薬物療法はエビデンスが高い研究がないため推奨度は低くなっている．

エビデンスレベルの高い，二重盲検ランダム化比較試験(DB-RCT)がInoらから報告された[13]．半夏厚朴湯とプラセボをそれぞれ38人に投与し，治療効果は，Tinnitus Handicap Inventory (THI, colmun参照), Hospital Anxiety and Depression Scale, Short-Form 36-Items

---

column　THI（Tinnitus Handicap Inventory）

THIはNewmanらが提唱した耳鳴りの質問票である．複数の言語に翻訳され国際的に使用されており，邦訳もされている．項目は25問で，「耳鳴りのためにいらいらする」「ストレスがあると耳鳴りがひどくなる」のような心理状態や，「夜眠るときに耳鳴りが妨げになる」，「耳鳴りが職場や家庭での仕事の妨げになる」のような生活状況に関する質問から構成されている．"よくある" "たまにある" "ない"の3段階で回答し，25問の合計点数で軽症，中等症，重症に分類する．

Health Survey(SF-36)で評価している．めまいをともなう耳鳴りでは半夏厚朴湯がプラセボに比較してTHIで有意に改善したが，他の検討項目では治療効果に有意差がなかった．

症例集積報告では釣藤散や牛車腎気丸の有用性が指摘されているので，エビデンスレベルの高い研究で検証し，ガイドラインが作成された際に記載されることが望まれる．

5．西洋薬と漢方薬の併用による効果

抗がん剤の副作用のしびれや口内炎に対する漢方薬の効果が注目されてきている．一方，西洋薬と漢方薬を併用することで単独で投与するより多彩な症状の改善も期待できる．

うつ病とめまいを合併する患者に対する併用効果が比較検討されている．めまいが遷延するとうつ傾向になり，めまいの治療を難しくする．一方，うつ病患者では睡眠障害や食欲不振，めまいを伴うことが多く，抗うつ薬の副作用でふらつきや食欲低下をきたすこともある．平野[14]はデュロキセチンを投与開始する患者のうち，めまい，頭痛，食欲不振，倦怠感のいずれかを訴え漢方薬の服用に同意を得られた患者21名(HBT群)にクラシエ半夏白朮天麻湯を，同意を得られなかった患者18名(対照群)にモサプリドを投与し，自覚症状で比較検討している．めまいは投与2，4週後に，倦怠感は1，2，4週後に，HBT群が対照群より有意に改善した．悪心・嘔吐は両群で有意差がなかった．西洋薬であれば胃薬と抗めまい薬などの複数薬剤の投与を考慮するが，漢方薬1剤で多くの症状の改善と副作用の防止が可能となる可能性が示唆されたと著者は考える．

6．めまいリハと漢方薬の併用

めまいリハに補中益気湯を併用することにより抑うつ傾向のある患者で有効であったという新井らの論文[15]を前版で紹介した．あらたに，新井は半夏白朮天麻湯の併用群とベタヒスチンメシル酸塩(メリスロン®)併用群による治療効果を比較検討している[16]．両群ともめまいリハ前後で，めまい症状，重心動揺検査で有意に改善している．半夏白朮天麻湯は胃腸虚弱の人に用いられる漢方薬であることから，消化器症状とめまい症状の改善との関係に注目している．消化器症状は，あまりお腹がすかない，すぐにお腹がいっぱいになる，食欲がわかない，下痢をしやすい，胃がもたれやすい，という5項目で評価している．リハ前後のPOMS(Profile of Mood States)，SF-8の精神的健康度を表すMCSのスコア変化量は，消化器症状の重症度と有意な関係性があった．

遷延する平衡障害や前庭代償不全は薬物の効果が乏しく，種々のリハビリをすすめる耳鼻科医が多くなった．この論文は，めまいが脾気虚と関係している可能性，リハビリに漢方薬を併用することの有用性，半夏白朮天麻湯の使用目標を示唆していると著者は考える．

文献

1) 齋藤　晶：耳鳴り・めまいの漢方治療：最新のエビデンス．別冊・医学のあゆみ：92-98，2013．
2) 五島史行：めまいに対する漢方治療．日本東洋心身医学研究，32：114-116，2017．
3) 齋藤　晶：耳鳴における漢方製剤のEBM．日本東洋心身医学研究，32：117-121，2017
4) 厚生労働省難治性疾患克服研究事業/前庭機能異常に関する調査研究班(2008～2010年度)：メニエール病診療の質疑応答集．メニエール病診療ガイドライン．金原出版，2011，pp.14-47．
5) 星野通隆・他：内リンパ水腫の東洋医学的病態について．日本東洋医学雑誌，67：251-256，2016．
6) 寺澤捷年：気血水の概念による病態の把握．症例から学ぶ和漢診療学 第3版．医学書院，2012，pp.16-72．
7) 大島伸介・他：めまい患者における東洋医学的気血水の検討．Equilibrium Res，65：24-29，2006．
8) 日本頭痛学会・国際頭痛分類委員会訳：国際頭痛分類第3版 beta版．医学書院，2014，pp.175-178．
9) 斉藤　晶・他：耳管開放症が疑われた症例に対する漢方治療．日本東洋医学雑誌，63：336-339，2012．
10) 谷村史子：虚労病としての耳管開放症～帰耆建中湯が奏効した5症例．日本東洋医学雑誌，65：5-12，2014．
11) 竹越哲朗・他：(Ⅲ)漢方治療医(耳鼻咽喉科漢方医)として．MB ENT，201：47-52，2017．
12) 新田清一：耳鳴治療のエビデンス．日本耳鼻咽喉科学会会報，119：1242-1243，2016．
13) Ino, T. et al.：A randomized, double-blind, placebo-controlled clinical trial to evaluate the efficacy of hangekobokuto in adult patients with chronic tinnitus. J. Trad. Med., 30：72-81, 2013.
14) 平野智子：うつ病患者の身体症状に対する半夏白朮天麻湯の効果．Phil漢方，68：20-24，2018．
15) 新井基régi・他：めまい集団リハビリテーションと補中益気湯の併用療法：抑うつ傾向がみられるめまい患者の治療．心身医学，52：221-228，2012．
16) 新井基詮：めまい集団リハビリテーションと漢方製剤の併用療法―半夏白朮天麻湯と消化器症状に関する検討(第二報)―．医学と薬学，73：171-180，2016．

疾患別：最新のエビデンス

14. 不眠症の漢方治療

Keyword
抑肝散
Cyclic alternating pattern
認知症
加味帰脾湯
レストレスレッグス症候群

小曽根基裕

◎漢方薬の精神生理性不眠に対する効果について従来のR＆K法に加えて，Cyclic Alternating Pattern（CAP）法を用いて客観的な"睡眠の質"の評価を行った．漢方薬は副作用が少なく作用が穏やかであることで知られているが，CAP法はこのような漢方薬独自の有効性を科学的に証明することを可能にする．その結果，睡眠構造を維持した状態で睡眠の質を改善する可能性が示唆された．一方，認知症の行動・心理症状（BPSD）に対し期待されている抑肝散は，認知症の不眠，レム睡眠行動障害，レストレスレッグス症候群など，より強い不眠に対しては睡眠構造を改善することも報告されており，このような"効果の二面性"による幅広い不眠症への有効性が期待される．今回，抑肝散の多彩な作用機序についてエビデンスを紹介しつつ，認知症に伴う不眠に対する加味帰脾湯の有用性についても言及する．

不眠症と治療の現状

現在，不眠を主訴とする疾患の年間有病率は成人においておよそ30％になるといわれ，大きな社会問題となっている[1]．治療方法としては薬物療法と非薬物療法に大別されるが，実際には薬物療法が主流であり，新しい薬剤の開発が進められている．しかし，いまのところ臨床で広く用いられているGABA$_A$受容体作動性睡眠薬には，筋弛緩作用，催健忘作用，薬物依存，反跳性不眠などの副作用があり[2]，とくに高齢者では転倒やそれに伴う骨折などの問題点が指摘されている[3]．最近ではメラトニン受容体作動薬やオレキシン受容体拮抗薬などが臨床応用されているが，現時点では安全性が十分に示されてはいない[4]．より安全で快適な睡眠を望む声は多く，副作用の少ない漢方薬治療への期待も少なくない．著者は，認知症のBPSDに対する効果で注目されている漢方薬・抑肝散の精神生理性不眠に対する臨床効果を検討し，報告した[5]．抑肝散は，認知症の不眠，レム睡眠行動障害やレストレスレッグス症候群など種々の不眠に対して有効であることも報告され，さらにその作用メカニズムに関する最新の基礎研究報告もある．本稿はこの抑肝散による不眠症の漢方治療の最新のエビデンスとしてこれらを紹介しつつ，加えて，認知症に伴う高齢者の不眠に対する加味帰脾湯の有用性および将来性についても述べる．

漢方薬・抑肝散

抑肝散（yokukansan, TJ-54）は，JPソウジュツ，JPブクリョウ，JPセンキュウ，JPチョウトウコウ，JPトウキ，JPサイコ，およびJPカンゾウ（JP：日本薬局方品）を含む漢方薬である．抑肝散は元来，小児のいらいらや興奮に対する治療薬であり，不眠症の適応症をもち，1986年に日本の厚生労働省から承認された．同年から処方箋薬として市販され，上述したように種々の不眠症に有効であることが報告されている[6-10]．ふらつきや日中の眠気といった副作用は現在までにほとんど報告されておらず，安全な不眠症治療薬として認知される可能性がある．しかし，いままで抑肝散の精神生理性不眠症に対する有効性としての客観的な脳波への影響，ならびに安全性に関する研究は行われていなかった．

Motohiro OZONE
東京慈恵会医科大学精神医学講座

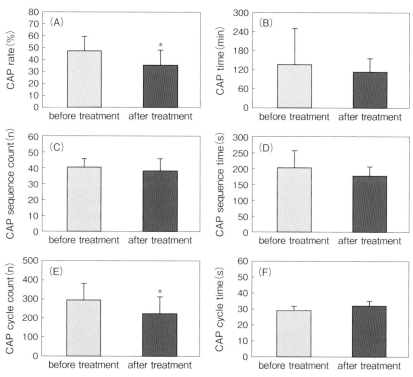

図1 不眠症を対象とした抑肝散投与前後におけるCAPパラメータの変化
 ＊：$p<0.05$．

精神生理性不眠：周期性脳波活動・CAP法による抑肝散の薬効評価

近年，ヨーロッパおよびアメリカにおいてはCyclic alternating pattern(CAP)に関する研究が盛んに行われている．CAPは，一過性の皮質脳波イベントの配列と，それとは区別される背景脳波とが交代し繰り返される周期性脳波活動であり，通常ノンレム睡眠期に出現するとされる．2001年に測定法と判読法が標準化された[11]．睡眠障害や神経疾患が存在する場合はCAPが活発になり，増加することが多い[12-14]．すなわち，CAPの増加は睡眠の不安定性と解釈される．また，ノンレム睡眠時間に対するCAP時間の割合(CAP率)が高いほど，被験者の睡眠の質が低下することがビジュアルアナログスケール(VAS)を用いた研究で報告されている[12,15]．CAPが新しい睡眠評価法として注目される理由のひとつは，このように主観的睡眠感を反映していることである．睡眠薬の治療効果の評価についてもCAPを用いた報告があ

り[16,17]，その有用性が注目されている．著者は，最近，polysomnography(PSG)解析におけるRechtschaffen and Kales(R & K)法およびCAP法の両方を用いて抑肝散の睡眠の質(安定性)に及ぼす影響について客観的に検討した[5]．日本の伝統的な薬剤である漢方薬の不眠症に対する効果をCAP法で客観的に評価した初の報告であった．

研究は評価者盲検による自己対照オープンラベル試験により実施された．最終評価者がアクセスするPSGのデータにおいては客観的で精度の高いデータを得ることを目的として，被験者および検査実施日が特定できる情報をマスク化する評価者盲検化処理を施し，最終評価者による被験者観察バイアスの排除をはかった．

精神生理性不眠症と診断された6例の被験者にツムラ抑肝散エキス顆粒(医療用)［TJ-54 Tsumura Yokukansan, Tsumura and Co. Tokyo Japan, 7.5 g t.i.d.］を1週間投与し，投与前後で睡眠に対する評価を行った．客観的評価に加えて主観的評価としてピッツバーグ睡眠調査票

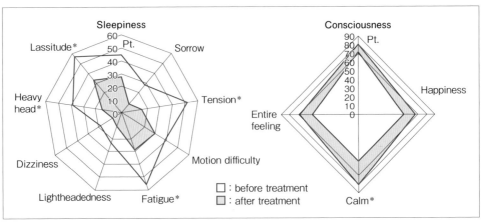

図2 抑肝散投与前後における日中症状のVASを用いた評価の変化
　　＊：$p<0.05$.

(PSQI)，セントマリー病院睡眠質問票(SMH)，visual analog scale(VAS)[意識(Consciousness)，眠気(sleepiness)，幸福感(Happiness)，悲しみ(Sorrow)，緊張感(Tension)，平穏感(Calm)，行動困難(Motion difficulty)，全体感(Entire feeling)，疲労感(Fatigue)，ふらつき(Light-headedness)，めまい(Dizziness)，頭重感(Heavy-headedness)，だるさ(Lassitude)]，Stanford Sleepiness Scale(SSS)，Spaceaeromedicine Fatigue check-list(SAM)，精神作業能力としてpsychomotor vigilance test(PVT)を用いた．

　結果はR＆K法による睡眠パラメータに対して抑肝散は影響を与えなかったが，CAPに関するパラメータのうちCAP率(CAP rate)およびCAPサイクル回数(CAP cycle count)が抑肝散投与後に有意に低下した(図1)．また，VASでは"緊張感""平穏感""疲労感""頭重感""だるさ"の5項目で抑肝散投与後に有意な改善が認められた(図2)．その他の評価項目では抑肝散投与前後で有意な差はなく，副作用および有害事象も認められなかった．

　ベンゾジアゼピン系睡眠薬はR＆K法におけるStage 2を増やし，Stage 3＋4およびStage REM時間を減らす[18,19]．この睡眠構造を歪める作用は，反跳性不眠などの副作用の原因と考えられている．今回の研究では，R＆K法による睡眠パラメータに対して抑肝散は影響を与えなかった．一方，抑肝散投与後にCAP率が有意に低下したことから，抑肝散は睡眠構造を維持した状態で睡眠の質(安定性)を改善していることが明らかとなった．非ベンゾジアゼピン系薬剤のゾルピデムもCAP法による評価が同様に行われ，睡眠の質を改善するよい薬剤であることが報告されているが[17]，せん妄や小脳性ふらつきが散見されていることから[4,20]，抑肝散は安全性の高い睡眠薬であるといえる．

　この研究で特筆すべき点としては，抑肝散の精神生理性不眠に対する効果がPSG解析における従来のR＆K法では検出できず，CAP法により検出できたこと，すなわち上述のように睡眠構造に影響を与えず睡眠の質を改善していることである．植物由来の漢方薬は副作用が少なく作用が穏やかであることで知られるが，CAP法はこのような漢方薬独自の有効性を科学的に証明することを可能にした．

Alzheimer病と睡眠

　アメリカ国立衛生研究所(NIH)/国立老化研究所(NIA)発行の"2009年Alzheimer病(AD)に関する報告書(Progress Report on Alzheimer's Disease)"において"Sleep and AD"という項目がハイライトとして取り上げられた．多くのAD患者は睡眠障害を有しているが，その睡眠障害が認知機能障害を引き起こしているかもしれないというものである．

報告書によると，セントルイスのワシントン大学および著者が在籍していたカリフォルニアのスタンフォード大学・Sleep and Circadian Neurobiology Laboratoryの研究者たちは，ADモデルマウスを用いて覚醒期の最終でβアミロイドのレベルがもっとも高く，睡眠期間中に減少していくことを見出し[21]，同様のパターンが健常人(10名，男性)の脳脊髄液中βアミロイドレベルにおいても認められた．その後Nedergaard Mらは特殊な2光子顕微鏡を用いることによりグリンパティック・システム(Glymphatic system)とよばれる脳脊髄液の循環システムを発見．睡眠により発動するこのシステムは脳内で産出される老廃物，とくにAlzheimer病の原因物質とされるβアミロイドの排出に関与している可能性が示唆されている[39]．

　さらに，カリフォルニア大学サンディエゴ校(UCSD)の研究者は，閉塞性睡眠時無呼吸症を伴うAD患者を対象に持続陽圧呼吸療法(continuous positive airway pressure treatment：CPAP法)の長期的効果を評価した．10名の患者を治療群と無治療群(各5名)に分け，1年以上観察した結果，治療群では認知機能低下が少なく，また昼間の眠気，うつ症状の極度の改善(安定化)，睡眠の質の向上が認められた．重要なことは，治療群の介護者が自身の睡眠がよくなり，患者の行動障害が改善されたと報告していることである．したがって，多くの研究者は，睡眠の質の改善がADのいくつかの症状を軽減する，その治療の可能性について研究をはじめている．一方で認知症不眠に対してはこれまでにいくつかの治療薬の効果が試験されているが，ジョンズ・ホプキンス大学の研究者たちはいまのところADの睡眠障害に対して効果的な治療薬はないと報告した[22]．

1. 抑肝散

　こうした状況下で，抑肝散の認知症不眠に対する効果について症例数は少ないもののいくつか論文があるので紹介する．2005年に岩崎らが認知症患者52例を対象に抑肝散のBPSD(行動・心理症状)に対する効果をはじめて報告したが，そのなかでBPSDの評価スケールであるNPIサブスコアの"睡眠と夜間の行動異常"において抑肝散4週間治療後に有意差がついている[23]．その後，AD患者7例を対象にPSGを用いて抑肝散の睡眠障害に対する効果が客観的に検討され，抑肝散4週間治療でNPIスコアの減少，睡眠総時間の延長，睡眠潜時の短縮，睡眠効率の上昇，および睡眠中の四肢運動の減少を認めた[8]．林ら[24]は，Sleep Disorder Inventory(SDI)およびアクチグラフを用いてAD患者13例で抑肝散の効果を検討し，とくに中途覚醒に効果があることを示した．

2. 加味帰脾湯

　さらに最近，フレイルなAD患者の睡眠障害と認知機能障害を改善しうる漢方薬として，加味帰脾湯(kamikihito, TJ-137)が注目されている．加味帰脾湯は，JPサンソウニン，JPオンジ，JPリュウガンニク，JPニンジン，JPオウギ，JPソウジュツ，JPブクリョウ，JPタイソウ，JPトウキ，JPカンゾウ，JPショウキョウ，JPモッコウ，JPサイコ，およびJPサンシシ(JP：日本薬局方品)を含み，使用目標として全身倦怠感，食欲不振があり，適応は貧血，不眠症，精神不安，神経症となっている．大原ら[25]は，不眠症を訴える患者60例を対象に加味帰脾湯の効果を報告した．著明改善，改善，やや改善，不変および悪化の5段階評価のうち，改善以上が54.2%，やや改善以上81.4%と高い改善率を示しており，症状別改善度として改善以上では寝つき(52.4%)，熟眠感(52.4%)，覚醒時の気分(47.5%)，中途覚醒(45.8%)といった症状に対して効果があった．この研究では，とくに不安・焦燥感，食欲不振，抑うつ気分を伴う不眠症患者に対して高い効果を示すことが報告されている．認知機能障害に関しては，少数例のレトロスペクティブ研究であるが報告がある[26]．AD患者12例にドネペジルを投与し，その内3カ月後に不眠，うつ，不安を訴えた患者6例にドネペジルに加味帰脾湯を併用し，9カ月後にMMSE(ミニメンタルステート検査)を比較検討した．ドネペジル単独投与6例は服用3カ月で一時的にMMSEが上昇したが，その9カ月後ではMMSEが服用前の値に戻った．2群間で有意差は認めなかったものの，ドネペジルと加味帰脾湯を併用した群ではドネペジル服用3カ月で上昇したMMSEが加味帰脾湯併用9カ月後も維

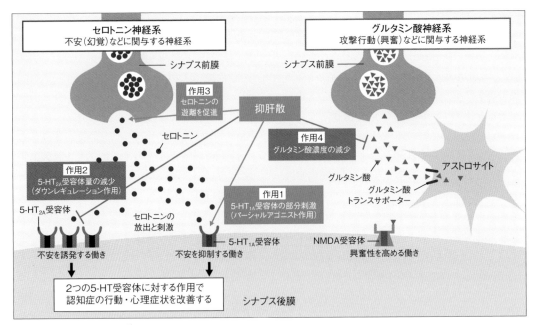

図3 抑肝散の作用機序[40]

持されていた．基礎研究ではADモデルマウス（5XFADトランスジェニックマウス，雄性4〜7カ月）を用いて，加味帰脾湯（200 mg/kg）または生理食塩水を15日間連続経口投与し評価している．5XFADマウスは物体認知記憶が有意に低下していたが，加味帰脾湯を投与したマウスは野生型マウスと同程度まで記憶が改善した．脳切片の免疫組織染色ではβアミロイドプラークの数が加味帰脾湯投与により有意に減少し，前頭皮質と海馬における軸索の変性と前シナプスの変性も有意に減少した[27]．加味帰脾湯は古来より不眠や健忘を使用目標に処方されてきたが，現在では認知症患者にはほとんど処方されることがなくなってきた．著者は，将来エビデンスレベルの高い臨床研究が必要なものの，以上の報告からプレクリニカルADやMCI due to ADという早期の段階で不眠症を訴える患者には加味帰脾湯のような薬剤が今後，期待されると考えている．

レム睡眠行動障害に対する抑肝散の効果

レム睡眠行動障害（RBD）に対する抑肝散の効果についても，3例に対してPSG評価が行われた．その結果，抑肝散単独投与か抑肝散およびクロナゼパム併用投与により全例において症状が改善した[9]．レビー小体型認知症（DLB）患者ではRBDを高頻度に示すことが報告されていることから[28]，認知症の不眠に対する抑肝散の効果が期待される．このRBDに対する抑肝散の効果はアメリカのRBD治療ガイドラインでも取り上げられている[29]．著者の臨床経験では，高齢患者においては，より安全性の高い薬物を患者・家族から求められる症例が多く，ファーストラインに抑肝散の眠前投与を用いているが，ほぼ全例において一定の効果が得られている．今後よりいっそう多くの症例での研究結果が待たれる．

レストレスレッグス症候群に対する抑肝散の効果

レストレスレッグス症候群（むずむず脚症候群）に対する抑肝散の治療効果が3例の患者を対象にPSG測定を行いR&K法で評価された[10]．レストレスレッグス症候群患者は異常な脚の感覚によってめざめるため，睡眠を維持することが困難である．プラミペキソールまたはクロナゼパムで治療を行っている患者に抑肝散を追加投与したところ，すべての症例において不快な感覚と睡眠障害を改善することに効果的であったことから，抑肝散はレストレスレッグス症候群の治療にも有用

であるとしている．

不眠に対する抑肝散の作用メカニズム

5-HT2A受容体拮抗薬であるリタンセリンは，ヒトの徐波睡眠を増加させる[30]．Morairtyら[31]は，選択的5-HT2Aおよび5-HT6受容体拮抗薬がラットの睡眠を促進することを報告した．さらに，ナルコレプシーの患者の脳で5-HT1A受容体への結合能が睡眠時に増加することが報告された[32]．これらは5-HT2A/1A受容体が睡眠に関与していることを示している．

抑肝散の作用機序として，5-HT1A受容体パーシャルアゴニスト作用[33,34]および5-HT2A受容体のダウンレギュレーション作用[35]が報告されている．さらに，抑肝散が脳内グルタミン酸放出抑制作用[36]やグルタミン酸トランスポーター賦活作用による細胞外液グルタミン酸濃度上昇改善作用[37]を有することも報告されている(図3)．さらに，最近では抑肝散の不眠に対する効果にGABAA-ベンゾジアゼピン受容体複合体が関与することも報告された[38]．この基礎研究ではさらに興味深いことに，抑肝散はマウスのペントバルビタール誘発睡眠時間を延長するが，通常のマウスよりも隔離飼育によりストレスを負荷されたマウスに対してより強い効果があった．臨床研究では著者が報告した精神生理性不眠に対して，抑肝散は睡眠構造に影響を与えず睡眠の質を改善したが，より強い認知症の不眠に対しては睡眠構造を変え不眠を改善した．このように抑肝散の不眠に対する効果には二面性(軽度の不眠とより強いストレス下における不眠のそれぞれに特有の効果)がある可能性を示唆しているかもしれない．

以上のエビデンスから，抑肝散はセロトニン神経系，グルタミン神経系さらにGABA神経系など中枢神経系全般を抑制し，不安や興奮を抑えるなど多彩な効果により不眠の質を改善していると示唆される．また，軽度の不眠とよりストレスの強い重度の不眠の両方に効果を示すという二面性により，幅広い不眠症への有効性が期待される．

文献

1) Roth, T.：Insomnia：definition, prevalence, etiology, and consequences. J. Clin. Sleep Med., 3(5 Suppl)：S7-S10, 2007.
2) Steinberg, R.：Benzodiazepine-receptor-agonists zolpidem and zopiclone tolerance and addiction potential. Sleep-Wake Disorders(ed. by Meier-Ewert, K. and Okawa, M.). Plenum Press, New York, 1990, pp.191-199.
3) Ray, W. A. et al.：Benzodiazepines of long and short elimination half-life and the risk of hip fracture. JAMA, 262：3303-3307, 1989.
4) Zhdanova, I. V. et al.：Melatonin：a sleep-promoting hormone. Sleep, 20：899-907, 1997.
5) Ozone, M. et al.：Effects of yokukansan on psychological insomnia evaluated using cyclic alternating pattern as an objective marker of sleep instability. Sleep Biol. Rhythms., 10：157-160, 2012.
6) Mizukami, K.：Kampo therapy as an alternative to pharmacotherapy using antipsychotic medicines for behavioral and psychological symptoms of dementia(BPSD). Psychogeriatrics, 8：137-141, 2008.
7) Shinno, H. et al.：Successful treatment with Yi-Gan San for psychosis and sleep disturbance in a patient with dementia with Lewy bodies. Prog. Neuropsychopharmacol. Biol. Psychiatry, 31：1543-1545, 2007.
8) Shinno, H. et al.：Effect of yokukansan, a traditional herbal prescription, on sleep disturbances in patients with Alzheimer's disease. J. Alzheimers Dis. Parkinsonism, 6：1-5, 2016.
9) Shinno, H.：Successful treatment with Yi-Gan San for rapid eye movement sleep behavior disorder. Prog. Neuropsychopharmacol. Biol. Psychiatry, 32：1749-1751, 2008.
10) Shinno, H. et al.：Successful treatment of restless legs syndrome with the herbal prescription Yokukansan. Prog. Neuropsychopharmacol. Biol. Psychiatry, 34：252-253, 2010.
11) Terzano, M. G. et al.：Atlas, rules, and recording techniques for the scoring of cyclic alternating pattern (CAP) in human sleep. Sleep Med., 2：537-553, 2001.
12) Terzano, M. G. et al.：CAP variables and arousals as sleep electroencephalogram markers for primary insomnia. Clin. Neurophysiol., 114：1715-1723, 2003.
13) Parrino, L. et al.：The cyclic alternating pattern plays a gate-control on periodic limb movements during non-rapid eye movement sleep. J. Clin. Neurophysiol., 13：314-323, 1996.
14) Guilleminault, C. et al.：Sleepwalking, a disorder of NREM sleep instability. Sleep Med., 7：163-170, 2006.
15) Terzano, M. G. et al.：Changes of cyclic alternating pattern(CAP) parameters in situational insomnia under brotizolam and triazolam. Psychopharmacology(Berl), 120：237-243, 1995.
16) Parrino, L. et al.：Multidrug comparison(lorazepam, triazolam, zolpidem, and zopiclone) in situational insomnia：polysomnographic analysis by means of the cyclic alternating pattern. Clin. Neuropharmacol., 20：253-263, 1997.

17) Ozone, M. et al. : Effects of zolpidem on cyclic alternating pattern, an objective marker of sleep instability, in Japanese patients with psychophysiological insomnia : a randomized crossover comparative study with placebo. Pharmacopsychiatry, 41 : 106-114, 2008.
18) Johnson, L. C. et al. : The effects of flurazepam hydrochloride on brain electrical activity during sleep. Electroencephalogr. Clin. Neurophysiol., 47 : 309-321, 1979.
19) Roth, T. et al. : The effects of flurazepam, lorazepam, and triazolam on sleep and memory. Psychopharmacology (Berl), 70 : 231-237, 1980.
20) Toner, L. et al. : Central nervous system side effects associated with zolpidem treatment. Clin. Neuropharmacol., 23 : 54-58, 2000.
21) Kang, J. E. et al. : Amyloid-β dynamics are regulated by orexin and sleep-wake cycle. Science, 326 : 1005-1007, 2009.
22) Salami, O. et al. : Treatment of sleep disturbance in Alzheimer's dementia. Geriatr. Psychiatry, 26 : 771-782, 2011.
23) Iwasaki, K. et al. : A randomized, observer-blind, controlled trial of the traditional Chinese medicine Yi-Gan San for improvement of behavioral and psychological symptoms and activities of daily living in dementia patients. J. Clin. Psychiatry, 66 : 248-252, 2005.
24) Hayashi, Y. et al. : An open-label trial of yokukansan on sleep disturbance in Alzheimer's disease and other dementia. J. Prev. Alz. Dis., 2 : 172-177, 2015.
25) 大原健士郎・他：不眠症に対する加味帰脾湯(TJ-137)の効果．臨床と研究, 69：3285-3300, 1992.
26) Ishida, K. : Effect of donepezil and kamikihito combination therapy on cognitive function in Alzheimer's disease : Retrospective study. Tradit. Kampo Med., 3 : 94-99, 2016.
27) Tohda, C. et al. : Kamikihi-to(KKT) rescues axonal and synaptic degeneration associated with memory impairment in a mouse model of Alzheimer's disease, 5XFAD. Int. J. Neurosci., 121 : 641-648, 2011.
28) McKeith, I. G. et al. : Report of the second dementia with Lewy body international workshop : diagnosis and treatment. Consortium on Dementa with Lewy bodies. Neurology, 54 : 1050-1058, 1999.
29) Aurora, R. N. et al. : Best practice guide of the treatment of REM sleep behavior disorder(RBD). J. Clin. Sleep Med., 6 : 85-95, 2010.
30) Idzikowski, C. et al. : 5-Hydroxytryptamine-2 antagonist increases human slow wave sleep. Brain Res., 378 : 164-168, 1986.
31) Morairty, S. R. et al. : Selective 5HT2A and 5HT6 receptor antagonists promote sleep in rats. Sleep, 31 : 34-44, 2008.
32) Derry, C. et al. : Increased serotonin receptor availability in human sleep : evidence from an [18F] MPPF PET study in narcolepsy. Neuroimage, 30 : 341-348, 2006.
33) Terawaki, K. et al. : Partial agonistic effect of yokukansan on human recombinant serotonin 1A receptors expressed in the membranes of Chinese hamster ovary cells. J. Ethnopharmacol., 127 : 306-312, 2010.
34) Kanno, H. et al. : Effect of yokukansan, a traditional Japanese medicine, on social and aggressive behaviour of para-chloroamphetamine-injected rats. J. Pharm. Pharmacol., 61 : 1249-1256, 2009.
35) Egashira, N. et al. : Repeated administration of Yokukansan inhibits DOI-induced head-twitch response and decreases expression of 5-hydroxytryptamine(5-HT)2A receptors in the prefrontal cortex. Prog. Neuropsychopharmacol. Biol. Psychiatry, 32 : 1516-1520, 2008.
36) Takeda, A. et al. : Attenuation of abnormal glutamate release in zinc deficiency by zinc and Yokukansan. Neurochem. Int., 53 : 230-235, 2008.
37) Kawakami, Z. et al. : Neuroprotective effects of yokukansan, a traditional Japanese medicine, on glutamate-mediated excitotoxicity in cultured cells. Neuroscience, 159 : 1397-1407, 2009.
38) Egashira, N. et al. : Yokukansan enhances pentobarbital-induced sleep in socially isolated mice : possible involvement of GABAA-benzodiazepine Receptor complex. J. Pharmacol. Sci., 116 : 316-320, 2011.
39) Smith, A. J. and Verkman, A. S. : The "glymphatic" mechanism for solute clearance in Alzheimer's disease : game changer or unproven speculation? FASEB J., 32 : 543-551, 2018.
40) 岩崎克典：漢方薬の薬理作用．漢方医薬学雑誌, 23, 2015, p.87.

* * *

疾患別：最新のエビデンス

15. 月経周期異常の漢方治療

Keyword
漢方治療
月経周期異常
黄体機能不全
妊娠
エビデンス

後山尚久

◎ラジオイムノアッセイによる体内の微量のペプチドおよびステロイドホルモン測定が可能となった1980年代から，月経周期異常の病態解明が加速化された．それに伴い，わが国の伝統的医療として，その治療に用いられてきた漢方薬の作用機序や漢方治療の有益性に関するエビデンスが集積しつつある．

◎月経周期異常の漢方治療は，将来の妊娠能力回復への治療でもある．温経湯および当帰芍薬散は女性の月経不順によく用いられているが，それ以外の漢方の効用についても，妊娠を念頭においた使い方を含めて再確認したい．

漢方医学における月経周期異常の考え方

月経周期異常には，黄体機能不全症や稀発排卵，卵胞発育遅延等の排卵性月経周期異常と，無排卵周期症や無月経という排卵障害性月経周期異常がある．将来の妊孕性が危惧されるものを含むため速やかな医療介入を要する．漢方では古くから，月経は女性の精神身体環境を反映する鏡のような事象とされ，「経を調うは婦人の健なり」といわれるため，"経を調う"ことを治療の中心に据えた治療も行われている[1]．月経周期異常は西洋医療の対象となる疾患であるが，心身症としての全人医療的対応の必要性と画一的な西洋医学的治療での限界を有しており，その臨床成績はかならずしも満足できるものではない．これらの疾患治療においては漢方医療が西洋医療を凌駕する場面も少なくない．

月経周期異常は，古来より漢方治療の対象となっていた．若年未婚者の月経周期異常の治療目的は，けっして定期的な月経ではなく，自分の力での排卵能の獲得である．したがって，治療当初は排卵誘発剤への反応性の確認でよいが，長期的には副作用がなく患者自身の性機能賦活が可能な内服薬でなければ，継続的治療法とはいえない．

漢方医療の基盤である自然治癒力の回復と，ひとが元来有している機能回復・維持がもっとも必要とされる医療分野が若年女性の月経周期異常の治療である．

月経異常に対する漢方医学理論による漢方方剤の選択

漢方理論では，生殖機能は五臓六腑のうち"腎"がもっとも関与しているとされる．したがって，月経周期異常と不妊症の病態は漢方医学的には"腎虚"が中心をなす[2]が，残念ながら五臓六腑に対して正面から取り組んだ学術的な研究に乏しい（図1）．この"腎虚"には"脾胃虚（気虚）"や"血虚"が関連するといわれている．無理なダイエットは"血虚"や"気虚"状態を引き起こすことが漢方理論では指摘されている．精神的ストレスの強い毎日を送っている場合には"気虚"，"気滞"が病態の中心となる．エビデンスは乏しいが，最近の若年女性の食生活や生活パターンは，慢性的な"瘀血"と"気逆，気滞"を起こしやすいとされている．つまり，さまざまな病態が複雑に修飾されて，重症度の異なる月経周期異常として表現化されるため，漢方理論からの病態解明に関するエビデンスは得られにくいのが現状である．

治療に関しては，温経湯を中心とした作用機序の解明によるエビデンスの集積から，方剤の選択には西洋医学的検査所見を加味することが実際的

Takahisa USHIROYAMA
大阪医科大学健康科学クリニック

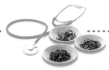

> **処方実例　温経湯**
>
> 【症状】無月経の24歳女性．20歳を迎えた頃，ダイエットで4kg体重を落とした．その頃から月経周期が不規則になっていたが気にせずに暮らしていた．社会人となり，昨年より仕事量が急に増え，また責任のある業務を任されているため残業が多くなった．気づくと半年前から無月経となっており将来を考えると心配になった．
>
> 【診断・処方】ホルモン検査によりFSH：1.5 mIU/mL，LH：0.4 mIU/mL，estradiol：5 pg/mL未満と判明．低ゴナドトロピン性排卵障害と診断．漢方診察では虚証で下肢に冷えを認めた．温経湯の単独投与を決めた．
>
> 【経過】投与開始3カ月後にFSH：3.6 mIU/mL，LH：1.9 mIU/mLに上昇したがestradiolは5 pg/mL未満であった．冷えを感じなくなったと報告あり．5カ月後に少量の性器出血を認め，そのさいのホルモン採血では，FSH：4.7 mIU/mL，LH：3.1 mIU/mL，estradiol：53 pg/mLであり，ホルモン値の改善がみられた．8カ月後に以前の月経様の量と持続期間の性器出血があり，基礎体温は二相性となったことから排卵性周期の回復を確認した．今後仕事でのストレスを解消する方法を模索しながら規則正しい生活をし，しばらく漢方薬を続けるよう指導した．

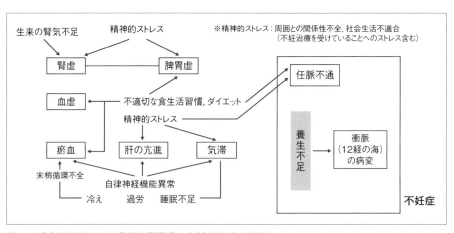

図1　漢方医学的にみた月経周期異常・女性不妊症の病態

となる．エビデンスを盛り込んだ，温経湯を代表とするいくつかの方剤を紹介する（表1）．温経湯の『金匱要略』の条文には「赤婦人小腹寒エ，久シク，胎ヲ受ケザルヲ主ル．兼ネテ崩中去血，或ハ月水来ルコト過多，及ビ期ニ至ルモ来タラザルヲ取ル」とあるが，エビデンスの集積によりこの文言が立証されていくことに驚かされる．

排卵性月経周期異常の漢方治療

排卵性月経周期異常には稀発排卵，黄体機能不全症，卵胞発育不全症などがあるが，生殖医療の臨床現場でよく遭遇する黄体機能不全症に対する漢方治療に関して解説する．黄体機能不全症は女性不妊症の要因のひとつであり，黄体期日数の短縮と黄体ホルモン分泌の低下を特徴として，初期胚の着床不全を引き起こすと考えられている．

黄体機能不全症は古くから当帰芍薬散による治療がなされており，漢方治療症例の43.6%に黄体機能の改善が認められ，17.9%の妊娠率を得たとする研究報告がなされている[3]．

著者らは黄体機能不全症に対して温経湯と当帰芍薬散を3周期投与し，卵胞期の血中ホルモン値を比較検討した．温経湯例では血中FSH値の変動はなかったが，LH値は投与後に有意(22%，$p<$

表1 月経周期異常の治療におけるエビデンスを参考とした漢方薬の使い方

漢方方剤	処方目標とする漢方病態	処方目標とする症状	方剤ベクトル	診療の際に参考となるエビデンス
温経湯	血虚,気虚,瘀血,下焦の虚寒 少腹瘀血圧痛	唇の乾き,上肢のほてり,下肢の冷え のぼせ 血虚,下焦虚寒	温経散寒 補血	下垂体性ゴナドトロピンLH, FSH分泌促進効果 下垂体性ゴナドトロピンLH, FSHの律動性分泌回復効果 第一度無月経におけるクロミフェンとの併用での排卵成績向上 第二度体重減少性無月経の排卵回復効果 高LH血症,PCOにおけるLH抑制と排卵回復効果 PCOにおける随証療法無効例からの温経湯切り替えによるホルモン分泌改善効果 黄体機能不全症における黄体期日数延長とプロゲステロン分泌促進 黄体機能不全症における排卵期の主席卵胞発育促進,子宮内膜増殖促進 漢方医学的「証」としての実証例の排卵障害に対するホルモン環境調整効果
当帰芍薬散	血虚,水毒 少腹瘀血圧痛	なで肩,細身,色白,四肢の冷え めまい,頭痛,貧血 血虚,脾虚湿盛	散寒利水 活血理気	黄体機能不全症における黄体期日数延長とプロゲステロン分泌促進 黄体機能不全症における排卵期の子宮内膜増殖促進 若年女性の月経痛軽減効果と併用NSAIDSの減薬効果
桂枝茯苓丸	瘀血 少腹瘀血圧痛 左腹皮拘急	肩こり,頭痛,めまい 紅潮を伴うのぼせ 月経痛 上熱下寒,瘀血	活血化瘀 清熱涼血 利水	生活習慣病の改善効果
桃核承気湯	瘀血 少腹急結	肩こり,のぼせ,便秘 下焦蓄血	下焦破血化瘀 清熱瀉下	瀉下効果が強く便通普通の場合注意
四物湯	血虚	貧血,色白,皮膚乾燥ぎみ 血虚,脾心肝虚 (太陰少陰厥陰)	補血養血営血	温経湯との併用による効果向上

当帰芍薬散のみ不妊症として保険収載.

0.05)に低下した.とくにLH値が10 mIU/mL以上を示した例では,温経湯投与によりその値は全例降下し,降下率は45.6±16.8%であった.血中エストラジオールの卵胞期値は投与前69.3±50.0 pg/mLであったが,投与後には100.2±68.6 pg/mLに有意に上昇した($p<0.05$).一方,当帰芍薬散例では,FSH値は温経湯と同様に変動を認めなかったが,LH値は温経湯と異なり25.6%の有意の上昇($p<0.05$)が観察された.血中エストラジオールの卵胞期値は,両剤のいずれでも130〜140%の有意の上昇($p<0.05$)が観察され,これらのエビデンスは両剤による内分泌環境の改善を示唆する.また,温経湯投与により排卵前の平均最大首席卵胞径は18 mmから24 mmに有意($p<0.001$)に増大したが当帰芍薬散投与例では明らかではなかった(図2).卵胞期後期の子宮内膜厚は,両剤の投与でそれぞれ平均2 mmあるいは1 mm有意($p<0.001$)に増加したことから,両剤ともに内膜環境によい影響(とくに妊娠環境を整える)を与えることがわかった[4].温経湯では平均4日間,当帰芍薬散では平均3日間の黄体期日数(高温相)の有意($p<0.001$)の延長があり,黄体期中期プロゲステロン値は両剤ともにそれぞれ平均5 ng/mLの有意($p<0.001$)な上昇を示した[5](図3).このエビデンスは温経湯と当帰芍薬散が黄体機能の改善効果を有することを示している.

排卵障害性月経周期異常の漢方治療

排卵障害性月経周期異常には無月経,無排卵周

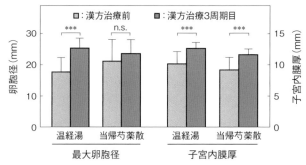

図2 黄体機能不全症への温経湯および当帰芍薬散投与後3周期目の排卵期の主席卵胞の最大径と子宮内膜厚の変化
: $p<0.001$.

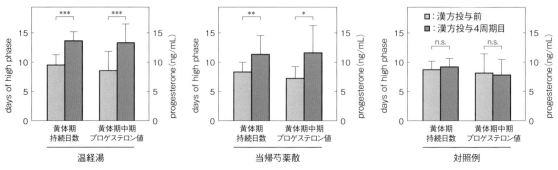

図3 黄体機能不全症への温経湯および当帰芍薬散投与による黄体期持続日数と黄体期中期プロゲステロン値の改善
＊：$p<0.05$, ＊＊：$p<0.01$, ＊＊＊：$p<0.001$.

期症などがあるが，これらは将来の妊孕性を危うくする．

1. 低〜正ゴナドトロピン性排卵障害

ストレスや体重減少に伴う無月経は下垂体性ゴナドトロピン値が正常〜低値を示す．体重減少性無月経では卵巣性ステロイドであるエストロゲンも分泌不全・停止状態である．あくまでも動物実験での作用機序の可能性にとどめるが，ラットを用いた中枢の灌流系や細胞培養系での研究で，温経湯は視床下部，下垂体，卵巣すべてが作用部位，当帰芍薬散と桂枝茯苓丸は下垂体，卵巣が作用部位である可能性が示された[6-9]．

ヒトでの臨床研究では，無月経例への温経湯（エキス剤）の通常量投与により，下垂体ゴナドトロピンFSH分泌は有意に増加し，第一度，第二度および体重減少性第二度無月経例のそれぞれ63.8％，42.9％および30.8％が12週までに排卵に成功している（表2）[10]．卵胞期に消失していたLHの律動性分泌が第一度，第二度および体重減

少性第二度無月経例においてそれぞれ80.0％，71.4％および33.3％の症例で回復した（図4）[11]．温経湯の投与により排卵が再開する機序のひとつは，脳下垂体レベルでの脈状分泌（パルス）の回復であることがわかる．

---

column　多嚢胞卵巣（polycystic ovary：PCO）

性成熟期女性の5％程度に存在し，排卵障害や不妊症女性ではさらに高い比率で診断される．今のところ治癒は望めない．下垂体性ゴナドトロピンの血中濃度比がLH＞FSHであることと，卵巣でのnecklace signが特徴である．典型的な例では，血中LH値は10 ng/mL以上となる．男性ホルモン分泌亢進やインスリン抵抗性の変化がみられる場合があり，病態は多彩である．挙児希望の有無や患者が治療を望む症状の違いにより治療方針もさまざまであり，個別的な医療を要する．

表 2 温経湯服用による続発性無月経(多囊胞卵巣症候群を除く)の内分泌環境の改善および排卵到達率

	FSH 濃度の改善		LH 濃度の改善		エストラジオール濃度の改善		排卵到達	
	No.	%	No.	%	No.	%	No.	%
第一度無月経	71/105	67.6	60/105	57.1	90/105	85.7	67/105	63.8
第二度無月経								
体重減少なし	31/35	88.6	26/35	74.3	24/35	68.6	15/35	42.9
体重減少あり	52/65	80.0	46/65	70.8	29/65	44.6	20/65	30.8
合計	154/205	75.1	132/205	64.4	143/205	69.8	102/205	49.8

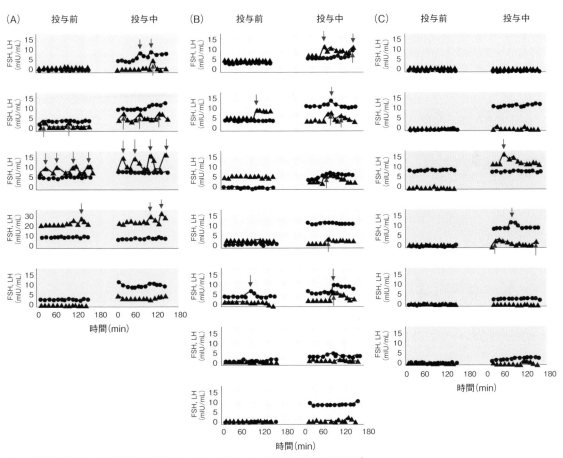

図 4 温経湯投与による下垂体ゴナドトロピン FSH, LH の律動性分泌の回復[11]
　A：第一度無月経例, B：第二度無月経例, C：体重減少性第二度無月経例.
　●：FSH, ▲：LH, 矢印：ホルモンのパルス分泌.

2. 高ゴナドトロピン性排卵障害

不妊症や排卵障害には比較的高い比率で血中 LH 値の上昇例や多囊胞卵巣(polycystic ovary：PCO,「column」参照)が認められる．この病態は重症の排卵障害をきたし，さまざまな西洋医学的手段にても容易に排卵周期の回復をみない．

PCO あるいは高 LH 血症性排卵障害の治療は漢方でも難しいのだが，もっともエビデンスがあるのは温経湯である[12-14]．単独通常量投与により，8 週間でそれぞれ 38.8％および 51.2％の LH 値の有意な低下($p<0.01$)が観察され，それぞれ 50.0％および 60.0％の排卵率を得た．クロミフェンの 2 周期投与ではこの低下は観察されていない[8]．温経湯の証の有無による LH 値の低下率

表 3　PCO における漢方治療によるホルモン濃度変動

	排卵率		ホルモン濃度			LH 非低下例
			FSH	LH	Estradiol	
温経湯証	18/20 (90.0)	前値	5.8±2.1	14.5±7.5	100.0±87.7	3/20
		投与後 12 週	4.8±1.9	6.8±3.9	100.2±48.0	
		p 値	n.s.	<0.001	n.s.	
非温経湯証	15/18 (83.3)	前値	5.7±1.7	17.7±6.7	100.3±91.7	2/18
		投与後 12 週	6.3±1.5	11.7±7.4	95.8±98.7	
		p 値	n.s.	0.015	n.s.	
柴苓湯有効群 クロミフェン併用	6/6	前値	8.4±2.8	14.2±2.2		
		投与後 8 週	7.5±3.4	5.0±2.1		
		p 値	n.s.	p<0.01		

温経湯投与群では温経湯証,非温経湯証いずれも排卵率が 80％以上であった.
文献[13,15])より著者が新たに作表.

表 4　女性機能性不妊症の漢方治療における方剤別妊娠率

報告者	当帰芍薬散	温経湯	桂枝茯苓丸	加味逍遥散	柴苓湯
安井, 苛原 (2012)	20.0〜21.4％ (無排卵周期症) 22.2％(第一度無月経)	18％(第一度無月経) 36.4〜46.7％ (黄体機能不全症) 14.3％(多嚢胞卵巣)	25〜34％ (無排卵周期症) 20〜35％ (第一度無月経)		
長池(1983)	17.9〜33.3％ (黄体機能不全症)				
中山ら(2012)	33.3％				46.4％
後山 (2001, 2008)	36.9〜38.5％	30.4〜37.7％ 53.8％(多嚢胞卵巣)	37.5〜40％	30〜35.2％	
参考 假野 (2008)	妊娠例における方剤割合 19％	妊娠例における方剤割合	妊娠例における方剤割合 20％	妊娠例における方剤割合 55％	

文献[2,16])より著者が新たに作表.

の 2 群比較では,温経湯証 53.1±27.1％に対し非温経湯証 33.9±12.2％であり,有意に($p=0.008$)温経湯証の低下率が高かった[13].一方,排卵率はそれぞれ 90％および 83.3％で有意差はなかった.PCO を有する排卵障害に対する随証療法による第一選択薬である当帰芍薬散や桂枝茯苓丸の治療ではホルモン変動は観察されない.そこで引き続き温経湯に切り替えると 8 週間後には LH 値は有意に低下した[14].中山はクロミフェン無効の PCO に柴苓湯を併用投与し,55％の排卵率を得たとしている.また,柴苓湯で排卵した有効例では血中 LH 濃度の有意な低下($p<0.01$)が観察されたが,排卵に至らなかった無効例では変化がなかったとしている[15].

PCO を含めた高ゴナドトロピン性排卵障害に関しては,気滞肝鬱水毒が顕著な例では柴苓湯を試す機会があるが,それ以外の証あるいは証診断が困難な場合は,エビデンスを重視するならば温経湯を第一選択としたい.随証療法に拘らず,ホルモンデータ等を軸にした EBM の実行により漢方薬の効果をさらに引き出すことができると著者は感じている(表 3).証は身体特徴や薬剤への反応性の根拠となりうるが,目標とする臨床効果獲得に際しては,漢方薬の一部では運用に一考の余地があってもいいと思われる.

不妊症を念頭においた月経周期異常の治療

臨床論文から妊娠率のエビデンスを紹介する[2,16)](表 4).温経湯治療対象者には体重減少性

無月経例やPCOを有意に多く含み，報告者の臨床研究のスタイル，西洋薬との併用の有無，ARTへの組み込み，心身治療の併用の有無により妊娠率には幅があるものの総合的には良好な妊娠到達率である．

温経湯，当帰芍薬散，加味逍遥散は下半身の冷えのある不妊症への処方をお勧めする．とくに加味逍遥散は心身症としてのストレス性心身不調をきたすタイプの不妊症の適応となる．炎症性サイトカインの放出や過剰な交感神経活動を抑制する作用がある[17]．心身相関による自律神経機能障害を健康状態に回復させることも排卵機能や妊孕能の改善につながるものと思われる．

月経周期異常の治療におけるエビデンスの応用

月経周期異常は多彩な漢方病態から生まれる．随証療法を基本として治療していただきたいが，集積しているエビデンスを基軸として，漢方所見を参考にするというアプローチもあるであろう．

医療現場では，月経周期異常の治療においては西洋医療との複合による治療形態が常識となっており，漢西医療の癒合や合体をしながら漢方でいう"因時因地因人"を意識した個体差を中心に，エビデンスをうまく取り入れることが病者の痛みの軽減と幸福への近道であると考える．

文献

1) 後山尚久：症候からみる漢方―腹部―月経異常．専門医のための漢方医学テキスト（日本東洋医学会学術教育委員会編）．南江堂，2009，pp.187-191．
2) 後山尚久：漢方療法．不妊・不育診療指針（柴原浩章編著）．中外医学社，東京，2016，pp.264-268．
3) 長池文康・他：不妊症治療における漢方製剤の効果．産婦世界，35：311-314，1983．
4) Ushiroyama, T. et al.：Unkei-to for correcting luteal phase defects. Reprod. Med., 48：729-734, 2003.
5) Ushiroyama, T. et al.：Comparison of endocrinological effects of the traditional herbal medicines Unkei-to and Tokuki-shakuyaku-san in improving luteal phase defects in women of xu zheng, a deficient condition. Study of pulsatile secretion of gonadotropins. Herb. Comple. Med., 3：53-61, 2002.
6) 武谷雄二・他：下垂体前葉に対する温経湯の直接作用．産婦人科漢方研究のあゆみ，4：69-73，1987．
7) 青野敏博・他：無排卵と漢方．産婦人科治療，63：191-194，1991．
8) 安井敏之，苛原稔：排卵障害（不妊症）に対する当帰芍薬散の効果．産婦人科漢方研究のあゆみ，22：35-38，2005．
9) Chung, M.H.：Similarities and differences of tokishakuyakusan and estrogen. J. Trad. Med., 26：195-200, 2009.
10) Ushiroyama, T.：Practice use of Unkei-to(Wen-jing-tang), a herbal medicine, in the management of women's health―Efficacy for ovulatory failure and chilly sensation-. J. Trad. Med., 24：1-18, 2007.
11) Ushiroyama, T. et al.：An effective clinical use of unkeito (Wen-jing-tang)―Consideration of practical Kampo medicine based on objective data and remarks in comparison with a formulation corresponding to a Kampo diagnosis. J. Trad. Med., 29：108-113, 2012.
12) Ushiroyama, T. et al.：Effects of Unkei-to, an herbal medicine, on endocrine function and ovulation in women with high basal levels of luteinizing hormone secretion. J. Reprod. Med., 46：451-456, 2001.
13) 後山尚久・他：多嚢胞卵巣（PCO）の治療における温経湯の随証療法の実効性に関する検討．漢方と最新治療，22：71-75，2013．
14) Ushiroyama, T. et al.：Effects of switching to Wen-Jing-Tang(Unkei-to)from preceeding herbal preparations selected by eight-principle pattern identification on endocrinological status and ovulatory induction in women with polycystic ovary syndrome. Am J. Chin. Med., 34：177-187, 2006.
15) 中山毅：クロミフェン無効な多嚢胞性卵巣症候群に対し，柴苓湯の併用療法が奏効した6症例の検討．日本東洋医学雑誌，66：83-88，2015．
16) 中山毅・他：機能性不妊症に対する"柴苓湯"の有効性について―"当帰芍薬散"との比較検討をもとに―．産婦人科漢方研究のあゆみ，29：93-96，2012．
17) 後山尚久：加味逍遥散．"治せる"医師をめざす 方剤別 はじめての漢方100（後山尚久編）．診断と治療社，2013，pp.18-21．

* * *

疾患別：最新のエビデンス

16. 更年期障害の漢方治療

髙松　潔

Keyword
更年期障害
ホットフラッシュ
加味逍遙散
桂枝茯苓丸
ホルモン補充療法

◎更年期障害は，閉経周辺期の女性の生活の質（QOL）を阻害する重大な病態である．これに対し漢方療法は，その考え方の基本である全人医療と生体のバランスの維持を目的としているという点から，心身の多彩な症状を含む症候群である更年期障害に対してもっとも適した治療法のひとつであると考えられてきた．現在，漢方療法はホルモン補充療法（HRT）とともに更年期医療の中心的な治療法のひとつになっており，知名度が高く，副作用が少ない点から"自然"を好む傾向のある日本人女性においてはコンプライアンスもよく，頻用されている．実際，臨床での感触では，有効性を実感することが少なくない．しかし，evidence based medicine（EBM）の観点からは，これまでのところ，その有効性が明確に示されているとは言い難い．近年，質の高い無作為化比較試験（RCT）も行われており，今後のさらなる検討が期待されている状況にある．

● 更年期障害とは

更年期障害とは，日本産科婦人科学会によれば「更年期に現れる多種多様な症状の中で器質的変化に起因しない症状を更年期症状」とし「更年期症状の中で日常生活に支障をきたす病態を更年期障害」と定義するとされているとおり[1]，器質的な原因がなく心身の機能が損なわれている状態であり，その本態は多彩な症状を含むひとつの症候群である．簡単にいえば更年期に現れる原因不明の種々の不定愁訴のうち，日常生活に差し障りのあるものが更年期障害といえる．

更年期とは生殖期から老年期への移行期であり，この時期に12カ月以上の無月経を確認した場合に，さかのぼって最後の月経を閉経とし，閉経の前後5年間，合計10年間を更年期と定義する[1]．日本人女性の閉経年齢の中央値は50.54歳，10パーセンタイル値45.34歳，90パーセンタイル値56.34歳と報告されていることから[2]，おおまかにいえば更年期は40〜60歳ぐらいまでにおさまる．簡易生命表によれば2016年の平均寿命は87.14歳であるため，現代の日本人女性においては，更年期は女性のライフサイクルのなかでまさに折り返し地点であり，中高年女性のQOLの維持・向上にはこの時期のヘルスケアが重要であることは容易に理解できよう．

更年期障害の症状というと，のぼせ・ほてりといった，いわゆるホットフラッシュが有名であるが，一説には300以上の多彩な症状を示すといわれており，この症状があれば更年期障害というような特徴的な症状はないとされている．しかし臨床の経験からは，更年期障害とする症例では多かれ少なかれホットフラッシュや発汗などの血管運動神経障害様症状を認めるようである．また，わが国における特徴は易疲労感，肩こりが多いことと，身体的な症状と同様に精神的な症状の頻度が上位に位置していることがあげられる[3]．

更年期障害の発症機序としては，女性ホルモンとよばれるエストロゲンの消退が重要な要素であることは間違いない．さらにホルモン的な因子に加えて，この時期に生じやすい対人関係や家族の問題などの社会的・環境的要因，生来の性格や生育歴などの心理的・性格的要因も複雑に絡みあって多様な症状を発現していることもまた事実であると考えられており，ホルモン測定のみで更年期障害を判断できないゆえんである．

日本における更年期障害の有症率に関する正確

Kiyoshi TAKAMATSU
東京歯科大学市川総合病院産婦人科

な統計はないものの，更年期女性の約50〜80%が更年期症状を訴えるといわれている．いわゆる更年期の年代の人口は約1,200万人であり，少なく見積もって更年期症状を有する女性の30%が何らかの治療が必要であるとして，更年期障害は360万人，総女性人口の約6%もが治療対象となると推計される重要な病態である．

更年期障害治療における漢方療法の位置づけ

更年期障害に対する治療法としては，薬物療法として，消退したホルモンを補うホルモン補充療法(hormone replacement therapy：HRT)，漢方薬を用いる漢方療法，選択的セロトニン再取込み阻害薬(SSRI)やセロトニン・ノルアドレナリン再取込み阻害薬(SNRI)を中心とした向精神薬を用いた治療などが，また，非薬物療法としてカウンセリング，各種心理療法などが施行されている．また，近年，大豆イソフラボンの代謝物であるエクオールのサプリメントにも日本人に対するエビデンスが報告されている．このうち日本においては，HRTと漢方療法が二大治療ツールといっても過言ではない．

これまでその効果の高さから欧米を中心にHRTが頻用されてきたが，2002年，アメリカでの大規模無作為化比較試験(randomized controlled trial：RCT)であるWomen's Health Initiative(WHI)研究において，乳癌リスク上昇からHRT試験の一部が中止となって以来，HRTはそのリスクばかりが注目されてきた[4]．しかし，現在では，肥満やアルコール摂取などの生活習慣によるリスクと同等かそれ以下であることが明らかになっており，乳癌リスクに及ぼすHRTの影響は小さいことに国際的なコンセンサスが得られている．2017年11月には日本産科婦人科学会と日本女性医学学会とが共同で，改訂版となる「HRTガイドライン2017年度版」[5]を発刊しており，日本においても安全かつ有効にHRTが施行できる状況にある．

一方，漢方療法は従来より，わが国において更年期障害に対する有用性に関するコンセンサスが得られており，一般の人びとの間でも知名度が高い．漢方療法の考え方の基本である，こころと身体は切り離せない"心身一如"という全人医療の考え方と生体のバランスの維持を重要視すること，また，臓器そのものの変化に基づく器質的疾患よりも機能の異常に基づくものが適応となりやすいこと，さらに，複数の生薬を含むため，一剤で多くの症状に効果をもつ可能性を有するという特徴は，前述した更年期障害の実態を考えると，その治療に適していると考えられる．一般に日本における医療の現場では漢方療法を第一選択とすることは少なく，まず西洋医学的に対応し，効果が不十分な場合に漢方療法が施行される．しかし更年期障害治療においては，漢方療法はHRTとともに更年期医療の中心的な治療法のひとつになっており，副作用が少ないという特徴と相まって第一選択となる場合も少なくない．とくに"自然"を好む傾向のある日本人女性においてはコンプライアンスもよく，頻用されている．

更年期障害治療における漢方療法のエビデンス

よく"漢方療法は中国四千年の歴史に基づく"といわれるが，四千年前には更年期障害が問題となるほど頻度が高かったとは考えにくい．実際，女性の平均寿命が平均閉経年齢を超えたのは1900年ごろであり，"閉経"という言葉がはじめて使われたとされる1820年ごろには，女性の1/3しか閉経を迎えることができなかったといわれている．たしかに漢方の古典といわれる書物には，更年期障害でしばしば遭遇する各症状に対する処方は載っているが，更年期障害という概念はなかったと考えられている．

しかし，歴史的事情はともかく，現代医学ではエビデンスがあればよいわけであるが，2005年に日本東洋医学会EBM特別委員会から発表された"漢方治療におけるエビデンスレポート"においては，「更年期障害を対象とする漢方治療の多数例の報告が今回収集した限りでは見出せなかった」とされた[6]．実際，2007年の段階で，1986年の新製剤基準実施以降に発表された医療用漢方方剤を使用し，原則として10症例以上で検討された研究を検索したところ，たしかに46報告し

表 1 更年期障害に対する漢方療法に関するこれまでの報告[8]

ICD-10	Research Question	漢方処方名	論文	研究デザイン
N95.1	桂枝茯苓丸単独投与と自律神経調整剤との併用投与による臨床効果の比較評価	桂枝茯苓丸	9)	RCT
	更年期障害に対するコウジン末と当帰芍薬散の臨床効果および両者の併用による臨床効果の評価	当帰芍薬散 紅参末	10)	RCT-envelope
	更年期障害の治療法としての HRT と漢方治療の比較評価	漢方薬群 (桂枝茯苓丸, 加味逍遙散, 牛車腎気丸など)	11)	RCT
	更年期障害に対する漢方療法とホルモン補充療法の効果比較および三大婦人漢方薬の非随証療法による有効性の評価	当帰芍薬散 加味逍遙散 桂枝茯苓丸	12)	quasi-RCT
		加味逍遙散 当帰芍薬散 桂枝茯苓丸 十全大補湯	13)	
		当帰芍薬散 加味逍遙散 桂枝茯苓丸	14)	
		当帰芍薬散 加味逍遙散 桂枝茯苓丸	15)	
		当帰芍薬散 加味逍遙散 桂枝茯苓丸	16)	
	非エキス化桂枝茯苓丸のエキス製剤桂枝茯苓丸との同等比較試験	桂枝茯苓丸 (TK-061)	17)	RCT
		桂枝茯苓丸 (TK-061)	18)	
	抑うつを伴う更年期症候群に対する温経湯の有効性を評価	温経湯 当帰芍薬散	19)	RCT-cross over
	更年期障害の治療法としてのホルモン補充療法と加味逍遙散の効果の相違および併用効果の評価	加味逍遙散	20)	RCT-envelope
			21)	
	米国人更年期女性におけるホットフラッシュに対する桂枝茯苓丸の臨床効果の評価	桂枝茯苓丸	22)	RCT
	桂枝茯苓丸, 加味逍遙散がホットフラッシュ患者の血中サイトカインレベルに及ぼす影響を評価する	桂枝茯苓丸 加味逍遙散	23)	quasi-RCT
	女性更年期障害に対する女神散の効果の検証	女神散 当帰芍薬散 加味逍遙散 桂枝茯苓丸	24)	quasi-RCT
	更年期女性の肩こりに対する豚胎盤抽出物の臨床効果の検証	当帰芍薬散	25)	RCT
	ホルモン補充療法中の更年期女性の肩こりに対する豚胎盤抽出物の臨床効果の検証	当帰芍薬散	25)	RCT
	更年期女性の不定愁訴に対する豚胎盤抽出物の臨床効果の検証	当帰芍薬散	26)	RCT
N95.8	桂枝茯苓丸とホルモン補充療法のホットフラッシュと冷えに対する有効性の比較	桂枝茯苓丸	27)	RCT
	ホルモン補充療法に抵抗性の罹患者に対する漢方薬の有用性を確認する	当帰芍薬散 温経湯	28)	RCT-cross over
			29)	
	温経湯とビタミンEが末梢の血流に与える効果を比較検討する	温経湯	30)	RCT

か抽出されなかった[7]．とくに上記の"漢方治療におけるエビデンスレポート"のおもな検索期間であった1986～2000年は年間3報ほどであり，2001年以降増加していた．つまり更年期障害治療における漢方療法のエビデンスについては，2000年ごろより注目されはじめたと考えられる．

その後，エビデンスレポートはRCTを中心に内容を充実させながら改訂を重ねている．最新版は2013年12月31日付で作成された"漢方治療エビデンスレポート2013―402のRCT―(EKAT2013)"[8]であり，その後，Appendix 2014, 2015が公開されている[8]．このEKAT2013ならびにAppendix 2014, 2015には，更年期障害関連ではICD10コードにおいてN95.1に分類される閉経期および女性更年期障害を対象とした13研究18論文，N95.8に分類されるその他の明示された閉経期および閉経周辺期障害を対象とした3研究4論文が取り上げられている(表1)[8-30]．加えて，2013年3月には更年期障害に対する加味逍遙散のプラセボ対照二重盲検RCTの結果が報告されている[31]．これらの中から以下に，近年報告されたおもな3つのRCTの結果をまとめる．

1. 日本における更年期不定愁訴に対する加味逍遥散ならびにHRTの効果の比較検討

本研究は，全国28施設で行われた多施設共同無作為化群間比較試験であり[21]，更年期障害に対する漢方療法の効果に関する多施設によるRCTとしては，日本ではじめての検討である．外来受診者のうち，更年期障害を訴えるものを封筒法により加味逍遙散(TJ24)群，HRT群，TJ24＋HRT併用群に割り付け，8週間投与における症状の変化を検討した．方法は0週時，4週時，8週時に自己評定式抑うつ尺度(Self-rating Depression Scale：SDS)により抑うつを，Hamilton不安スケール(Hamilton Anxiety Scale：HAS)を用いて不安を，Pittsburgh睡眠質問表(Pittsburgh Sleep Quality Index：PSQI)で睡眠状況を検討するとともに，日本産科婦人科学会作成の更年期症状評価表を用いて愁訴の変化を評価した．また，0週時と8週時には，採血により有害事象をチェックした．症例は2005年11月から2008年5月までにTJ24群29例，HRT群24例，TJ24＋HRT群29例が登録された．平均年齢は51.9±5.2歳であった．

結果としては，抑うつ，不安，睡眠については，どの観察時点でも3群間に有意差は認めなかった．それぞれの群内における投与前との比較では，抑うつはTJ24群とHRT群において投与4週後より，また，TJ24＋HRT群でも8週時には有意な改善を認めた．不安については，3群ともに投与4週後より有意な改善を認めた．睡眠はHRT群で4週後より，TJ24群とTJ24＋HRT群でも8週時には有意な効果を認めた．一方，更年期症状評価表による検討では，TJ24投与により60％以上が改善したが，HRTではそこまでの改善を認めなかった症状，つまりHRTよりもTJ24が有効であると考えられた症状は入眠障害，興奮・イライラ，めまい，手足のしびれであり，逆にHRTが有効と考えられた症状は夜間覚醒，ささいなことが気になる，抑うつ，肩・首のこりであった．とくに表2[21]に示すように症状消失効果では，TJ24ではめまい，またHRTではホットフラッシュと発汗に対して他方よりも優れていた．これらの結果を自験例の後方視的検討[12]と比較してみると，自験例においてもめまいは漢方療法にて，ほてりや発汗はHRTにて改善を示しており，逆にめまいはHRTにおいて効果が少なかった症状として分類されていた．これらの知見は，更年期障害に対する漢方療法とHRTの使い分けの根拠となると思われる．

一方，有害事象については，患者の訴えにおいても採血上でも特別なものは認めなかった．

2. アメリカにおけるホットフラッシュに対する桂枝茯苓丸の効果の検討

2011年，桂枝茯苓丸のホットフラッシュに対する効果について，プラセボを対照として検討したアメリカでの無作為化二重盲検比較試験の結果が報告された[22]．本研究は，新聞やテレビ，ラジオによる募集によりリクルートされた，45～58歳のホットフラッシュを訴える閉経後アメリカ女性178名(平均年齢：53.3±0.2歳)を対象としている．プラセボあるいは方剤をカプセル化した製剤を用いて，1週間のプラセボ投与の後，プラセ

表 2 加味逍遙散，HRT および併用における更年期障害に対する効果の比較[21]

項目		加味逍遙散	HRT	加味逍遙散＋HRT
1	顔や上半身がほてる（熱くなる）		◎	◎
2	汗をかきやすい		◎	
3	夜なかなか寝付かれない			
4	夜眠っていても目を覚ましやすい			
5	興奮しやすく，イライラすることが多い			
6	いつも不安感がある			
7	ささいなことが気になる			
8	くよくよし，ゆううつなことが多い			
9	無気力で疲れやすい			
10	眼が疲れる			
11	ものごとが覚えにくかったり，物忘れが多い			
12	めまいがある	◎		◎
13	胸がどきどきする	◎	◎	
14	胸がしめつけられる			◎
15	頭が重かったり，頭痛がよくする			
16	肩や首がこる			
17	背中や腰が痛む			
18	手足の節々（関節）の痛みがある			
19	腰や手足が冷える			
20	手足（指）がしびれる			◎
21	最近音に敏感である			

50％以上の症例が症状消失した項目を◎で示した（0 週時に症状を有した症例が 10 以上あった項目のみ）．

ボ，桂枝茯苓丸 7.5 g/日（日本での通常用量），桂枝茯苓丸 12.5 g/日を，それぞれ 3 カ月間投与し，1，2，3 カ月時点でのホットフラッシュの回数と Mayo Hot Flash System Diary scoring system を用いた重症度，Green 更年期指数，睡眠の質（PSQI）の変化を検討した．

図 1 に示すように，治療前後においてホットフラッシュのスコアは，プラセボ群で 34％，桂枝茯苓丸 7.5 g 群で 40％，桂枝茯苓丸 12.5 g 群で 38％と各群とも有意に低下したが，群間には有意差は認められなかった（$p=0.990$）．Green 更年期指数や PSQI も同様にすべての群において治療前後で有意に低下したが，群間の有意差はなかった．一方，桂枝茯苓丸群では 7.5 g 群で 22.6％，12.5 g 群で 19.3％に下痢を認め，プラセボ群（1.7％）に比較して有意に高率であった．

以上のように，本研究では残念ながら桂枝茯苓丸はアメリカの女性に対してはホットフラッシュの頻度と重症度，その他の更年期障害，睡眠の質を改善しえないという結果であり，さらに下痢という有害事象を認めたという．この結果について著者らは，対象者の問題として閉経後 1 年以上や抑うつ傾向がある者を除外するといった選択方法の問題や証を考慮していないこと，BMI が高いアメリカ女性に対する至適投与量の問題などが関与している可能性を示唆している．

3. 日本における更年期障害に対する加味逍遙散のプラセボ対照二重盲検無作為化平行群間比較試験

本研究は，平成 22 年度から 24 年度の厚生労働科学研究として，全国 7 大学とその関連施設の合計 17 施設で行われた，多施設共同二重盲検無作為化平行群間比較試験である[31]．ほてり，不眠，頭痛，神経症状などを主訴に受診し，更年期障害と診断された 40 歳以上 60 歳以下の症例のうち，重篤な合併疾患がなく，SDS にて 61 点以下の女性 205 名を対象とした．閉経の有無は考慮されていない．2 週間の投与前観察期間後にランダムに

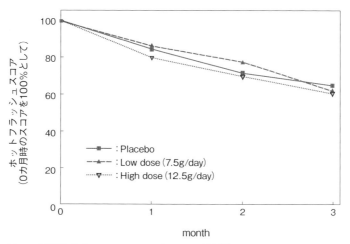

図1　桂枝茯苓丸のホットフラッシュへの効果[22]

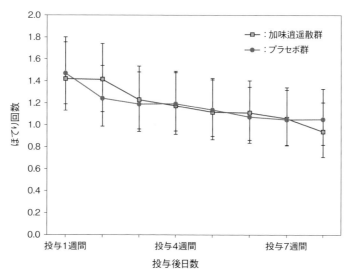

図2　加味逍遙散のほてりへの効果[31]

2群に分け，加味逍遙散（TJ24）あるいはプラセボ7.5 g/日を投与した．TJ24群101名（50.6±4.3歳）とプラセボ群104名（50.8±4.3歳）の間には背景因子の有意な差異は認めなかった．投与期間は8週間とし，投与開始前，投与後4週および8週時に，SDS，State-Trait Anxiety Inventory（STAI），健康関連QOLを評価するSF-36（MOS 36-Item Short-Form Health Survey）および日本産科婦人科学会の更年期症状評価表を用いて評価した．また，ホットフラッシュの回数は毎日患者自身が日誌に記載し，日誌回収後に平均値を求めた．

図2に試験開始後のほてり回数の変化を示す．TJ24とプラセボ投与群のいずれの群でも通院期間に並行して回数の減少が観察され，とくに最初の4週間ではプラセボ群で高い改善効果がみられたが，それ以降では両群間での差はみられなかった．不安や抑うつ，SF-36における身体機能を除くすべての尺度においてもTJ24の投与により有意な改善が認められたが，プラセボ群においても同様の改善がみられ，改善度における2群間の有意差はなかった．

以上のように，本研究においてはTJ24の効果は認められたものの，プラセボとの差異は認めら

れなかった．しかし，前述のように，更年期障害には多彩な愁訴があり，1つの症候群であることから，更年期障害に対する漢方療法の効果を考える場合，更年期障害のうち，どのような症状に対する効果であるのかというアウトカムをしっかりと捉える必要があり，また，それらの相互作用も考慮する必要がある．本研究においては投与前のホットフラッシュの平均回数が2.4回/日と少なく，差異が出なかった可能性がある．また，プラセボ効果が他の研究と比較してもやや高くでており，とくに精神的症状において著明であったことやいわゆる証としての体格因子の考慮も問題点としてあげられ，今後，更年期障害への効果を検討する際には，対象のエントリー基準やアウトカムの指標について検討したうえでの実施が必要であると思われる（column 参照）．

おわりに

更年期障害の実際と，漢方療法の効果に関する最近のエビデンスについて概説した．漢方療法は，その特性から女性に優しいといわれているとおり，従来から頻用されてきた．しかし，そのエビデンスについては十分ではなく，いまだ揺れている現状といえる．今後，質の高いエビデンスに基づいた漢方療法，つまり evidence-based Kampo medicine が確立することが期待される．

---

column 更年期障害への効果の評価の難しさ

更年期障害は多彩な症状の集合体であり，さらに自覚症状の変化が主体となるため，その総合的な評価はじつは難しい．実際，いわゆる更年期指数はいくつか存在するが，項目の独立性と点数化に伴う問題はいまだ解決されているとはいいがたく，gold standard とされる更年期指数は存在しない．いまだに多く使われている Kupperman 指数や簡略更年期指数（SMI）などは点数化されていて扱いやすく，重みづけがされているため効果の判定にも説得力があるように思えるが，残念ながらその重みづけが正当かどうかの評価は済んでおらず，すでに欧米ではもはや Kupperman 指数は使用すべきではないとのコンセンサスがある．

これらの理由と頻度が高いことから，欧米ではホットフラッシュという単一症状の頻度や重症度に注目した検討が少なくないが，日本におけるホットフラッシュの頻度や重症度は欧米ほどではなく，身体的症状でも肩こりや疲れやすさといった症状や精神的症状の訴えのほうが多いといわれている．

また，更年期障害の治療効果にはいわゆるプラセボ効果も影響する．更年期障害には精神的症状も少なくないことから，多くの研究で約30％にプラセボ効果を認めている．本文中に紹介したRCTにおいても実薬の効果は示されているものの，プラセボとの有意差を認めていないという結果であった．

このように更年期障害への効果を示すことにはいくつかのハードルがあるが，これらを勘案して，現在，加味逍遙散を用いた，プラセボへの反応により層別して効果を解析するプロトコールによるKOSMOS（Kamishoyo-san's effects On Some Menopausal Symptoms Study）研究が進行中であり，この結果が待たれる．

文献

1) 日本産科婦人科学会編：産科婦人科用語集・用語解説集改訂第4版．日本産科婦人科学会，2018．
2) 望月眞人・他：教育・用語委員会報告：「本邦婦人の閉経年齢について」に関する委員会提案理由．日本産科婦人科学会雑誌，47：449-451，1995．
3) 高松 潔・他：更年期障害をめぐる最近の話題―改めて更年期障害を考える―．日本女性医学学会雑誌，19：72-82，2011．
4) Writing Group for the Women's Health Initiative Investigators：Risks and benefits of estrogen plus progestin in healthy postmenopausal women：principal results From the Women's Health Initiative randomized controlled trial. JAMA, 288：321-333, 2002.
5) 日本産科婦人科学会・日本産科婦人科医会：ホルモン補充療法ガイドライン2017年度版．日本産科婦人科学会，2017．
6) 日本東洋医学会・EBM特別委員会：漢方治療におけるエビデンスレポート．日本東洋医学会雑誌，56（EBM別冊号）：1-119，2005．
7) 高松 潔：産婦人科漢方研究のあゆみ，25：6-14，2008．
8) 日本東洋医学会EBM委員会エビデンスレポート/診療ガイドライン タスクフォース（ER/CPG-TF）：漢方治療エビデンスレポート2013―402のRCT―（EKAT 2013）．http://www.jsom.or.jp/medical/ebm/er/index.html（2018年4月28日アクセス）
9) 田中栄一・他：漢方診療，16：22-24，1997．
10) 寒川慶一，荻田幸雄：薬用人参 解析進む薬理効果 更年期障害と薬用人参．治療学，28：57-62，1994．
11) 太田博明：更年期障害治療における漢方療法とホルモン補

充療法の位置付け.産婦人科漢方研究のあゆみ,18:21-29,2001.
12) 高松 潔:更年期障害に対する漢方療法の有用性の検討―三大漢方婦人薬の無作為投与による効果の比較―.産婦人科漢方研究のあゆみ,23:35-42,2006.
13) 高松 潔・他:更年期障害に対する漢方療法の有用性の検討 三大漢方婦人薬と十全大補湯の無作為投与による効果の比較.産婦人科漢方研究のあゆみ,19:111-116,2002.
14) 高松 潔:HRTと漢方.日本更年期医学会雑誌,12:155-157,2004.
15) 高松 潔・他:更年期障害と甲状腺ホルモン HRTと漢方.臨床検査,48:877-884,2004.
16) 高松 潔,田邊清男:更年期障害と漢方.産婦人科治療,89:408-415,2004.
17) 荻田幸雄・他:桂枝茯苓丸の非エキス化製剤「TK-061」の更年期諸症状に対する効果:テイコク桂枝茯苓丸料エキス顆粒との比較検証.臨床婦人科産科,56:799-810,2002.
18) 荻田幸雄・他:生薬より製した桂枝茯苓丸の非エキス化製剤「TK-061」-更年期諸症状に対する効果の検証.産科と婦人科,69:953-962,2002.
19) Koike, K. et al.: Efficacy of the herbal medicine unkei-to as an adjunctive treatment to hormone replacement therapy for postmenopausal women with depressive symptoms. Clin. Neuropharmacol., 27:157-162, 2004.
20) 樋口 毅・他:ホルモン補充療法,加味逍遙散投与の更年期障害に対する効果の比較.産婦人科漢方研究のあゆみ,26:18-23,2009.
21) 樋口 毅・他:更年期障害の諸症状に対する加味逍遙散,ホルモン補充療法の効果比較―無作為割付研究の結果より―.日本女性医学学会雑誌,20:305-312,2012.
22) Plotnikoff, G. A. et al.: The TU-025 keishibukuryogan clinical trial for hot flash management in postmenopausal women: results and lessons for future research. Menopause, 18:886-892, 2011.
23) Yasui, T. et al.: Effects of Japanese traditional medicines on circulating cytokine levels in women with hot flashes. Menopause, 18:85-92, 2011.
24) 高松 潔・他:更年期障害に対する女神散の有用性の検討.産婦人科漢方研究のあゆみ,20:95-100,2003.
25) Koike, K. et al.: Efficacy of porcine placental extract on climacteric symptoms in peri- and post-menopausal women. Climacteric, 16:447-452, 2013.
26) Koike, K. et al.: Efficacy of porcine placental extract on climacteric symptoms in peri- and postmenopausal women. Climacteric, 16:28-35, 2013.
27) Ushiroyama, T. et al.: Comparing the effects of estrogen and an herbal medicine on peripheral blood flow in post-menopausal women with hot flashes: hormone replacement therapy and gui-zhi-fu-lng-wan, a kampo medicine. Am. J. Chin. Med., 33:259-267, 2005.
28) 松尾亜伊・他:ホルモン療法に抵抗を示す,更年期の鬱・不安症状に対する温経湯の有効性の検討.産婦人科漢方研究のあゆみ,22:70-74,2005.
29) 小池浩司:4.更年期のうつ症状と温経湯.産婦人科治療,92:784-786,2006.
30) Ushiroyama, T. et al.: Comparison of eEffects of vitamin E and wen-jing-tang(unkei-to), an herbal medicine, on peripheral blood flow in post-menopausal women with chilly sensation in the lower extremities: a randomized prospective study. Am. J. Chin. Med., 34:969-979, 2006.
31) 水沼英樹:更年期障害に対する加味逍遙散のプラセボ対照二重盲検群間比較試験:平成22年度-平成24年度総合研究報告書:厚生労働科学研究費補助金循環器疾患・糖尿病等生活習慣病対策総合研究事業.2013.

*　　*　　*

疾患別：最新のエビデンス

17. 末梢神経障害の漢方治療

Keyword
糖尿病性末梢神経障害
オキサリプラチン
胸郭出口症候群
帯状疱疹

大平征宏

◎末梢神経障害に対する漢方治療において糖尿病性末梢神経障害，抗癌剤による末梢神経障害，胸郭出口症候群，帯状疱疹および帯状疱疹後神経痛に関してのエビデンスがある．糖尿病性末梢神経障害には，とくに牛車腎気丸のエビデンスが豊富である．また牛車腎気丸は，抗がん剤のひとつであるオキサリプラチンの神経障害予防に効果がある．胸郭出口症候群は水滞を呈している症例が多く，疼痛改善に五苓散が有効である．帯状疱疹および帯状疱疹後神経痛には柴苓湯，黄連解毒湯，当帰四逆加呉茱萸生姜湯，補中益気湯，越婢加朮湯など多くの薬剤にエビデンスがある．またラットによる研究では，抑肝散にも神経機能改善作用を認めている．いくつかの末梢神経障害に対し漢方治療のエビデンスが存在するが，今後はほかの末梢神経障害に対する漢方治療のエビデンスの集積が必要であると考えられる．

末梢神経障害は，末梢神経が障害されることにより臨床症状を発現する病態を広く含んでいる．運動系，感覚系，自律神経系の末梢神経線維などの障害からなる．これらの障害によりおもに疼痛，しびれ感などの症状を自覚する．末梢神経障害は，障害分布や発症様式によりさまざまに分類される（表1）．漢方治療のエビデンスが示されているものとして，糖尿病性末梢神経障害，抗がん剤による末梢神経障害，胸郭出口症候群，帯状疱疹および帯状疱疹後神経痛があげられる．本稿では，これらの末梢神経障害についての漢方薬治療のエビデンスを概説する．

糖尿病性末梢神経障害

1. 牛車腎気丸

糖尿病性神経障害は糖尿病合併症のなかでも高頻度であり，疼痛，しびれ感などは日常生活を制限する．発症機序にはさまざまな因子があり，そのひとつにポリオール経路の亢進がある（図1）．アルドース還元酵素阻害薬であるエパルレスタットは糖尿病性末梢神経障害の代表的な治療薬であるが，糖尿病性末梢神経障害に頻用される牛車腎気丸にもアルドース還元酵素阻害作用があることが知られている[1]．さらに牛車腎気丸には，NO（一酸化窒素）増加や血流増加作用がある[2,3]．臨床使用において，糖尿病性末梢神経障害患者80人に牛車腎気丸7.5 g/dayを12週間以上投与した際，しびれに対する有効率は66.2％であった[4]．また，牛車腎気丸7.5 g/dayおよびメコバラミン1,500 μg/dayをそれぞれ12週間投与した比較試験では，しびれに対する牛車腎気丸の改善率は69.8％であり，メコバラミンの37.1％に比べ有意に大きかった[5]．エパルレスタットを長期投与中の糖尿病患者11例に対し，牛車腎気丸7.5 g/dayを追加投与し12週間経過観察したところ，しびれの80％，冷感の66.7％，知覚低下の50％に有効であった[6]．すでに糖尿病性末梢神経障害の代表的治療薬であるエパルレスタットが投与されているにもかかわらず，牛車腎気丸を併用することで，より高い治療効果を発揮することができるといえる．当然のことながら糖尿病性末梢神経障害の改善には良好な血糖コントロールが必要であるが，ラットを用いた研究で牛車腎気丸にはインスリンシグナルの異常を改善させることが報告されている[7]．このように牛車腎気丸は，さまざまな機序により糖尿病性末梢神経障害を改善させる．

Masahiro OHIRA
東邦大学医療センター佐倉病院漢方科

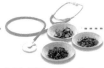

処方実例　牛車腎気丸

【症状】4年前から両足先のしびれと疼痛を有する糖尿病患者(61歳女性). 糖尿病罹病歴は18年であり, 2相性インスリン製剤, ビグアナイド剤およびDPP-4阻害薬を投与しているがHbA1c 7.9%(NGSP)であった. メコバラミン, メキシレチンを内服していたが足のしびれ, 疼痛の改善がなくプレガバリンを処方されたが眠気のため中止となった. 両足先のしびれおよび疼痛に対して漢方治療を希望され受診した.

【診断・処方】長期の糖尿病罹病歴があり, 血糖コントロールはかならずしも良好でない糖尿病患者で, 両足の遠位部にしびれと疼痛があることから糖尿病性末梢神経障害と診断した. 牛車腎気丸を処方した.

【経過】牛車腎気丸を投与し, 4週間後には自覚症状の変化を認めなかった. しかし, 8週間後には以前と異なりしびれは時々自覚する程度となり, 旅行で長時間歩いても足の痛みが出現しないようになった. 12週間後には足のしびれは初診時と比較して1〜2割程度の強さにまで改善した.

表1　末梢神経障害の分類

A. 障害分布による分類

- 単神経炎
  圧迫性ニューロパチー, 脳神経単麻痺(顔面神経麻痺, 三叉神経炎など)
- 多発性単神経炎
  血管炎に伴うニューロパチー, 関節リウマチ, SLE, Sjögren症候群, 糖尿病性ニューロパチー, サルコイドーシス, Lyme病, 多発脳神経麻痺など
- 神経叢炎
  神経痛性筋萎縮症, 胸郭出口症候群, 腫瘍および放射線障害
- 多発神経炎
  Guillain-Barré症候群, 慢性炎症性脱髄性多発ニューロパチー(CIDP), 遺伝性ニューロパチー, 代謝性・中毒性ニューロパチー(糖尿病性, 尿毒症性, アルコール性, ビタミン欠乏, 甲状腺機能低下症, 薬物, 有機化合物によるものなど)

B. 発症様式による分類

- 急性発症型ニューロパチー
  顔面神経麻痺, 橈骨神経麻痺, Guillain-Barré症候群, 血管炎などに伴う多発性単神経炎, 糖尿病性ニューロパチーの一部など
- 亜急性発症型ニューロパチー
  癌性ニューロパチーなど
- 慢性発症型ニューロパチー
  CIDP, 遺伝性ニューロパチー, 代謝性・中毒性ニューロパチー(糖尿病性, 尿毒症性, アルコール性, ビタミン欠乏, 甲状腺機能低下症, 薬物, 有機化合物によるものなど)

2. 防風通聖散, 防已黄耆湯

肥満患者には防風通聖散や防已黄耆湯が用いられることが多い. 肥満糖尿病マウスにおいて, 防風通聖散では末梢神経障害は改善したが, 防已黄耆湯では変化を認めなかった[8,9]. この2剤の違いについては防風通聖散が内臓脂肪蓄積を抑制したのに対し, 防已黄耆湯では内臓脂肪蓄積を抑制できず, したがって防風通聖散はインスリン抵抗性を改善することによる血糖低下作用を介して, さらには内臓脂肪からのTNF-α(tumor necrosis factor-α)分泌を抑制することにより末梢神経障害を改善させたと考察されている.

3. 人参養栄湯

糖尿病性末梢神経障害は疼痛, しびれ感とともに冷感も生じる. 相磯らの検討では, 22人の糖尿病性末梢神経障害に対し人参養栄湯7.5 g/dayを16週間投与したところ, 足の冷感, しびれ感ともに有意に改善し, また足の皮膚温, 振動覚においても有意な改善を認めている[10].

4. 芍薬

上記薬剤以外に, 糖尿病性末梢神経障害で頻用されるものに桂枝加朮附湯と疎経活血湯がある.

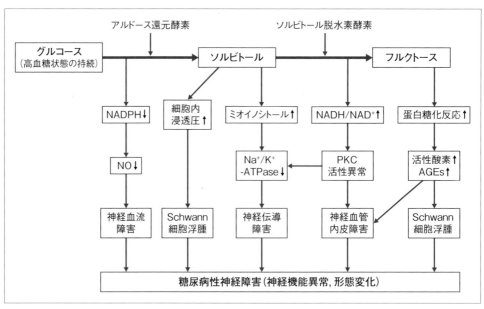

図 1 ポリオール経路からみた糖尿病性神経障害の発症機構
NO：一酸化窒素，PKC：protein kinase C，AGEs：後期糖化反応生成物.

どちらもおもに疼痛に対し使用され，ともに芍薬を含む薬剤である．糖尿病マウスの検討で，芍薬には抗侵害受容作用があることが報告されている[11]．

抗がん剤による末梢神経障害

進行または再発大腸癌の切除不能症例に対し，生存期間延長効果からFOLFOX療法が標準的なレジメンとなっている．FOLFOX療法は，フルオロウラシル，フォリン酸，オキサリプラチンを用いる化学療法である．このなかのオキサリプラチンには急性・慢性の感覚性神経毒性がある．このオキサリプラチンによる末梢神経障害に牛車腎気丸が有効である[12,13]．

この牛車腎気丸によるオキサリプラチンの末梢神経障害改善作用は，NO産生増加による神経線維への血流増加およびκ選択性オピオイドペプチドであるダイノルフィンを放出することによるオピオイド経路を介した効果であると考察されている[13]．また，急性末梢神経障害の改善については，transient receptor potential(TRP)チャンネル，特にTRP ankyrin 1(TRPA1)，TRP melastatin 8(TRPM8)を介している[14]．

子宮内膜および卵巣がんでパクリタキセル・カルボプラチン療法(TC療法)を施行後，末梢神経障害が進行した患者をビタミンB12単独投与群(Group A)とビタミンB12＋牛車腎気丸併用投与群(Group B)に分け比較したところ，Group Bでは神経毒性を示す患者がみられず，異常感覚の頻度も有意に減少した[15]．

胸郭出口症候群

胸郭出口症候群は第一肋骨と鎖骨によって構成される胸郭出口部で，腕神経叢や鎖骨下動静脈が圧迫されてさまざまな神経・血管の圧迫症状を呈する疾患である．松村らの検討では，38名の胸郭出口症候群患者を対照群と比較した際，胸郭出口症候群患者で有意に水滞を呈していたため，そのうちの30名に五苓散を投与し，しびれ，疼痛に対する効果を検討したところ，67％の患者に有効であった[16]．またNSAID，ビタミンB12，エチゾラム投与にもかかわらず症状の改善しない胸郭出口症候群の若年女性に芍薬甘草湯が有効であった症例報告もある[17]．このメカニズムとして，芍薬甘草湯の筋弛緩作用や抗炎症作用が関連していると考察されている．

帯状疱疹および帯状疱疹後神経痛（PHN）

1．柴苓湯

帯状疱疹患者48例へ柴苓湯9 g/dayを投与したところ，有効率（内服開始14日以内に疼痛消失）は67％であった．とくに下半身，顔面で効果が高かった．また，鎮痛効果はNSAIDと差はみられなかったが，NSAIDと違い柴苓湯にはPHNへの移行がなく，柴苓湯はNSAIDより優れていると考えられている[18]．疼痛が発疹消失後1カ月から3カ月までの亜急性期PHN 26例および1年以上経過した慢性期25例の検討では，柴苓湯は亜急性期症例で69.1％に有効であり，慢性期症例では60％に有効であった[19]．

2．黄連解毒湯

帯状疱疹患者22例による検討では，ほとんどの症例で治癒し，後遺症を残さなかった[20]．

3．当帰四逆加呉茱萸生姜湯

PHN 12例に対し，当帰四逆加呉茱萸生姜湯5〜7.5 g/dayを投与した検討では，有効率41.7％であった．効果発現は投与後1週間以内にみられ，4週目から効果が現れる症例は認めなかった[21]．

4．補中益気湯

NSAIDなどの疼痛治療を3カ月間行ったにもかかわらず効果がない例に対し，64例に補中益気湯7.5 g/dayを12週間投与，8例には投与せず比較した検討では，補中益気湯投与で疼痛が有意に改善した．12週間投与において，鎮痛効果は87.5％に認められ，鎮痛効果の発現は1〜4週がもっとも多かった[22]．

急性期帯状疱疹患者57例のうち42例に補中益気湯7.5 g/dayを投与し，15例は投与せずコントロールとしたところ，投与開始12週および24週後で，疼痛は有意に改善し，さらに補中益気湯投与では24週後でコントロールと比較して有意に疼痛を改善させていた．このことから補中益気湯には，急性期の鎮痛効果のみならずPHNの予防効果があると考えられている[23]．抗ウイルス剤と補中益気湯を併用した31例の検討では，投与28日目で50％の帯状疱疹痛の消失を認めている[24]．

5．越婢加朮湯

50歳以上の帯状疱疹20例に対し，越婢加朮湯を皮疹がある間に投与開始し，4〜10週間継続すると，6カ月以後のPHN発症は1例のみであった．越婢加朮湯は帯状疱疹による神経障害や皮疹の重症化を防ぎ，PHNの発症を予防すると推測されている[25]．

その他

絞扼性神経損傷モデルラットに抑肝散を投与すると神経機能が回復したが，アミトリプチリンを投与した場合には神経機能の回復は認めなかった．この機序として，脊髄のグルタミン輸送体を活性化させることによるグルタミン酸作動性神経伝達物質のブロックが関連していると考えられている[26]．

おわりに

さまざまな末梢神経障害に対する漢方薬治療のエビデンスを紹介し，おもなものを表にまとめた（表2）．表1に示してあるように，末梢神経障害には今回あげた疾患以外にも多数の疾患および原因が存在する．今後は，他の末梢神経障害への漢方治療に関するエビデンスの集積も必要であると考えられる．

---

column　ポリオール経路

ポリオール経路は解糖経路の側副路である．正常状態の血糖では，グルコースは解糖系で解糖される．高血糖状態では解糖系で処理できないグルコースは，律速酵素であるアルドース還元酵素によりソルビトールに，さらにソルビトール脱水素酵素によりソルビトールはフルクトースに変換される．高血糖による細胞内グルコース濃度の上昇により，ポリオール代謝活性が正常血糖時の約4〜5倍に増加する．ポリオール経路の亢進は，ソルビトール蓄積による細胞内浸透圧上昇，NADPHの低下，フルクトースによる終末糖化産物の蓄積，NADH/NAD$^+$比の上昇による細胞内偽虚血状態を介して血管構成細胞機能を障害する．このことにより生じる細胞障害が，糖尿病性末梢神経障害のメカニズムのひとつであると考えられている．

表 2 末梢神経障害に対する漢方治療のおもなエビデンス

A. 糖尿病性末梢神経障害

薬剤	論文	効果・作用
牛車腎気丸	石田俊彦ら；1995	アルドース還元酵素阻害作用.
	Suzuki Y, et al；1999	NO 産生増加による抗侵害受容作用.
	Suzuki Y, et al；1998	末梢組織の血流改善作用.
	佐藤祐造ら；1984	しびれへの有効率 66.2%.
	坂本信夫ら；1987	メコバラミンより有効.
	羽柴哲自；1995	エパルレスタットに追加投与し，しびれ，冷感，感覚低下がさらに改善.
	Qin B, et al；2004	インスリンシグナル異常を改善(ラット).
防風通聖散 防已黄耆湯	Shimada T, et al；2008 Shimada T, et al；2011	防風通聖散では神経障害改善(ラット). 防已黄耆湯では神経障害改善なし(ラット).
人参養栄湯	相磯嘉孝ら；2007	足の冷感，しびれ感改善．皮膚温，振動覚も改善.
芍薬	Lee KK, et al；2011	抗侵害受容作用

B. 抗がん剤による末梢神経障害

薬剤	論文	効果・作用
牛車腎気丸	Nishioka M, et al；2011 Kono T, et al；2011	オキサリプラチンによる神経障害を抑制.
	Kaku H, et al；2012	パクリタキセル・カルボプラチン療法による末梢神経障害を改善.

C. 胸郭出口症候群

薬剤	論文	効果・作用
五苓散	松村崇史ら；2005	疼痛改善作用.

D. 帯状疱疹および帯状疱疹後神経痛(PHN)

薬剤	論文	効果・作用
柴苓湯	田中 信ら；1990	14 日以内の疼痛消失 67%．PHN への移行抑制.
	吉井信夫ら；1993	亜急性期 PHN の 69.1%に有効．慢性期 PHN の 60%に有効.
黄蓮解毒湯	曽野維喜；1988	帯状疱疹患者で疼痛の後遺症を残さなかった.
当帰四逆加呉茱萸生姜湯	山上裕章；1990	PHN に対し 41.7%の有効率.
補中益気湯	谷口彰治ら；1999	PHN 患者に対し，87.5%の患者に鎮痛効果あり.
	谷口彰治ら；2002	帯状疱疹急性期の鎮痛効果，PHN 移行の予防効果.
	田中 信ら；2006	抗ウイルス薬との併用で，50%の患者で疼痛消失.
越婢加朮湯	瀧本 眞；2004	急性期の症状改善，PHN 移行の予防効果.

文献

1) 石田俊彦・他：牛車腎気丸の臨床効果．薬事新報，1830：35-38，1995.
2) Suzuki, Y. et al.：Antinociceptive mechanism of Gosha-jinki-gan in streptozotocin-induced diabetic animals：role of nitric oxide in the periphery. Jpn. J. Pharmacol., 79：387-391, 1999.
3) Suzuki, Y. et al.：Effect of Gosha-jinki-gan, a Kampo medicine, on peripheral tissue blood flow in strepto-zotocin-induced diabetic rats. Methods Find. Exp. Clin., 20：321-323, 1998.
4) 佐藤祐造・他：糖尿病性神経障害に対する牛車腎気丸の臨床使用経験．臨床と研究，61：2347-2356，1984.
5) 坂本信夫・他：糖尿病性神経障害の東洋医学的治療—牛車腎気丸とメコバラミンの比較検討．糖尿病，30：729-737，1987.
6) 羽柴哲自：糖尿病性神経障害に対する牛車腎気丸の使用効果—エパルレスタットとの併用効果．Therapeutic Research, 16：32-38, 1995.
7) Qin, B. et al.：Gosha-jinki-gan(a Herbal Complex) corrects abnormal insulin signaling. Evid. Based Complement. Alternat. Med., 1：269-276, 2004.
8) Shimada, T. et al.：Preventive effects of Bofutsushosan on obesity and various metabolic disorders. Biol. Pharm. Bull., 31：1362-1367, 2008.
9) Shimada, T. et al.：Preventive effect of Boiogito on metabolic disorders in the TSOD mouse, a model of spontaneous obese typeⅡ diabetes mellitus. Evid. Based Complement. Alternat. Med., 2011：931073, 2011.
10) 相磯嘉孝，長坂昌一郎：糖尿病神経障害に対する人参養栄湯の効果—新規皮膚赤外線体温計「サーモフォーカス®」による検討．新薬と臨牀，56：2028-2032，2007.
11) Lee, K. K. et al.：Antinociceptive effect of paeoniflorin

via spinal α2-adrenoceptor activation in diabetic mice. Eur. J. Pain, 15：1035-1039, 2011.
12) Nishioka, M. et al.：The Kampo medicine, Goshajinkigan, prevents neuropathy in patients treated by FOLFOX regimen. Int. J. Clin. Oncol., 16：322-327, 2011.
13) Kono, T. et al.：Efficacy of goshajinkigan for peripheral neurotoxicity of oxaliplatin in patients with advanced or recurrent colorectal cancer. Evid. Based Complement. Alternat. Med., 2011：418481, 2011.
14) Mizuno K, et al.：Goshajinkigan, a traditional Japanese medicine, prevents oxaliplatin-induced acute peripheral neuropathy by suppressing functional alteration of TRP channels in rat. J Pharmacol Sci., 125：91-98, 2014.
15) Kaku H, et al.：Objective evaluation of the alleviating effects of Goshajinkigan on perpheral neuropathy induced by paclitaxel/carboplatin therapy：A multi-center collaborative study. Exp Ther Med., 3：60-65, 2012.
16) 松村崇史・他：胸郭出口症候群の漢方医学的病態 五苓散のしびれに対する効果．痛みと漢方，15：25-29, 2005.
17) Kubota, T. et al.：Successful use of Shakuyaku-kanzo-to, a traditional herbal medicine, for intractable symptoms of thoracic outlet syndrome：a case report. J. Anesth., 19：157-159, 2005.
18) 田中　信・他：帯状疱疹および疱疹後神経痛に対するツムラ柴苓湯の鎮痛効果．第1回，第2回痛みと漢方シンポジウム記録集，1990, pp.75-80.
19) 吉井信夫・他：帯状疱疹後神経痛に対する柴苓湯の効果．痛みと漢方，3：41-44, 1993.
20) 曽野維喜：帯状疱疹に対する清熱解毒療法．漢方医学，7：182-185, 1988.
21) 山上裕章：帯状疱疹後神経痛に対する当帰四逆加呉茱萸生姜湯の効果．漢方治療，9：51-55, 1990.
22) 谷口彰治・他：帯状疱疹後神経痛に対する補中益気湯の効果．皮膚科の臨床，41：601-603, 1999.
23) 谷口彰治・他：帯状疱疹後神経痛に対する補中益気湯の予防効果．Progress in Medicine, 22：863-865, 2002.
24) 田中　信・他：帯状疱疹と補中益気湯．漢方と免疫，20：86-98, 2006.
25) 瀧本　眞：越婢加朮湯の帯状疱疹後神経痛に対する予防効果の検討．ペインクリニック，25：1073-1079, 2004.
26) Suzuki, Y. et al.：Antiallodynic effect of herbal medicine yokukansan on peripheral neuropathy in rats with chronic constriction injury. Evid. Based Complement. Alternat. Med., 2012：95345, 2012.

*　　　*　　　*

疾患別：最新のエビデンス

18. 整形外科における漢方治療

吉田祐文

Keyword
整形外科
漢方に対するスタンス
基礎理論のとらえ方
慢性疼痛
難治例

◎一般の整形外科医の診療の選択肢にエキス剤の漢方薬は組み入れられていない．学会でも漢方薬の治療が有用であることは認識されていない．漢方の世界のなかでも整形外科はもっとも後進の診療科である．では，現代の整形外科の診療に漢方薬は不必要かというと，そうではなく，たいへん役立つことを臨床で使用している医師たちは知っている．整形外科医が漢方薬を使えるようになるためには，接し方があることを知らなければならない．難解な基礎理論とどのように折り合いをつけるかを知らなければ，使いこなすことはできない．さらに，難治性の疼痛に対する新規の西洋薬が使用できるようになった現時点における漢方薬の位置づけ，存在意義を知っていなければ臨床の幅は広がらない．腰痛の治療においては段階的な漢方薬の使用方法とその意義を，膝痛の治療においては知っておくべきいくつかの漢方薬と使い方のコツを紹介した．また，臨床から得られるエビデンスと基礎から得られるエビデンスについても紹介した．

"腰痛・膝痛の漢方治療"という大きなテーマをいただいたものの，漢方治療の最新のエビデンスどころかエビデンスそのものも，一般の整形外科医の行っている日常的な診療のなかでは存在しない．あくまでもエキス剤の漢方薬（以下，これを漢方薬とする）のことであるが，治療の選択肢のなかには組み入れられていないからだ．整形外科医の興味の対象は，手術方法の工夫・治療成績，画像診断，珍しい症例などで，漢方薬は対象外である．著者が漢方の治療を本気で行っていることを話すと，「漢方ですか？」と聞き返される．学会でも日本整形外科学会，日本脊椎脊髄病学会，日本骨折治療学会などでは漢方のセッションがないことはいうまでもないが，演題が採択されることも非常にまれである．漢方の世界のなかでも整形外科はもっとも後進の診療科である．ライフサイエンスから出版されている"EBMによる○○科領域の漢方の使い方"という小冊子があるが，整形外科は存在せず，発刊の予定もない．現代の整形外科の診療に漢方は不必要なのだろうか．たしかに西洋医学の立場からみると，漢方医学の基礎理論は難解・理不尽さを感じさせ，教科書を1頁から理解しようとして読んだとしても挫折する整形外科医は少なくないであろう．

しかし，漢方をすこしでも理解して臨床で使用している医師たちは，漢方は臨床でたいへん役に立つことを知っている．著者は漢方薬がなければ臨床はできない．漢方薬は保険診療であり，志せばその日から処方することができるが，なんの準備・学習もせずに効能効果だけで処方しても成果はない．漢方の基礎理論は難解・理不尽な面もあるが，接し方があることを知らねばならない．

基礎理論を知らずに漢方の世界は理解できない．数多くの基礎理論の上に漢方の世界は構築されているからだ．それでは基礎理論を知らずに漢方薬での治療は可能であろうか．基礎理論に裏打ちされた本格的な治療はできないが，それなりの治療は可能だ．整形外科における漢方の治療は，あらゆる局面あらゆる症例で使用され効果を発揮する…ことよりも，必要な局面と必要な症例に対して使用され，西洋薬では得られない効果を発揮する，であるべきだ．そのためには，すべての基礎理論や病態を理解しているに越したことはないが，必要な基礎理論と病態だけを最低限理解していれば実用的な漢方治療を果たせる．

Hirobumi YOSHIDA
那須赤十字病院整形外科

漢方の世界を理解するのに重要な考え方がいくつかある．ひとつが，"治療に際しての心がまえ，心もち"だ．"漢方の治療を行うためには，基礎理論を信じなければならないのか"，"西洋医学のある領域のプロであるというプライドを捨てて漢方の世界を信じなければならないのか"という疑問に対する心がまえ，心もちである．"漢方の治療はロール・プレイング・ゲーム（RPG）と考える．基礎理論はあくまで約束事にすぎず，信じる必要はない．ただ，約束事を守らなければこの世界では楽しく遊べない"，つまり有効率を上げるためには最低限の理論だけはおさえておかなければならないが，それを信じる必要はない．そのときだけその約束事にお付き合いするが，あくまでも自分は西洋医学の教育を受けた整形外科医である，ということだ．

整形外科の治療で漢方薬をかならず使用しなければならないわけではない．使い慣れた西洋薬を駆使し，理学療法と運動療法と生活指導を行い，必要に応じて手術ををすれば十分な効果が得られる．しかし，すべての症例を改善できるわけではない．既存の，周知の治療方法では改善に乏しい症例があることも周知の事実だ．解決策のひとつに漢方薬の治療がある．もちろん，漢方ですべての症例が改善するわけではないが，西洋医学では治せなかった症例を治せる場合があることを，漢方を使用して治療を行う医師らは知っている．

整形外科で漢方が普及するために必要なことがいくつかある．①著効例や病態の分析などの文献化：一般の整形外科医が手間暇かけずに漢方に接し，吟味し理解するためには，文献化されていなければならない．②若手医師の育成：著者は勤務する病院に大学から派遣される後輩らに漢方の実践的な手ほどきをしており，転勤していった彼らは程度の差はあれ漢方を臨床で使っている．③講演会・研究会での普及・啓蒙活動：漢方のニュアンスは文献を読んだだけでは理解が難しい．それを補うのが講演会や研究会であり，著者も可能なかぎり参加してきたし，今後も参加するつもりでいる．また，講演や報告もできるだけ行ってきたし，今後も継続するつもりでいる．

腰痛・膝痛の漢方治療

おもな対象をこれから漢方をはじめる医師，あるいはすこしだけ漢方の経験がある医師と仮定した一般的な使用方法から述べるが，腰痛の治療は膝痛の治療よりも使用できる漢方薬が多く複雑であると著者は考えているため，どのように使える漢方薬を増やしていけばよいかをテーマとして述べる．腰痛と膝痛の共通の課題であるが，難治性の疼痛に対して有効性の高い新規の西洋薬が数種類使えるようになり普及しているが，それにより漢方薬の位置づけにどのような変化があるかを述べる．

1．腰痛の漢方治療の現状

もっとも有訴率が高い症状が腰痛であるため，使用される漢方薬の種類は多い．腰痛に効果があるひとつひとつの漢方薬について入念に学習すれば，腰痛の治療ができるのだろうか？

多くの医師が手に取ることが可能な"TSUMURA KAMPO FORMULATION FOR PRESCRIPTION　ツムラ医療用漢方製剤"（2011年8月）[1]を例にあげる．疾患・症候別索引の整形外科のページ（p.29-30）をみると，腰痛に8方剤，下肢痛に1方剤，急激に起こる筋肉の痙攣を伴う疼痛に1方剤，神経痛に4方剤，坐骨神経痛に1方剤，合計11種類の漢方薬が書かれている（腰椎疾患で下肢症状が神経痛として出現するものも含んだ）．この11種類の漢方薬，八味地黄丸，桂枝加朮附湯，当帰四逆加呉茱萸生姜湯，疎経活血湯，桃核承気湯，五積散，芍薬甘草湯，麻杏薏甘湯，通導散，牛車腎気丸，苓姜朮甘湯を系統的に学習できたとしても，漢方による腰痛治療をマスターできたとはいえない．カバーできる範囲は50％を超えるくらいであろう．これから漢方をはじめる医師には薦められない．では，どのように腰痛の治療を深めていけばよいのであろうか？

①　入門クラス

これから漢方をはじめる入門クラスの医師の場合について考える．まず，腰痛の治療には大原則がある．多くの腰痛にアセトアミノフェンや消炎鎮痛剤は有効なので，第一選択はアセトアミノフェンや消炎鎮痛剤とするのが自然である．われ

われ整形外科医にとって重要なのは腰痛を治すことであって，腰痛を漢方で治すことではない．だから素直にアセトアミノフェンや消炎鎮痛剤を使えばよい．それで効果がない場合，あるいは効果が少ない場合に漢方薬を使うか検討する．入門クラスの時期には，このようにアプローチするのが無難だ．このクラスに推奨できるのは，芍薬甘草湯と当帰四逆加呉茱萸生姜湯である．痙攣性の腰背部痛や殿部・下肢痛に対して芍薬甘草湯を，寒証(具体的には腰背部痛や殿部・下肢痛が寒さで悪化したり温まると軽減・改善したりする症例)に対して当帰四逆加呉茱萸生姜湯を，それぞれ単独あるいは消炎鎮痛剤に併用して使用することで有効率が高くなる．

② 初級クラス

つぎに，ある程度漢方の治療経験がある初級クラスの医師の場合について考える．アセトアミノフェンや消炎鎮痛剤で効果がない，あるいは効果が少ない高齢者の腰背部痛や殿部・下肢痛を"腎虚"ととらえて使用するのが補腎剤の八味地黄丸や牛車腎気丸である．両者は補腎剤なので大きく共通する部分もあるが，別の薬である．八味地黄丸が無効な症例に牛車腎気丸が有効なこともあれば，牛車腎気丸が無効な症例に八味地黄丸が有効なこともある．和漢診療学では，八味地黄丸は腎陰陽両虚，牛車腎気丸は腎陽虚に用いる方剤なので，厳密に診断をつけなければ効果を発揮しない．

八味地黄丸と牛車腎気丸には補腎剤である以外にも，構成生薬に附子を含むという共通点がある．附子はトリカブトの根からとれる生薬で，アコニチン系アルカロイドがおもな薬理成分および毒性成分であるが，減毒加工(修治)により毒性を弱め，鎮痛作用，温熱作用，強心作用などが臨床に広く応用されている．漢方医学的には"虚証でとくに局所的な冷えが長い間続き治癒しないものに有効で，全身機能が衰弱したものを中心に使用される"とされる[2]．附子は，エキス剤では漢方薬の構成成分としてのみ存在するのではなく，単独のエキス剤としても存在する．一般に附子を単独で用いることはなく，エキス剤と併用して使用する．附子は"漢方処方の調剤に用いる"漢方薬である[1]．ある程度の効果をあげている漢方薬の鎮痛作用や温熱作用の効果の上乗せをはかり，その漢方薬に加えて処方される．腰痛が治療対象である場合，芍薬甘草湯，当帰四逆加呉茱萸生姜湯，八味地黄丸，牛車腎気丸に附子を加えることが少なくない．この4方剤の修得が必須である所以である．

③ 中級クラス

かなり漢方の治療経験がある中級クラスの医師の場合はどうか．やはり使用頻度が高い方剤に疎経活血湯がある．腰痛では補腎剤よりもまず疎経活血湯を処方すべきだ，というように評価も高い．しかし，けっして容易に選択できるわけではない．"血虚がベースにあり，瘀血と水滞があるような症例，すなわち顔色が不良で，爪がもろく，皮膚が荒れていて，抜け毛が多く(以上が血虚に特有の症状)，顔面に色素沈着や眼瞼部のくまがあり，毛細血管拡張を認め，下腹部の圧痛があり(以上が瘀血に特有の症状)，めまい，立ちくらみ，朝のこわばり(以上が水滞に特有の症状)など，血虚・瘀血・水滞のそれぞれの症状のいくつかずつをあわせもつような症例"の筋肉，関節，神経に疼痛を発するもの(とくに下半身)に用いられる"[3]と選択の基準は明確であり，実際の臨床では坐骨神経痛をきたす腰部椎間板ヘルニアや馬尾型および神経根型の腰部脊柱管狭窄症など目標とする疾患も絞りやすいが，かならずしもあらゆる症例に有効なわけではなく，しっかりとした診断が重要である．

疎経活血湯と類似した方剤として桂枝加朮附湯と五積散があるが，この3方剤を使い分けることは容易ではない．桂枝加朮附湯は四肢や躯幹の疼痛，関節痛(腫脹を伴うような)や手足の痺れ感があり，寒冷により増強する症例が対象である[3]．五積散は貧血気味で慢性に経過し，症状の激しくない腰痛，神経痛，関節痛，冷え症などが対象となる[3]．3方剤の鑑別は書けるが，臨床の場でどれを選択するかはかなり難易度が高い．

④ 上級クラス

経験の深い上級クラスの医師の場合，水滞の基本的な治療薬である五苓散，瘀血の基本的な治療薬である桂枝茯苓丸に精通し腰痛治療で使いこなせることが，また柴胡剤を駆使してストレスの関

与する腰痛治療が的確に行えることが求められる．

2. 膝痛の漢方治療の現状

　膝痛の漢方治療は，腰痛の漢方治療よりも難易度が高いのではないかと著者は考えている．薬物療法の対象となる代表的な疾患は，非化膿性の関節炎，関節リウマチ，変形性関節症などであるが，非化膿性の関節炎には消炎鎮痛剤，関節リウマチには生物学的製剤を含めた一連の抗リウマチ薬，変形性関節症にはヒアルロン製剤，というように有効性の高い西洋薬がそれぞれ存在するため，漢方薬を第一選択として使用するメリットに乏しいからである．

　もちろん，上述した治療で効果が乏しい場合，あるいは治療開始時の漢方学的な診断で明らかに漢方薬での治療を行ったほうがよいと判断される場合や，有効性の高い西洋薬の治療に漢方薬を併用したほうがよいと判断される場合には，積極的に漢方薬を使用すべきである．

　"治療開始時の漢方学的な診断"との表現をしたが，整形外科の漢方の治療の大原則はしっかりとした整形外科的な診察を行ったうえで漢方学的な診察も行うことである．診察室に入ってきた様子をみて，あるいは症状と経過の話をすこし聞いただけで，経験的に漢方薬の治療だけで十分治せそうだとわかったとしても，われわれ整形外科医は整形外科的な診察をしなければならない．整形外科的な診察をすることなくよい結果が得られたとしても，なんらかの大きな見落としがないとはいい切れない．骨折や悪性腫瘍であれば，重大な結果を招きかねない．

　膝痛に対して使用頻度が高い漢方薬の使用方法と注意点について簡単な解説を行う．詳細は文献[3]を参照されたい．

　① **防已黄耆湯**……効能効果は"腎炎，ネフローゼ，陰嚢水腫，肥満症，関節炎，癰，癤，筋炎，皮膚病，多汗症，月経不順"と多岐にわたるが，整形外科では"関節炎"，とくに膝の痛みに使用されることが多い．対象は，"色白で筋肉が軟らかく，水ぶとりの体質で疲れやすい，汗が多く，尿量減少して下肢に浮腫をきたし，膝関節が腫脹する"などの諸症状のうち，いくつかを有する症例である．整形外科における痛みに対しての代表的な漢方薬のひとつであるので，使用頻度は高く有効例は相当数存在するが，期待するほどではない．膝痛に対する，おそらくは第一選択薬の有効率の低さが，膝から漢方を開始する整形外科医の定着率の低さの最大の要因であろう．"水ぶとりの体質，膝関節の腫脹"だけで選択される傾向があり，本来は対象とならない症例への処方が多くなっているためと思われる．膝という局所の治療をするわけであるが，漢方薬の治療では全身の体質・体調などを把握して処方に反映させなければ効果を示さないことの実例である．

　② **防風通聖散**……効能効果は"高血圧の随伴症状（動悸，肩こり，のぼせ），肥満症，むくみ，便秘"と多岐にわたるが，整形外科では"肩こり"よりも膝痛に使用されることが多い．対象は"腹部に皮下脂肪が多く，便秘がち"な症例である．膝の痛みに使用する漢方薬は，防已黄耆湯が比較的体力が低下し，ぽっちゃりと太り，体が重い，いわゆる水太りの症例に適応があるのに対して，防風通聖散は体力が充実した，いわゆる太鼓腹の肥満で便秘しやすい赤ら顔の症例に適応がある．しかし，やせる漢方薬との評価もある防風通聖散であるが，ダイエットの世界を席巻していないことでもわかるが，選択は容易ではない．

　③ **越婢加朮湯**……効能効果は"腎炎，ネフローゼ，脚気，関節リウマチ，夜尿症，湿疹"であるが，浮腫や自汗，口渇があり，尿量減少などを伴う熱感のある膝痛の症例に効果がある．膝に限らず，肘や手指足趾の熱感を伴う非化膿性の関節炎での有効例が少なくない．

　④ **薏苡仁湯**……効能効果は"関節痛，筋肉痛"であるが，高湿度刺激，高湿度の環境や多量のアルコール摂取などにより誘発される関節の腫脹や水腫を伴う膝痛で，四肢体幹のしびれ，倦さなどを伴う症例に有効例が存在する．

　⑤ **疎経活血湯**……効能効果は"関節痛，神経痛，腰痛，筋肉痛"であるが，腰痛の項で述べたように血虚がベースにあり，瘀血と水滞があるような症例の膝痛，とくに夜間や朝起床時に痛みが強い症例に有効であるとされるが，腰痛と同様に鑑別は容易ではない．

　⑥ **芍薬甘草湯**……効能効果は"急激に起こる

筋肉の痙攣を伴う疼痛"であるが，膝の周辺，とくに後部の筋肉が痙攣するような，つっぱるような膝の痛みに有効例が多い．

⑦ **大防風湯**……効能効果は"下肢の関節リウマチ，慢性関節炎，痛風"であるが，対象は"関節が腫れて痛み，麻痺，強直して屈伸がしがたいもの"なので，慢性関節リウマチや大病後に歩行困難となった症例などに有効例が存在する．鶴の膝の形のように変形した膝（鶴膝風）の治療に有効であるといわれるが，鶴膝風とは本来は結核性病変であるため，変形性膝関節症で鶴の膝の形のように変形した症例すべてに有効であるわけではない．

⑧ **柴苓湯**……効能効果は"水瀉性下痢，急性胃腸炎，暑気当り，むくみ"であるが，水分代謝の調節作用から，膝関節内の水腫，関節液の貯留する病態に用いられることが多い．膝関節鏡の術後の関節水腫にも有効例がある．しかし，理屈では有効性が高いはずであるが，期待ほどの効果を示していないのが実情である．水腫＝水滞，したがって柴苓湯あるいは五苓散という安易な選択が的をはずしているのであろう．局所の水腫にとらわれず，全体像を把握しなければ有効例は増えない．

⑨ **芎帰膠艾湯**……効能効果は"痔出血"であるが，下半身の出血に用いられることが多いとされている．その対象は，一般には子宮出血，血尿などとされるが，膝関節内の出血をきたす病態に用いられることがある．PVSの名称で知られる色素性絨毛結節性滑膜炎（大きな関節内に好発する良性軟部腫瘍でしばしば関節血腫を認める）や原因不明の関節内血腫などである．

膝痛の漢方治療の問題点のひとつは，膝痛や関節炎だけでは漢方薬を使い分けることができないことである．疾患，病態，重症度などにより使用する漢方薬が異なる．客観的なデータを蓄積し，解析する必要がある．これは膝痛だけにあてはまることではなく，腰痛の漢方治療でも，それ以外の漢方治療でも当てはまることなので，整形外科で漢方治療を確立させるためには，整形外科の治療対象すべてについてのデータの蓄積と解析が必要である．

● 難治性の疼痛に対する新規の西洋薬と漢方薬の位置づけ

近年，難治性の疼痛に対して数種類の新規の西洋薬が続けて使用できるようになり，漢方薬の位置づけが変わるのではないか，という局面を迎えている．

具体的には経皮吸収型持続性疼痛治療薬のフェンタニル貼付剤（製品名デュロテップ® MT パッチ），慢性疼痛治療薬のトラマドール塩酸塩・アセトアミノフェン配合錠（トラムセット® 配合錠），末梢性神経障害性疼痛治療薬のプレガバリンカプセル（リリカ® カプセル），セロトニン・ノルアドレナリン再取り込み阻害薬のデュロキセチン塩酸塩（サインバルタ®）のことであり，整形外科医でも容易に使用できる薬剤である．

デュロテップMTパッチはメーカーによる事前のラーニングが必要で，不適切な使用により数名の死亡例が報告されていることから，患者への説明も慎重に行わなければならず，確認書も必要である．オピオイドなので前評判が高いが，越えなければならないハードルの高さも低くはない．

トラムセットは弱オピオイドと鎮痛剤の合剤で，依存性と離脱症状がなく，デュロテップMTパッチのような手続きなしに処方ができることでやはり前評判が高いが，オピオイドに特有の導入初期の副作用，嘔気と便秘の問題があり，ハードルはやはり低くはない．

リリカは末梢性神経障害性疼痛に有効な薬剤で，その関連する疼痛の領域は多く，またオピオイド系ではないために処方に際しての抵抗感が少なく，やはり前評判は高いが，特有の副作用，ねむけ・めまい・ふらつきの問題が存在し，ハードルの数が少なくない．

サインバルタはうつ病・うつ状態，糖尿病性神経障害に伴う疼痛，線維筋痛症，慢性腰痛症，変形性関節症に有効な薬剤であるが，すべての慢性腰痛症や変形性関節症に有効なわけではなく背景にうつ状態がある場合に有効性が高く，初期の傾眠・めまい・悪心などの副作用の問題がある．

4製剤の総合的な評価は前評判どおり難治性の疼痛に有効であったが，すべての症例で有効で

あったわけではなく，またこれらの薬剤は傾眠・ねむけの副作用があることから運転者への投薬が困難になっており，適応は慎重でなければならなくなっている．これらの背景をふまえて，漢方治療が関与する点について述べる．

慢性がかならずしも難治性であるとは限らないので，難治性の症例が治療対象になるが，これらの製剤がどの程度の難治度の症例に使用されるのかが第1の問題点である．というのは，通常の西洋薬の治療で改善の乏しい状態にこれらの製剤を使用して有効であったと評価しているわけであるが，そのなかには"それくらいの効果は漢方薬を使用することで得られるであろう"という症例がかなりあるように思われる．同程度の効果が得られるなら，より副作用の少ない薬剤を使うべきであろう．

副作用が第2の問題点である．4製剤にはそれぞれ特有の副作用があり，頻度は低くはなく，そのために治療の継続ができなくなることが少なくない．この副作用の軽減あるいは予防に漢方薬が有用であることを実際に経験したことは，漢方薬がこの治療において欠くことができないことを示唆している．

第3の問題点であるが，既存の西洋薬と漢方薬で，あるいは漢方薬単独で治療をしてきたが，さらなる効果を求めてこれらの製剤を使用した場合，漢方薬の使用を中止することができない症例がある．言い換えれば，漢方薬の併用が不可避である症例が存在する．つまり漢方薬を使用せずに治療している症例のなかには，不十分な効果にとどまるものが存在しているということである．

現時点での評価であるが，難治性の疼痛に有効な4製剤が登場したが，漢方薬はいぜんとして難治性の疼痛の治療において必要不可欠な薬剤であることを再認識した．

● 最新のエビデンス

一般の整形外科医の行っている日常的な診療のなかには，漢方治療のエビデンスは存在しないことを記した．しかし，漢方治療を行っている医師たちのなかには，エビデンスは存在する．

エビデンスには，①臨床から得られるエビデンス，②基礎研究から得られるエビデンス，が存在する．①は日常の臨床の蓄積のなかから気づいた事実や法則を前向きあるいは後向きに検証したもの，②は薬理学から漢方薬の作用機序を解明したものである．

1. 臨床から得られるエビデンス

整形外科では，①は他科のように豊富ではないが，すこしずつ数を増している．漢方の学会・研究会での整形外科からの演題がすこしずつ数を増していることが，それを示している．しかし，漢方に熟達した現役の整形外科医によるエビデンスの集積はいまだなく，これからの報告が待たれる．

整形外科からの発信ではないが，整形外科のエビデンスも含まれている漢方の教科書は発行されている．寺澤捷年先生と喜多敏明先生，関矢信康先生が編集された"EBM漢方"[4]である．各論の骨・関節の章にいくつかのエビデンスがあげられている．以下にエビデンスレベルがBの比較的高い報告を引用する．

1件のRCTにおいて，変形性膝関節症への防已黄耆湯と修治附子末の併用療法の有効率(有効以上)が87.8%という結果があり，非ステロイド抗炎症薬のアルミノプロフェンに比べてより安全でかつ有効な治療方法であることが示された[5]．1件の比較臨床試験において，膝蓋骨跳動(水腫)に対する有効率は防已黄耆湯投与群80.0%，防已黄耆湯・NSAIDs併用群96.4%，NSAIDs投与群57.9%であり，防已黄耆湯・NSAIDs併用群がNSAIDs投与群に比べて有意に優れていた[6]．1件の症例集積研究において，防已黄耆湯は単独でも43.1%の症例に有効であった[7]．

1件のRCTにおいて，八味地黄丸の腰部脊柱管狭窄症に対する有効率(改善以上)は68%という結果であり，非ステロイド抗炎症薬のプロピオン酸に比べて有意に優れていることが示された[8]．

1件のクロスオーバー比較試験において，高齢者の腰椎変性疾患由来の自覚症状(安静時腰痛，体動時腰痛，下肢のしびれ感)がビタミンB1誘導体製剤投与後に比べ，牛車腎気丸投与後に有意に改善した($p<0.05$)[9]．1件の証を考慮した症例集積研究において，神経ブロック療法で一過性効果しか得られなかった比較的重症の腰部変形性脊椎

症による神経根症で，虚証または虚実間証の患者に対する牛車腎気丸の有効性は55％であった[10]．

エビデンスの比較的高い，整形外科からの報告はこれら2件以外にもはるかに多く，集積することができれば，これからの治療の優れた指針になることは明らかである．

2. 基礎研究から得られるエビデンス

つぎに②であるが，代表的な存在であるκ受容体，CGRP，アクアポリンについて記す．

牛車腎気丸は，脊髄内κオピオイド受容体刺激および痛覚感知部位における一酸化窒素(NO)産生促進の2つの機序により抗侵害受容(疼痛)作用を[11]，またNO産生促進により末梢性の血流増加作用を示すと示唆される[12]．STZ誘発糖尿病マウスに，①抗ダイノルフィン抗血清(ダイノルフィンは内在性のオピオイドで，牛車腎気丸により増加する)，②κオピオイド受容体拮抗薬であるノルビナルトルフィミン，③NO合成酵素阻害剤であるL-NAMEをそれぞれ前処置したところ，いずれも牛車腎気丸の経口投与で認められる抗侵害受容作用が減弱した．また，STZ誘発糖尿病マウスにL-NAMEを前処置したところ，牛車腎気丸の十二指腸内投与で認められる血流量増加作用が消失した．

CGRPとは血管弛緩(拡張)反応に関係するペプチドで，血中エストロゲン(E2)濃度依存性に変動し，E2低下に伴いCGRPも低下する．更年期障害のホットフラッシュの，末梢を起因とする発現のメカニズムは，血中E2濃度低下により血中CGRPも低下し，CGRP受容体数が増加することでCGRP感受性が亢進する．その状態では，少量のCGRPが放出されても受容体と結合する割合が増加し，血管反応性が亢進することで末梢血管が拡張し，ホットフラッシュが発現する．桂枝茯苓丸は血中CGRP濃度低下を抑制し，末梢CGRP感受性亢進を抑制することでホットフラッシュ発現抑制効果を示す[13]．

アクアポリン(AQP)とは細胞膜に存在する細孔を有する蛋白質で，水分子のみを選択的に透過させるがイオンや他の物質は透過させない水チャネルで，細胞への水の取込みに関係している．五苓散は，AQPのうちAQP4を阻害することで水分代謝調節，血中の電解質濃度に影響し，体内が水分過多の状態では尿量を増やし，脱水状態では尿量を減少させる[14]．

漢方薬を構成する生薬は単独の物質ではないが，その成分の解析と症状発現の中心的な物質の薬理作用の西洋医学的な解明は確実に進んでいる．それにより漢方医学的な有効性が検証され，さらに新しい使用方法が発見されることにつながり，整形外科における認知度が高まることになる．

おわりに

整形外科では漢方薬の治療は，一般にはまだ認知されていないが，有用性に気づき使用しはじめた医師は少ないものの増えつつある．すべての疾患・病態に使用するのではなく，必要な局面において使用することで治療成績を上げる，それが整形外科の漢方であると考える．

文献

1) TSUMURA KAMPO FORMULATION FOR PRESCRIPTION ツムラ医療用漢方製剤．ツムラ，2011．
2) 町 俊夫：附子．ペインクリニック，22：555-557，2001．
3) 高山宏世：腹證図解漢方常用処方解説(第43版)．三考塾，2008．
4) 寺澤捷年・他(編)：EBM漢方(第2版)．医歯薬出版，2007．
5) 西澤芳男・他：両膝変形性膝関節症に対する消炎鎮痛剤と漢方薬の鎮痛効果，運動持続能力と生活の質の向上に対する比較．傷みと漢方，8：17-32，1998．
6) 野口蒸治・他：水腫を伴う変形性膝関節症に対する防已黄耆湯の効果．整形・災害外科，47：999-1005，2004．
7) 大谷俊郎・他：変形性膝関節症に対する防已黄耆湯の臨床効果．東京膝関節学会誌，18：31-33，1998．
8) 林 泰史・他：腰部脊柱管狭窄症に対する八味地黄丸の有用性．Geriatric Medicine，32：585-591，1994．
9) 関根利佳・他：腰椎由来の腰下肢痛に対する牛車腎気丸の効果—ビタミンB1誘導体製剤との比較検討．痛みと漢方，13：84-87，2003．
10) 山上裕章・他：牛車腎気丸の腰部神経根症に対する効果—特に自覚症状と他覚的所見の変化について．痛みと漢方，7：25-28，1997．
11) Suzuki, Y. et al.：Antinociceptive mechanism of Gosha-jinki-gan in streptozotocin-induced diabetic animals: role of nitric oxide in the periphery. Jpn. J. Pharmacol., 79(3)：387-391，1999．
12) Suzuki, Y. et al.：Effects of gosha-jinki-gan, a kampo medicine, on peripheral tissue blood flow in streptozotocin-induced diabetic rats. Methods Find. Exp. Clin.

Pharmacol., 20(4) : 321-328, 1998.
13) 安井敏之 : ホットフラッシュのメカニズム解明に向けた最新知見. 漢方医学, 35 : 22-25, 2011.

14) 礒濱洋一郎 : 五苓散のアクアポリンを介した水分代謝調節メカニズム. 漢方医学, 35 : 186-189, 2011.

* * *

疾患別：最新のエビデンス

19. 癌治療における漢方治療

Keyword
癌治療
六君子湯
大建中湯
牛車腎気丸
半夏瀉心湯

掛地吉弘　山下公大　鈴木知志

◎21世紀に入り，分子生物学の発展とともに癌治療における薬物療法の治療成績が向上している．癌治療における漢方治療もその作用機序の解明が進み，科学的に役割が明らかになってきた．周術期に用いられる漢方薬には胃切除術後の胃内うっ滞改善に有用な六君子湯，腸管の血流増加を促し，腸管運動を活発化させる大建中湯がある．がん治療の副作用を軽減する薬剤に，シスプラチンによる吐き気を抑えて食欲を高める六君子湯，オキサリプラチンによる末梢神経障害を抑制する牛車腎気丸，イリノテカンによる遅発性の下痢を予防・軽減する半夏瀉心湯などがある．人参や補中益気湯，十全大補湯は細胞性免疫機能の低下を改善する作用が期待されている．漢方薬は殺細胞効果の強い抗癌剤と併用で用いられることが多く，いくつかの生薬が抗腫瘍効果をもっていることが動物実験で明らかにされている．効果的な癌治療を施行するために漢方治療が欠かせない存在になっている．

癌治療において期待される漢方の役割は以下のようなものがあげられる．
① 術前・術後の一般状態の改善
② 化学療法および放射線療法の副作用の軽減
③ 免疫増強作用
④ 抗腫瘍効果

本稿では，可能なかぎり英文論文からのデータを紹介し，理解を助けるために図を引用した．癌治療において漢方薬は，治療過程における全身状態の改善や治療の副作用を軽減することに最大の威力を発揮する．癌治療成績が向上してきた近年，集学的治療のなかに漢方治療が組み込まれてきている．その作用機序を明らかにするとともに，臨床的効果の検証が進んでいる．

術前・術後の一般状態の改善

癌治療において，周術期の全身管理に漢方薬が有効であるとの報告が多くみられる．

1. 六君子湯

六君子湯の構成生薬は，胃腸によいとされる8種類の生薬からなる．むだな水分を取り除く蒼朮と茯苓，滋養作用のある人参，吐き気をおさえる半夏，健胃薬の陳皮，緩和作用の甘草などが配合されている．

胃から産生されるペプチドホルモンであるグレリンは視床下部に働いて食欲を増進させる働きをもつ．幽門側胃切除術でグレリンは手術前の約40%，胃全摘術で約10%程度に減少する[1]．六君子湯は相乗的に内因性グレリン活性を増強させることが報告されている[2]．蒼朮に含まれるアトラクチロシンがグレリンシグナルを増強させ，陳皮に含まれるヘスペリジン，ヘプタメトキシフラボンがグレリン分泌を促進させ，生姜に含まれる10-ジンゲロールがグレリン代謝を抑制する．Takiguchiら[3]により，胃切除後患者に対する六君子湯の機能障害改善効果と活性型であるアシルグレリンの割合の増加が報告されている．

2. 大建中湯

大建中湯は人参・山椒・乾姜・膠飴より構成されている．山椒の辛味成分のサンショオールなどが腸管を刺激して働きを活発にし，腹部のガス停滞やそれに伴う腹痛を改善する．開腹手術直後から大建中湯を服用することで，術後腸管運動機能異常に対する予防的効果をみるプラセボを対照とした多施設二重盲検群間比較試験が行われてき

Yoshihiro KAKEJI, Kimihiro YAMASHITA and Satoshi SUZUKI
神戸大学大学院医学研究科外科学講座食道胃腸外科学分野

た．開腹胃全摘術では，大建中湯服用群でプラセボ群に比べて最初の排便までの時間が短縮される傾向がみられた(94.7時間 vs 113.9時間；$p=0.051$)[4]．服薬アドヒアランスのよい患者群（大建中湯1日15gで総量125g以上）では有意に排便までの時間が短縮された(93.8時間 vs 115.1時間；$p=0.014$)．大腸癌開腹術後では抜管から排便までの時間に差はみられなかったが，術後7日目をすぎた頃から大建中湯服用群での排便回数が落ち着いてきた[5]．付随研究で臨床薬理学的な排出評価が行われ，大建中湯は胃に対しては胃粘膜に直接作用して早期から運動機能改善効果を示すものの，腸管に対する効果は血流を介し時間を要することが示唆された[6]．肝癌切除術施行後は大建中湯により排便までの時間が有意に短くなり，肝障害度Bの患者群でCRPの上昇が抑えられた[7]．成人肝臓移植術後の消化管障害に対する大建中湯の有効性に関する多施設共同二重盲検無作為化比較臨床試験も行われている[8]．

化学療法および放射線療法の副作用の軽減

1. 六君子湯

シスプラチンなどの抗癌剤は，小腸粘膜のエンテロクロマフィン細胞(EC細胞)からセロトニン(5-HT)の大量分泌を促し，腸管や脳の$5\text{-}HT_3$受容体に結合することで強い吐き気や嘔吐を引き起こす．セロトニンは食欲増進ホルモンのグレリン(Ghrelin)の胃からの分泌を低下させて，食欲を低下させる．六君子湯がシスプラチンによるグレリンの胃からの分泌低下を阻止し[9]，さらに脳内におけるグレリン受容体を増加させることによって食欲を高めることが，ラットを使った実験で示された[10]．胃癌患者に対するシスプラチンによる活性型アシルグレリンの減少や食欲不振が六君子湯により改善されたことや[11]，食道癌に対するドセタキセル/5-FU/シスプラチン療法での制吐効果[12]が報告されている．プラセボ群とのランダム化比較第II相試験では，子宮癌に対するシスプラチン＋パクリタキセル療法において吐き気や嘔吐を抑え[13]，肺癌に対するシスプラチンを用いた高催吐性療法(HEC)とカルボプラチンを用いた中催吐性療法(MEC)では有意な制吐効果は認められなかった[14]．

2. 牛車腎気丸

腎気を強める薬剤として知られている八味地黄丸に利尿作用がある牛膝と車前子を加えたもので，尿量減少や浮腫のある方に使用する．下肢痛，腰痛，しびれにも効果があるとされ，牛膝には血液循環障害を除く作用もある．牛車腎気丸のしびれや痛みに対する薬理作用としては，ダイノルフィン遊離促進によるκオピオイド受容体を介した中枢性の鎮痛作用[15]と一酸化窒素NO産生による末梢血流量改善作用[16]が確認されている．

大腸癌の標準治療であるFOLFOX療法はオキサリプラチンの蓄積毒性として末梢神経が用量規制毒性となっている．牛車腎気丸がFOLFOX療法による末梢神経障害の発症(grade 2以上)を遅らせることが多施設共同プラセボ対照二重盲検比較試験(第II相：GONE試験)で報告された[17]．著者らは多施設共同二重盲検ランダム化比較検証試験(第III相：GENIUS試験)を行ったが，有効性を証明することができなかった[18]．

牛車腎気丸の薬効に関するラットを用いた実験がいくつか報告されている．Ushioら[19]は，牛車腎気丸の予防投与は，オキサリプラチンによる急性の低温知覚異常を抑制したが，慢性の疼痛過敏および坐骨神経の軸索障害を抑制しなかったと報告している．Mizunoら[20]は，温度刺激に対するセンサー蛋白質として機能するTransient Receptor Potential(TRP)チャネルを牛車腎気丸が抑制することで急性の末梢神経障害を予防することを報告している．プラチナによる蓄積性の慢性神経障害については，Konoら[21]が牛車腎気丸がオキサリプラチンによる活性酸素の誘導を抑え，神経軸索障害を予防する可能性を示している．牛車腎気丸の投与のタイミングとしてオキサリプラチン投与前が望ましいことも述べている．

3. 半夏瀉心湯

半夏瀉心湯の構成生薬は，胃腸によい下記の7種類である．主薬の半夏は吐き気をおさえ，瀉心湯類に特徴的な黄芩と黄連の組合せは，みぞおちの張りやつかえをとり，熱や炎症をさます．滋養強壮作用のある人参，健胃作用や緩和作用のある乾姜と大棗，甘草が加わる．消化器癌や肺癌，泌

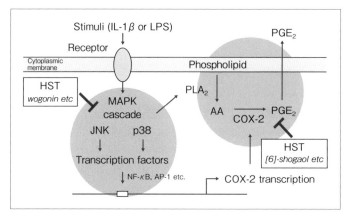

図1 半夏瀉心湯(HST)はプロスタグランジン E_2(PGE$_2$)誘導にかかわる複数の領域に作用する[25]
HSTのワゴニンがMAPK経路を抑制してシクロオキシゲナーゼ-2(COX-2)発現を抑える．またHSTのショウガオールは直接的にPGE$_2$代謝活性を抑える．

尿器癌で使われるイリノテカン(CPT-11)は，遅発性の下痢が問題とされている．CPT-11の活性代謝産物であるSN-38は肝でグルクロン酸抱合を受けてSN-38-Gluとなり，おもに胆汁から腸管に移行して便中に排泄されるが，腸内細菌によるβ-グルクロニダーゼにより脱抱合され，活性型のSN-38として再生し，腸管粘膜障害を引き起こして下痢が生じる．半夏瀉心湯にはバイカリンというグルクロン酸抱合体成分が含まれており，半夏瀉心湯投与によりSN-38-Gluと競合的に拮抗してその脱抱合を阻害し，下痢の発生を予防・軽減することが報告されている[22]．バイカリンは黄芩の根から抽出分離したフラボノイドのひとつである．また，半夏瀉心湯は下痢発現に密接に関係する大腸プロスタグランジンE_2(PGE$_2$)増加を抑制し，大腸水分吸収能低下を抑制する．肺癌や胃癌に対してのCPT-11による下痢を半夏瀉心湯が抑えることが報告されている[23,24]．

化学療法や放射線療法による口腔粘膜炎にも半夏瀉心湯が有効であることが報告されている．黄芩中のワゴニンや乾姜中のショウガオールがPGE$_2$の産生を抑え，口腔粘膜炎に効果を示す(図1)[25]．化学療法による口腔粘膜炎は痛みが強いが，半夏瀉心湯による含嗽や局所塗付も有効である[26]．胃癌や大腸癌に対する化学療法において半夏瀉心湯群はプラセボ群に比較して口腔粘膜炎の発症を抑える傾向がみられている[27,28]．

免疫増強作用

漢方では，足りないものを補う治療法の概念が確立しており，体力低下の際などに用いる漢方薬を補剤という．代表的な補剤としては，十全大補湯や補中益気湯がある．

栄養不全・加齢・ストレスや慢性疾患などがあると，T細胞は液性免疫を担うTh2タイプへの分化が亢進し，細胞性免疫を担うTh1タイプが抑制されることが知られている．Th1タイプのT細胞の機能が抑えられると，癌や感染症に対する免疫力が低下することになる．人参や補中益気湯などの補剤は単球(＝マクロファージ)の活性化によりTh1優位の免疫応答反応を誘導し，感染防御や抗腫瘍に働く細胞性免疫を賦活化する[29,30]．十全大補湯は，さらに骨髄造血機能を回復させる効果も証明されている[31]．このように補剤には生体防御のひずみを正してT細胞の機能分化を調整し，とくに栄養不全・加齢・ストレスや慢性疾患における細胞性免疫機能の低下を改善する作用が期待されている(図2)[32]．

抗腫瘍効果

直接の抗腫瘍効果については，殺細胞効果のある抗癌剤より強いという報告はない．漢方薬が生薬を配合して作られているので，いくつかの生薬が抗腫瘍効果をもっていることが動物実験で明ら

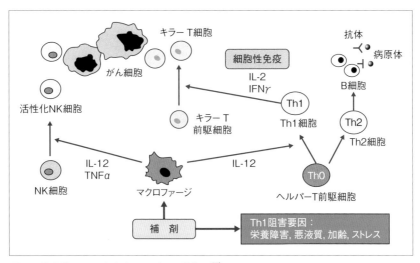

図2 漢方薬による免疫力アップへの仕組み[32]
補剤には，マクロファージを活性化してTh1細胞への機能分化を促進すると同時に，栄養障害・悪液質・加齢・ストレスといったTh1細胞の機能分化を阻害する要因を改善することによって免疫力を高める．

かにされている．岩永[33]は抗腫瘍効果について文献を調べ，黄芩湯，十全大補湯，小柴胡湯，補中益気湯の効果について詳細に述べている．前向きに統計学的に有意な差を検証できた報告はない．抗腫瘍効果はそれほど強いものではなく，抗癌剤との併用効果が期待される程度のものと考えられる．

論文の多い十全大補湯で作用機序を考えると，①マクロファージの活性化によりT細胞を介して転移を抑制する経路と，②マクロファージが直接エフェクター細胞として抗腫瘍効果を発揮する経路が推察されている[34]．Ishikawaら[35]はB16 melanomaを用いた動物実験で，十全大補湯がインターロイキン12やインターフェロンγを増加させ，ナチュラルキラー（NK）細胞を誘導して腫瘍細胞の転移を抑えると説明している．抗PD-1抗体との併用療法の有効性も示唆されている．腫瘍周囲の間質への影響も，十全大補湯がvascular endothelial growth factor（VEGF）の産生を抑え，血管新生を抑制することを報告している[36]．

発癌抑制効果については十全大補湯が，Kupffer細胞が強く産生するスーパーオキシドの消去能が高いことがわかっており，抗酸化治療として有用性が報告されている[37]．半夏瀉心湯は逆流性食道炎のラットモデルで食道癌の発生を抑えること，食道扁平上皮癌細胞でのプロスタグランジンE2産生を抑えることが報告されている[38]．

大建中湯に含まれる山椒が乳癌，食道癌，胃癌，大腸癌の細胞株のアポトーシスを起こし，抗腫瘍効果をもつことが報告されている[39]．さまざまな植物からの抽出物が，プロモーター領域の脱メチル化やヒストン蛋白のアセチル化を起こして癌抑制遺伝子の発現を促すエピジェネティックな抗腫瘍効果の機序も解ってきた[40]（図3）．

臨床試験では，抗癌剤との併用が多い．進行非小細胞性肺癌に対して白金製剤（シスプラチンなど）に黄耆を含む漢方製剤を併用すると，生存率や奏功率が上昇し副作用が軽減されるというメタ解析の結果が報告されている[41]．抗がん剤単独の場合を1.0として，黄耆を含む漢方薬を抗癌剤治療に併用した場合の死亡数は，6カ月後が0.58，12カ月後が0.67，24カ月後が0.73，36カ月後が0.85であった．奏効率は，漢方治療を併用することによって抗癌剤治療のみの場合の1.34倍であった．肝細胞癌に対して抗がん剤＋漢方治療の併用療法における治療効果をみた26件のランダム化比較試験の解析も報告されている[42]．抗がん剤治療単独の場合を1.0とした相対比では，漢方薬と抗がん剤治療を併用した群の12カ月後の生存率は1.55，24カ月後の生存率は2.15，36カ月後の生存率は2.76であった．奏効率も，併用群は抗癌剤単独群の1.39倍であった．

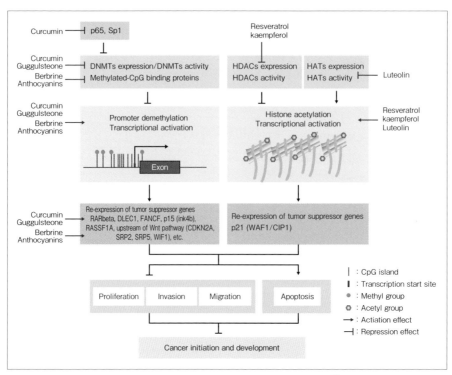

図3 植物からの抽出物によるエピジェネティックな抗腫瘍効果の機序[40]

おわりに

癌治療において，根治的な治療とともに，いかに効果的に漢方治療を組み合わせるかが患者のquality of lifeに深くかかわってくる．よりよい癌治療を受けていただくためにも，漢方医学のいっそうの解明と進歩が切望される．

文献/URL

1) Takachi, K. et al.：Postoperative ghrelin levels and delayed recovery from body weight loss after distal or total gastrectomy. J. Surg. Res., 130：1-7, 2006.
2) Fujitsuka, N. et al.：Rikkunshito, a ghrelin potentiator, ameliorates anorexia-cachexia syndrome. Front Pharmacol, 5：271. doi：10.3389/fphar.2014.00271.
3) Takiguchi, S. et al.：Effect of rikkunshito, a Japanese herbal medicine, on gastrointestinal symptoms and ghrelin levels in gastric cancer patients after gastrectomy. Gastric Cancer, 16：167-174, 2013.
4) Yoshikawa, K. et al.：Effect of daikenchuto, a traditional Japanese herbal medicine, after total gastrectomy for gastric cancer：a multicenter, randomized, double-blind, placebo-controlled, phaseⅡ trial. J. Am. Coll. Surg., 221：571-578, 2015.
5) Katsuno, H. et al.：Clinical efficacy of Daikenchuto for gastrointestinal dysfunction following colon surgery：a randomized, double-blind, multicenter, placebo-controlled study(JFMC39-0902). Jpn. J. Clin. Oncol., 45：650-656, 2015.
6) Katsuno, H. et al.：Clinical pharmacology of daikenchuto assessed by transit analysis using radiopaque markers in patients with colon cancer undergoing open surgery：a multicenter double-blind randomized placebo-controlled study(JFMC39-0902 additional study). J. Gastroenterol., 51：222-229, 2016.
7) Shimada, M. et al.：Effect of TU-100, a traditional Japanese medicine, administered after hepatic resection in patients with liver cancer：a multicenter, phase Ⅲ trial (JFMC40-1001). Int. J. Clin. Oncol., 20：95-104, 2015.
8) Kaido, T. et al.：Multicentre, randomised, placebo-controlled trial of extract of Japanese herbal medicine Daikenchuto to prevent bowel dysfunction after adult liver transplantation(DKB 14 Study) BMJ Open, 5：e008356, 2015.
9) Takeda, H. et al.：Rikkunshito, an herbal medicine, suppresses cisplatin-induced anorexia in rats via 5-HT2 receptor antagonism. Gastroenterology, 134：2004-2013, 2008.
10) Yakabi, K. et al.：Rikkunshito and 5-HT2C receptor antagonist improve cisplatin-induced anorexia via hypo-

11) Ohno, T. et al. : Rikkunshito, a traditional Japanese medicine, suppresses cisplatin-induced anorexia in humans. Clin. Exp. Gastroenterol., 4 : 291-296, 2011.

12) Seike, J. et al. : A new candidate supporting drug, Rikkunshito, for the QOL in advanced esophageal cancer patients with chemotherapy using Docetaxel/5-FU/CDDP. Int. J. Surg. Oncol., 2011 : 715623. 2011.

13) Ohnishi, S. et al. : Additive effect of rikkunshito, an herbal medicine, on chemotherapy-induced nausea, vomiting, and anorexia in uterine cervical or corpus cancer patients treated with cisplatin and paclitaxel : results of a randomized phaseⅡ study(JORTC KMP-02). J. Gynecol. Oncol., 28 : e44, 2017.

14) Harada, T. et al. : Rikkunshito for preventing chemotherapy-induced nausea and vomiting in lung cancer patients : results from 2 prospective, randomized phase 2 trials. Front Pharmacol., 8 : 972, 2018.

15) Suzuki, Y. et al. : Antinociceptive effect of Gosha-jinki-gan, a Kampo medicine, in streptozotocin-induced diabetic mice. Jpn. J. Pharmacol., 79 : 169-175, 1999.

16) Suzuki, Y. et al. : Effects of gosha-jinki-gan, a kampo medicine, on peripheral tissue blood flow in streptozotocin-induced diabetic rats. Methods Find. Exp. Clin. Pharmacol., 20 : 321-328, 1998.

17) Kono, T. et al. : Goshajinkigan oxaliplatin neurotoxicity evaluation(GONE) : a phase 2, multicenter, randomized, double-blind, placebo-controlled trial of goshajinkigan to prevent oxaliplatin-induced neuropathy. Cancer Chemother. Pharmacol., 72 : 1283-1290, 2013.

18) Oki, E. et al. : Preventive effect of Goshajinkigan on peripheral neurotoxicity of FOLFOX therapy(GENIUS trial) : a placebo-controlled, double-blind, randomized phaseⅢ study. Int. J. Clin. Oncol., 20 : 767-475, 2015.

19) Ushio, S. et al. : Goshajinkigan reduces oxaliplatin-induced peripheral neuropathy without affecting antitumour efficacy in rodents. Eur. J. Cancer, 48 : 1407-1413, 2012.

20) Mizuno, K. et al. : Goshajinkigan, a traditional Japanese medicine, prevents oxaliplatin-induced acute peripheral neuropathy by suppressing functional alteration of TRP channels in rat. J. Pharmacol. Sci., 125 : 91-98, 2014.

21) Kono, T. et al. : Preventive effect of oral goshajinkigan on chronic oxaliplatin-induced hypoesthesia in rats. Sci. Rep., 5 : 16078, 2015.

22) Ohnishi, S. et al. : Herbal medicines for the treatment of cancer chemotherapy-induced side effects. Front Pharmacol., 6 : 14, 2015.

23) Mori, K. et al. : Preventive effect of Kampo medicine (Hangeshashin-to)against irinotecan-induced diarrhea in advanced non-small-cell lung cancer. Cancer Chemother. Pharmacol., 51 : 403-406, 2003.

24) Komatsu, Y. et al. : Phase 1/2 clinical study of irinotecan and oral S-1(IRIS)in patients with advanced gastric cancer. Adv. Ther., 27 : 483-492, 2010.

25) Kono, T. et al. : Multitargeted effects of hangeshashinto for treatment of chemotherapy-induced oral mucositis on inducible prostaglandin E2 production in human oral keratinocytes. Integr. Cancer Ther., 13 : 435-445, 2014.

26) Kono, T. et al. : Topical application of hangeshashinto (TJ-14)in the treatment of chemotherapy-induced oral mucositis. World J. Oncol., 1 : 232-235, 2010.

27) Aoyama, T. et al. : Double-blind, placebo-controlled, randomized phaseⅡ study of TJ-14(hangeshashinto)for gastric cancer chemotherapy-induced oral mucositis. Cancer Chemother. Pharmacol., 73 : 1047-1054, 2014.

28) Matsuda, C. et al. : Double-blind, placebo-controlled, randomized phaseⅡ study of TJ-14(Hangeshashinto) for infusional fluorinated-pyrimidine-based colorectal cancer chemotherapy-induced oral mucositis. Cancer Chemother. Pharmacol., 76 : 97-103, 2015.

29) Larsen, M. W. et al. : Ginseng modulates the immune response by induction of interleukin-12 production. APMIS, 112 : 369-373, 2004.

30) Li, T. et al. : The restoration of the antitumor T cell response from stress-induced suppression using a traditional Chinese herbal medicine Hochu-ekki-to(TJ-41 : Bu-Zhong-Yi-Qi-Tang). Immunopharmacology. 43 : 11-21, 1999.

31) Kishida, Y. et al. : Juzentaihoto(TJ-48), a traditional Japanese herbal medicine, influences hemoglobin recovery during preoperative autologous blood donation and after hip surgery. Int. J. Clin. Pharmacol. Ther., 47 : 716-721, 2009.

32) 福田一典:治癒力を引き出す がん漢方講座. 第7話 漢方治療で免疫力を高める. がんサポート. https://gansupport.jp/article/treatment/alternative/kampo/4226.html

33) 岩永 剛:漢方薬でがんを治すことができるのか? 癌と人, 39:20-31, 2012.

34) 済木育夫:十全大補湯の抗がん作用と造血機能改善作用. 漢方医学, 35:356-359, 2011.

35) Ishikawa, S. et al. : Efficacy of Juzentaihoto for tumor immunotherapy in B16 melanoma metastasis model. Evid. Based Complement. Alternat. Med., 2017 : 6054706, 2017. doi.org/10.1155/2017/6054706

36) Ishikawa, S. et al. : Suppressive effect of juzentaihoto on vascularization induced by B16 melanoma cells in vitro and in vivo. Evid. Based Complement Alternat. Med., 2012 : 945714, 2012. doi : 10.1155/2012/945714

37) Tsuchiya, M. et al. : Protective effect of Juzen-taiho-to on hepatocarcinogenesis is mediated through the inhibition of Kupffer cell-induced oxidative stress. Int. J. Cancer, 123 : 2503-2511, 2008.

38) Miyashita, T. et al. Preventive effect of oral hangeshashinto(TJ-14)on the development of reflux-induced esophageal cancer. Surgery, 2018. doi.org/10.1016/j.surg.2018.02.003

39) Nagata, T. et al. : Anticancer effect of a Kampo preparation Daikenchuto. J. Nat. Med., 70 : 627-633, 2016.

40) Huang, Z. et al. : Epigenetic regulation of active Chinese herbal components for cancer prevention and treatment : A follow-up review. Pharmacol. Res., 114 : 1-12, 2016.

41) McCulloch, M. et al. : Astragalus-based Chinese herbs and platinum-based chemotherapy for advanced non-small-cell lung cancer : meta-analysis of randomized trials. J. Clin. Oncol., 24 ; 419-430, 2006.

42) Shu, X. et al. : Chinese herbal medicine and chemotherapy in the treatment of hepatocellular carcinoma : A meta-analysis of randomized controlled trials. Integr. Cancer Ther., 4 : 219-229, 2005.

キーワード索引　（数字は該当項目の冒頭頁を示します）

A
AI ······················· 12
Asperger 症候群 ·············· 84

C
Charles Bonnet 症候群 ·········· 84
Cyclic alternating pattern ········· 110

I
ICD-11 ···················· 20

W
whole medical system ·········· 17

あ
アドレノメデュリン ············ 38
アレルギー性鼻炎 ············· 79

い
インスリンクランプ法 ··········· 52
インスリン抵抗性 ············· 52
インフルエンザ ··············· 65
胃受容性弛緩 ················ 28
胃食道逆流症（GERD） ·········· 28
胃排出遅延 ·················· 28

う
うつ ······················ 93

お
オキサリプラチン ············· 132
黄体機能不全 ················ 117

か
カルシトニン遺伝子関連ペプチド ··· 38
加味帰脾湯 ················· 110
加味逍遙散 ················· 124
褐色脂肪組織 ················ 58
川芎茶調散 ·················· 99
漢方に対するスタンス ·········· 138
関節リウマチ ················ 73
癌治療 ··················· 146

き
基礎理論 ·················· 138
機能性ディスペプシア（FD） ····· 28
胸郭出口症候群 ·············· 132
境界性人格障害 ··············· 84

け
桂枝二越婢一湯加答朮附 ········· 73
桂枝茯苓丸 ·············· 73, 124
血管内皮障害 ················ 73
月経周期異常 ················ 117

こ
個別化医療 ·················· 12
牛車腎気丸 ················· 146
五苓散 ····················· 99
呉茱萸湯 ··················· 99
広汎性発達障害 ··············· 84
向精神薬 ···················· 93
抗酸化作用 ··················· 45
更年期障害 ·················· 124
喉頭アレルギー ··············· 79
国際標準化機構（ISO） ········· 23

さ
柴胡剤 ····················· 45

し
耳管開放症 ················· 105
小青竜湯 ···················· 79
証 ························ 12
傷寒論 ····················· 65

す
頭痛 ······················ 99

せ
清肺湯 ····················· 69
整形外科 ·················· 138
線維化 ····················· 45
前庭性片頭痛 ················ 105

そ
相互作用 ···················· 38

た
帯状疱疹 ·················· 132
大建中湯 ···················· 38

ち
腸管血流 ···················· 38
腸内細菌叢 ·················· 28

と
トランジェントレセプター・
　ポテンシャル・チャネル ······ 38
統合失調症 ·················· 84
糖尿病 ····················· 52
糖尿病性末梢神経障害 ········· 132

な
難治例 ···················· 138

に
妊娠 ····················· 117
認知症 ···················· 110

は
白色脂肪組織 ················ 58
麦門冬湯 ···················· 69
発癌 ······················ 45
半夏瀉心湯 ················· 146

ほ
ホットフラッシュ ············ 124
ホルモン補充療法 ············ 124
補剤 ······················ 45
補中益気湯 ·················· 69
防風通聖散 ·················· 58

ま
麻黄湯 ····················· 65
麻黄附子細辛湯 ··············· 79
慢性疼痛 ·················· 138
慢性閉塞性肺疾患（COPD） ······ 69

み
耳鳴り ···················· 105

む

むずむず脚症候群 …………………… 84

め

メタボリック症候群 …………………… 58
メニエール病 ………………………… 105

や

薬剤誘発性遅発性ジスキネジア ……… 84

ゆ

有害作用 ……………………………… 93

よ

抑うつ ………………………………… 93

抑肝散 …………………………… 84, 110

り

六君子湯 ……………………………… 28

れ

レストレスレッグス症候群 ………… 110

*　　　*　　　*

医学のあゆみ BOOKS　エビデンス漢方診療
ISBN978-4-263-20681-2

2018年8月10日　第1版第1刷発行

編　者　渡　辺　賢　治
発行者　白　石　泰　夫
発行所　医歯薬出版株式会社
〒113-8612　東京都文京区本駒込1-7-10
TEL.（03）5395-7622（編集）・7616（販売）
FAX.（03）5395-7624（編集）・8563（販売）
https://www.ishiyaku.co.jp/
郵便振替番号 00190-5-13816

乱丁・落丁の際はお取り替えいたします　　　印刷・三報社印刷／製本・愛千製本所
Ⓒ Ishiyaku Publishers, Inc., 2018. Printed in Japan

本書の複製権・翻訳権・翻案権・上映権・譲渡権・貸与権・公衆送信権（送信可能化権を含む）・口述権は，医歯薬出版（株）が保有します．
本書を無断で複製する行為（コピー，スキャン，デジタルデータ化など）は，「私的使用のための複製」などの著作権法上の限られた例外を除き禁じられています．また私的使用に該当する場合であっても，請負業者等の第三者に依頼し上記の行為を行うことは違法となります．
JCOPY ＜出版者著作権管理機構 委託出版物＞
本書をコピーやスキャン等により複製される場合は，そのつど事前に出版者著作権管理機構（電話 03-3513-6969, FAX 03-3513-6979, e-mail：info@jcopy.or.jp）の許諾を得てください．